# 李中梓研究文集

吴门医派代表医家研究文集（下集）

苏州市中医医院
苏州市吴门医派研究院
／组编／

总主编／徐俊华　葛惠男

执行总主编／欧阳八四

主编／张　蕾　刘　敏　高静东　欧阳八四

主审／李湧健　王明武

上海科学技术出版社

图书在版编目（ＣＩＰ）数据

李中梓研究文集 / 张蕾等主编. -- 上海 ： 上海科学技术出版社，2023.4
（吴门医派代表医家研究文集 / 徐俊华，葛惠男总主编. 下集）
ISBN 978-7-5478-6120-2

Ⅰ．①李… Ⅱ．①张… Ⅲ．①中医流派－学术思想－中国－清代－文集 Ⅳ．①R-092

中国国家版本馆CIP数据核字（2023）第062278号

吴门医派代表医家研究文集（下集）

## 李中梓研究文集

主编 张 蕾 刘 敏 高静东 欧阳八四

上海世纪出版（集团）有限公司
上 海 科 学 技 术 出 版 社 出版、发行
（上海市闵行区号景路 159 弄 A 座 9F－10F）
邮政编码 201101    www.sstp.cn
上海中华印刷有限公司印刷
开本 787×1092  1/16  印张 22.25
字数 280 千字
2023 年 4 月第 1 版  2023 年 4 月第 1 次印刷
ISBN 978－7－5478－6120－2/R·2730
定价：92.00 元

内容提要

　　李中梓，字士材，号念莪，又号尽凡居士（一作荩凡居士），明末清初华亭（今上海松江）人（又有称云间、南汇人者）。李氏早年习儒，为诸生，有文名。后因父亲早逝，"少孤，不及操药以进慈父，间为母氏尝之"，加之自己身体多病，且两个儿子被庸医误治而夭折，转而潜心于岐黄之道而自学医术。李氏究心医学50年，治病无不中，常有奇效，当时医名甚盛，与刘道深、徐子瞻、沈元裕，民间称为上海四大医家。

　　李氏治学主张博采众家之长而不偏不倚，临证诊治主张求其根本，注重先后二天，反对分论多歧。李氏在临证中善于运用辨证论治的方法，特别对真、假病象的鉴别有其丰富经验。他认为虚证用补，实证用泻，寒证用温，热证用清的大法，是任何医生都不致错认的。至于大实有羸状，至虚有盛候，阴证似乎阳，阳证似乎阴等诸类证候，如果判别不清，便容易造成生命危险。其生平著作颇多，影响甚广。李氏门人以吴中医家为大多数，其中以沈朗仲、马元仪、蒋示吉尤为卓越。马元仪门人又有叶天士、尤在泾，一则创立温热论治有功，一则阐发仲景《经》旨得力，更使吴中医学得以进一步地发展盛行。

　　本书辑录了当代学者关于吴门医派代表医家李中梓的研究文献，以生平著述辑要、医学思想研究、临床证治探讨、疾病诊治应用为纲要，共收集相关研究文献71篇，评述李中梓生平及其遗存著作，阐述其"肾为先天之本，脾为后天之本"先天后天根本论、"水火分则为二，实则为一"水火阴阳论、"元气转薄必然之理"古今元气不同论等学术思想，探讨其临床诊治及处方遣药特点，以冀反映当代学者对李中梓学术思想的研究全貌。

　　本书可供中医临床工作者、中医文献研究人员、中医院校师生及中医爱好者参考阅读。

## 指导委员会

**主任**

倪川明　徐俊华

**委员**（按姓氏笔画排序）

马　郁　尤巧生　叶文华　朱　坚　朱　敏　李耀峰
陈　江　金建华　周　红　蒋　锋　管罕英

## 编委会

**总主编**

徐俊华　葛惠男

**执行总主编**

欧阳八四

**编委**（按姓氏笔画排序）

马　莉　马奇翰　王宏志　史　浩　江国荣　许小凤
孙东晓　孙宏文　杨文忠　时菊明　张一辉　张志芳
张露蓉　陈　江　周　纯　赵　欢　姜　宏　高　嵘
唐　键　黄　菲　路　敏　潘　军

**编委会秘书**

周曼　孙柳　张晖

编委会名单

## 主编

张　蕾　刘　敏　高静东　欧阳八四

## 编委会（按姓氏笔画排序）

孙　华　孙　柳

宋　卿　张　晖

陈　婷　陈心恬

陈嘉璐　欧阳怡然

周　曼　周婷婷

赵兰美　钱　晨

姜程帆　黄　帅

蒋言涛　蒋健鸿

## 主审

李湧健　王明武

倪序

"宁可架上药生尘，但愿世间人无恙。"受儒学的影响，自古以来中国的医生都怀有一种普济苍生、泽被后世的博大胸怀。"进则救世，退则救民"者，是也；"不为良相，宁为良医"者，是也；"大医精诚"者，是也；"作为医师，宜兴悲悯，当先识药，宜先虚怀，勿责厚报"者，是也。

苏州位于长江中下游，古称吴都、吴中、吴下、吴会等，四季分明，气候温和，物产丰饶，宋时就有"苏湖熟，天下足"的美誉，"上有天堂，下有苏杭"的谚语也不胫而走。苏州的中医向称"吴医"，源自清乾嘉年间吴中名医唐大烈所著的《吴医汇讲》，这本被称为现代医学杂志滥觞的著作，汇聚了当时吴中地区 40 余位医家的百余篇文稿，共 11 卷，从此"吴医"始为天下人周知。

所谓"济世之道莫大乎医，去疾之功莫先乎药"，吴中经济欣欣向荣，苏州的中医药也随之得到了快速发展，成为吴文化重要的组成部分。3 000 多年前，"泰伯奔吴"开创了吴地的历史，也开始了吴中医学的萌芽；1 400 多年前，精通医术的苏州僧人奔赴日本传授汉方医学及针灸技术，开始了吴医乃至中医学的对外交流。同时期吴地第一位御医的出现，成为"吴中多御医"的开端；1 000 多年前，吴中现存第一本医学著作的问世，拉开了"吴医多著述"的序幕，而"宋代世医第一家"苏州葛氏世医的出现，由此世家医学成为吴中医学一道亮丽的风景线；800 多年前，历史长河中掠过中医学重要医学流派——吴门医派的倩影，从此开创了吴门医派千年的传承历史；300 多年前，一部《温热论》宣告了温病学说的创立，将吴门医派推向了发展的高峰；100 多年前，西学东渐，中西医纷争，吴门医派发出了历史的呐喊，继续着前行的步伐；10 年前，苏州市中医医院的整体搬迁，实现了吴门医派主阵地、主战场的跨越式发展；2019 年，机构改革，苏州市卫生健康委员会加挂苏州市中医药管理局牌子，健全了中医药管理体制机制，进一步推动中医药事业的发展。

从以下一组数据不难看出苏州市中医药事业的发展：截至 2020 年末，全市中医类医疗机构 393 个，较上年增加 86 个，增长 28.01%，占全市医疗机构总数的 10.56%。目前全市共有中医医院 9 家，中西医结合医院 4 家，中医类门诊部 39 个，中医诊所 341 个，按标准建成中医馆 105 家、中医阁 268 家。全市中医类医院实有床位 6 641 张，较上年增加 387 张，增长 6.19%，占全市医院实有床位总数的 10.95%。全市中医药人员数达 6 433 人，较上年增加 780 人，增长 13.80%，其中中医类别执业（助理）医师 5 232 人，占全市执业（助理）医师总数 14.72%。全市中医类医院总诊疗人次数 930.77 万，较上年增长 5.21%，占全市医院总诊疗人次 18.72%；全市中医类医院入院人数 24.79 万，较上年增长 3.91%，占全市医院总入院人数 14.97%。

千年传承，百年激荡，十年跨越，吴门医派走过了不平凡的发展之路。"吴中多名医，吴医多著述，温病学说倡自吴医"，凝聚着吴门医派不断探索与创新的灵魂。当今时代，国家将振兴传统文化提高到战略层面，中医药学是中国古代科学的瑰宝，是打开中华文明宝库的钥匙，也将是中华文化伟大复兴的先行者。"要深入发掘中医药宝库中的精华，推进产学研一体化，推进中医药产业化、现代化，让中医药走向世界。""要遵循中医药发展规律，传承精华，守正创新。"习近平总书记为中医药事业的传承发展指明了方向。

中医药无论是对疾病的预防，对重大疾病的防治，还是对慢性疾病的康复，都有其独特的优势，我国对肆虐全球的新型冠状病毒肺炎全面介入中医药诊疗并取得良好效果就是最生动的实践。如何落实习近平总书记对中医药事业传承发展的指示精神，继承好、利用好、发展好中医药，深入发掘中医药宝库中的精华，在建设健康中国、实现中国梦的伟大征程中谱写新的篇章，是历史赋予每个中医人的使命，也是未来对中医人的期盼。吴门医派作为中医学术流派中影响广泛的一支重要力量，更需要在其中发挥应有的作用。《苏州市传承发展吴门医派特色实施方案》是苏州市人民政府的政策举措，《2020年苏州市中医药工作要点》是苏州市卫生健康委员会和苏州市中医药管理局的具体方案。为此，苏州市中医医院、苏州市吴门医派研究院组织相关专家编写"吴门医派代表医家研究文集"，汇聚当代学者对吴门医派代表医家的研究成果，总结他们的学术思想、临证经验，对发扬光大吴中医学、传承发展吴门医派不无裨益。

苏州市中医药管理局副局长　倪川明

2020 年 12 月

李中梓研究文集

徐序

　　苏州是吴门医派的发源地，3 000多年前"泰伯奔吴"创建的勾吴之国，开启了吴地的中医药历史。2 500多年前"阖闾大城"建成后的风雨洗炼，孕育了吴中物华天宝、人杰地灵的江南福地。"君到姑苏见，人家尽枕河。古宫闲地少，水巷小桥多。"道尽了姑苏的雅致。苏州的魅力，既在于她浩瀚江湖、小桥流水的自然风情，更在于其灵动融合、创新致远的人文精神。

　　作为吴文化重要组成部分的吴门医派，肇始于元末明初的戴思恭。戴思恭"学纯粹而识臻远"，是他将金元四大家之一朱丹溪的医学思想带到了吴地，又因王仲光、盛寅等将朱氏医学"本土化"，之后吴地王履、薛己、吴有性、倪维德、缪希雍、张璐、叶桂、薛雪、周扬俊、徐大椿等众多医家先后崛起，真正形成了"吴中多名医，吴医多著述"的吴中医学繁荣景象，终成"吴中医学甲天下"之高度。

　　吴门医派有着丰富的学术内涵，以葛可久、缪希雍等为代表的吴门杂病流派，以张璐、柯琴等为代表的吴门伤寒学派，以叶桂、吴有性等为代表的吴门温病学派，以薛己、王维德等为代表的吴门外科学派，在中医学的历史长河中闪耀着熠熠光辉。尤其是温病学说，从王履的"温病不得混称伤寒"，到吴有性的"戾气致病"，直至叶桂的"卫气营血"辨证，300多年的不断临床实践、理论升华，彰显了吴中医家探索真理、求真创新的务实精神，使温病学说成为中医的经典。时至今日，在防治新型冠状病毒肺炎等重大疫病中，温病学说的理论仍有重要的指导意义。

　　目前，国家将振兴传统文化提高到战略层面，文化自信是一种力量，而且是"更基本、更深沉、更持久的力量"。中医药的底蕴是文化，作为中国传统文化的重要组成部分，"中医药学是中国古代科学的瑰宝，也是打开中华文明宝库的钥匙"。党的十八大以来，以习近平同志为核心的党中央把中医药工作摆在更加突出的位置，不仅通过了《中华人民共和国中医药法》，还发布了《中医药发展战略规划纲要（2016—2030 年）》《关于促进中医药传承创新发展的意见》等多项政策文件。在 2019 年召开的全国中医药大会期间，习近平总书记对中医药工作作出重要指示，强调"要遵循中医药发展规律，传承精华，守正创新""推动中医药事业和产业高质量发展"，为继承好、利用好、发展好中医药指明了方向。

在中医药面临天时、地利、人和的发展大背景下，苏州市人民政府围绕"吴门医派"在理论、专病、专药、文化上的特色优势，颁布了《苏州市传承发展吴门医派特色实施方案》。苏州市卫生健康委员会和苏州市中医药管理局制定了《2020 年苏州市中医药工作要点》，以健康苏州建设为统领，不断深化中医药改革，传承发展吴门医派特色，发挥中医药防病治病的特色优势，进一步健全中医药服务体系，提升中医药服务能力和质量，推动中医药事业高质量发展。

苏州市中医医院是吴门医派传承与发展的主阵地、主战场，名医辈出，黄一峰、奚凤霖、汪达成、蔡景高、任光荣等先辈作为国家级名中医给我们留下了大量珍贵的遗存，龚正丰、何焕荣等国家名医工作室依旧在为吴门医派人才培养、学科建设呕心沥血，葛惠男、姜宏、许小凤等一批新生代省名中医也正在为吴门医派传承发展辛勤耕耘。多年来，医院始终将传承创新发展吴门医派作为工作的重点，国医大师团队的引进、名医名科计划的推进、吴门医派进修学院的开设、院内师承导师制的建立、传承工作室的建设、中医药博物馆的开放等，守住"中医药发展规律"这个"正"，让岐黄基因薪火相传，在新形势下创吴门医派理论之新、技术之新、方法之新、方药之新。

中医药需要创新,创新是中医药的活力所在,创新的基础是传承。"重视中医药经典医籍研读及挖掘,全面系统继承历代各家学术理论、流派及学说,不断弘扬当代名老中医药专家学术思想和临床诊疗经验,挖掘民间诊疗技术和方药,推进中医药文化传承与发展",是《"健康中国2030"规划纲要》给出的推进中医药继承创新的任务。习近平总书记2020年6月2日在专家学者座谈会上的讲话也明确指出"要加强古典医籍精华的梳理和挖掘"。因此,为更好地弘扬吴门医派,苏州市中医医院、苏州市吴门医派研究院组织专家编写"吴门医派代表医家研究文集"丛书,选取薛己、吴有性、喻昌、张璐、叶桂、缪希雍、李中梓、尤怡、薛雪、徐大椿、柯琴十一位代表性医家,撷取当代学者对他们学术的研究成果,汇集成卷,分上、下集出版,意在发皇古义,融会新知,传承吴门医派学术精华,为造福人类健康奉献精彩。

苏州市中医医院

苏州市吴门医派研究院

院长　徐俊华

2020年12月

前言

　　苏州是吴门医派的发祥地,历史上人文荟萃,名医辈出。从周代至今,有记录的名医千余家,其学术成就独树一帜,形成了颇具特色的吴门医派。吴中医家以儒医、御医、世医居多,有较深的文字功底和编撰能力,善于著述,善于总结前人经验及个人行医心得。特别是那些知识广博的儒医,他们的天文、地理、博物、哲学等其他学科的知识丰富,完善了医学理论,有利于中医学的进一步发展。20世纪80年代,卫生部下达全国中医古籍整理计划,吴医古籍就占全部古籍的十分之一。

　　苏州是温病学派的发源地,清中叶叶桂《温热论》的问世,更确立了以苏州为中心的温病学派的学术地位,从而形成了"吴中多名医,吴医多著述,温病学说倡自吴医"的三大特点。这是吴医的精华所在,也是"吴中医学甲天下"的由来。吴门医派作为吴地文化中的一枝奇葩,中医药文化优势明显,历史遗存丰富,文化积淀厚实,在中国医学史上有重要地位。

　　明清两代,吴中名医辈出,著述洋洋,成就了吴中医学的辉煌。其中医名显著者有薛己、倪维德、王安道、缪希雍、吴有性、李中梓、喻昌、张璐、叶桂、薛雪、柯琴、周扬俊、徐大椿、尤怡、王洪绪、陆九芝、曹沧洲等,吴门医派代表性医家大多出自明清两代。

　　为了传承吴门医家的临床诊疗特色,彰显吴中医学的学术内涵,学以致用,提升当下临证能力,我们选择薛己、吴有性、叶桂、缪希雍等十一位吴门医派代表医家,汇聚当代学者对这些医家的研究成果,编著"吴门医派代表医家研究文集"丛书,分上、下集出版。以下列出这些代表医家的简要生平及学术主张。

丛书上集医家：

薛己（1487—1559），字新甫，号立斋，明代吴郡（今江苏苏州）人，名医薛铠子。薛己性敏颖异，读书过目成诵，尤殚精方书，内、外、妇、幼、本草之学，无所不通。精十三科要旨，皆一理。先精疡科，后以内科得名。宗王冰"壮水之主，以制阳光，益火之源，以消阴翳"之说，喜用八味、六味，直补真阴真阳。薛己一生所著颇丰，医著类有：《内科摘要》《外科发挥》《外科枢要》《外科心法》《外科经验方》《疠疡机要》《女科撮要》《保婴撮要》《口齿类要》《正体类要》《本草约言》等。校注类著作有：陈自明的《妇人大全良方》和《外科精要》、王纶的《明医杂著》、钱乙的《小儿药证直诀》、陈文中的《小儿痘疹方论》、倪维德的《原机启微》、胡元庆的《痈疽神妙灸经》、佚名氏的《保婴金镜录》等。

吴有性（1582—约1652），字又可，明末清初年间姑苏洞庭东山（今江苏苏州吴中区东山镇）人。吴有性是吴门医派温病学说形成时期的代表医家，所著《温疫论》对瘟疫的病因、证候、传变、诊断及治疗等均有独到的创见，堪称我国医学史上第一部瘟疫学专著，基本形成了中医学瘟疫辨证论治框架，对后世温病学家产生了极其深远的影响。

喻昌（1585—约1664），字嘉言，号西昌老人，喻氏卒年又一说为清康熙二十二年（1683），待考。喻氏为江西南昌府新建人，后应吴中友人钱谦益的邀请，悬壶江苏常熟，医名卓著，冠绝一时，与张璐、吴谦齐名，并称清初医学三大家。吴中名医薛雪说他"才宏笔肆"，动辄千言万字，好以文采相尚。"每与接谈，如见刘颍川兄弟，使人神思清发。"阎若璩将喻氏列为十四圣人之一。喻氏主要著作《喻氏医书三种》，乃辑喻昌所著《医门法律》《尚论篇》和《寓意草》而成。主要医学观点：立"三纲鼎立"论、三焦论治温病、秋燥论、大气论等。

张璐（1617—约1699），字路玉，自号石顽老人，清长洲（今江苏苏州）人。张璐自幼聪颖好学，博贯儒学，尤究心于医药之书，自《灵枢》《素问》及先哲之书,无不搜览。明末战乱之际,隐居洞庭山中(今江苏苏州洞庭西山)10余年,著书自娱。后50余年,边行医,边著述,有丰富临证经验。张璐一生著述颇多,以博通为主,不局限于一家之学,持论平实,不立新异,较切实用,故流传较广。著有《张氏医通》十六卷、《伤寒缵论》二卷、《伤寒绪论》二卷、《千金方衍义》三十卷、《本经逢原》四卷、《诊宗三昧》一卷等。

叶桂(1667—1746),字天士,号香岩,别号南阳先生,晚号上津老人,以字行,清吴县(今江苏苏州)人。叶氏先世自安徽歙县迁吴,居苏城阊门外下塘上津桥畔。家系世医,祖叶时,父叶朝采,皆以医术闻名。叶桂幼受家学熏陶,兼通经史子集,聪明颖绝。年十四父丧,从学于父之门人朱某,闻人善治某证,即往师之,凡更十七师,博采众长。叶氏治病不执成见,立论亦不流俗见。"病之极难摸索者,一经诊视,指示灼然""察脉望色,听声写形,言病之所在,如见五脏癥结",当时人以"吴中兴之大名家"相评。叶氏长于治疗时疫和痧痘,倡卫气营血辨证纲领,对温病传染途径、致病部位及辨证论治,均有独到之处。叶氏贯彻古今医术,一生诊治不辍,著述甚少,世传之书,均由其门人或后人编辑整理而成。主要有:《温热论》、《临证指南医案》十卷、《叶案存真》二卷、《未刻本叶氏医案》、《医效秘传》三卷、《幼科要略》二卷、《本草经解》四卷、《本草再新》十二卷、《种福堂公选良方》等。

丛书下集医家:

缪希雍(约1546—1627),字仲醇(一作仲淳),号慕台,别号觉休居士,明常熟人。缪氏幼年体弱多病,年长嗜好方术,笃志医学,本草、医经、经方靡不讨论,技术精进,经验日丰,声名渐著,闻名于世。其友钱谦益曾记载他诊病时的情况说:"余见其理积疴,起沉疾,沉思熟虑,如入禅定。忽然而睡,焕然而兴,掀髯奋袖,处方撮药,指麾顾视,拂拂然在十指间涌出。"缪希雍以医闻名于世40年,著述甚富,流传至今的有《神农本草经疏》三十卷、《先醒斋医学广笔记》四卷、《炮炙大法》一卷、《本草单方》十九卷、《方药宜忌考》十二卷等。

李中梓（1588—1655），字士材，号念莪，又号尽凡居士（一作荩凡居士），明末清初华亭（今上海松江）人（又有称云间、南汇人者）。李氏早年习儒，为诸生，有文名。后因身体多病而自学医术，博览群书，考证诸家学术思想，受张仲景、张元素、李东垣、薛立斋、张介宾等人影响较大。李氏究心医学 50 年，治病无不中，常有奇效，与当世名医王肯堂、施笠泽、秦昌遇、喻昌等交善。李氏治学主张博采众家之长而不偏不倚，临证诊治主张求其根本，注重先后二天。生平著作较多，计有《内经知要》二卷、《医宗必读》十卷、《伤寒括要》二卷、《病机沙篆》二卷、《诊家正眼》二卷、《删补颐生微论》四卷、《本草通玄》二卷、《药性解》六卷，以及《李中梓医案》等，影响甚广。李氏门人以吴中医家为大多数，其中以沈朗仲、马元仪、蒋示吉尤为卓越。马元仪门人又有叶桂、尤怡，一则创立温热论治有功，一则阐发仲景《经》旨得力，更使吴中医学得以进一步地发展盛行。

尤怡（约 1650—1749），字在泾（一作在京），号拙吾、北田，晚号饲鹤山人，清长洲（今江苏苏州）人。尤怡自弱冠即喜医道，博涉群书，自轩岐以迄清代诸书无不搜览，又从学于名医马元仪，尽得其传。徐大椿评价尤怡说："凡有施治，悉本仲景，辄得奇中。"徐锦誉之为"仲圣功臣"，他的知交柏雪峰赞他为"通儒"，他的族叔尤世辅认为尤怡"不专以医名，其所为诗，必宗老杜，一如其医之圣宗仲景"。尤怡所著医书有《伤寒贯珠集》八卷、《金匮要略心典》八卷、《医学读书记》三卷、《金匮翼》八卷、《静香楼医案》一卷等，均有刊本。

薛雪（1681—1770），字生白，自号一瓢、扫叶山人、槐云道人、磨剑道人，晚年又自署牧牛老叟，以字行，清长洲（今江苏苏州）人，家居南园俞家桥。薛雪"少时嗜音韵，键户读书"，妻"以女红佐薪"，居小楼上，卧起其中，"不下者十年"。多年的苦读使薛氏通古博今，以儒自居，既擅诗词，又工八法。薛雪两征鸿博不就，母多病，遂究心医学，博览群书，见出人上，治疗每奏奇效。与叶桂齐名，尤擅长于湿热病诊治，虽自言"不屑以医自见"，但医名日隆，终成一代名医。《清史稿》称其"于医时有独见,断人生死不爽,疗治多异迹"。薛雪著作众多,医学著作主要有《湿热论》一卷、《医经原旨》六卷、《日讲杂记》八则、《薛生白医案》一卷、《扫叶庄医案》四卷,以及《校刊内经知要》二卷等。

徐大椿(1693—1771),一名大业,字灵胎,晚号洄溪老人,清代吴江松陵(今江苏苏州)人。大椿生有异禀,聪强过人,先攻儒学,博通经史,他如星经地志、九宫音律,亦皆精通。徐大椿研究医学完全出于偶然,他在其著作《兰台轨范》中对此有着详尽的记述。大意是因家人连遭病患,相继病卒数人,遂弃儒习医,矢志济民。自《内经》以至元明诸书,朝夕披览,几万余卷,通读一过,胸有实获。徐氏博通医学,难易生死,无不立辨,怪症痼疾,皆获效验,远近求治者无虚日,曾两次被征召进京效力。他的好友、著名的文学家袁枚记其传略言:"每视人疾,穿穴膏肓,能呼肺腑与之作语。其用药也,神施鬼设,斩关夺隘,如周亚夫之军从天而下。诸岐黄家目愢心骇,帖帖折服,而卒莫测其所以然。"徐氏一生著述甚多,医学类计有《难经经解》《神农本草经百种录》《医贯砭》《医学源流论》《伤寒论类方》《兰台轨范》《慎疾刍言》《洄溪医案》等,评注陈实功《外科正宗》及叶桂《临证指南医案》。后人辑刊徐氏著作或伪托徐氏之名的著作更多,如《内经要略》《内经诠释》《伤寒约编》《伤寒论类方增注》等。

柯琴(生卒年不详),字韵伯,号似峰,清代伤寒学家。柯氏原籍浙江慈溪,后迁居虞山(江苏常熟)。柯琴博学多闻,能诗善文,一生潜心研究岐黄之术,平实低调,清贫度日。著医书及整理注释之典籍颇丰,《伤寒论注》四卷、《伤寒论翼》二卷、《伤寒附翼》二卷,合称《伤寒来苏集》,为学习和研究《伤寒论》的范本之一。尝谓:"仲景之六经为百病立法,不专为伤寒一科;伤寒杂病,治无二理,咸归六经之节制,六经各有伤寒,非伤寒中独有六经。"因而采用六经分篇,以证分类,以类分法,对伤寒及杂症据六经加以分类注释,使辨证论治之法更切实用,且说理明晰,条理清楚,对后世有较大影响。

吴门医派尚有诸多代表医家,如王珪、曹仁伯、王子接等,因当代学者对他们研究不多,无法将研究成果集集出版,深以为憾事。在入选的医家中,也因编著者学识有限、所及文献不全,错漏及不当之处在所难免,恳请读者指正。

苏州市中医医院

苏州市吴门医派研究院

欧阳八四

2020 年 12 月

生平著述辑要

李中梓（1588—1655），字士材，号念莪，又号尽凡居士（一作荩凡居士），明末清初华亭（今上海松江）人（又有称云间、南汇人者）。李氏出身官宦之家，其父尚兖，字补之，号震瀛，万历十七年（1589）中进士，曾任职兵部和吏部。兄中立，字士强，又字正宇，号念山，曾任浙江按察、四川主考、大理寺卿右评事。兄中植，号念曾，系著名学者，兼通医药。李中梓早年习儒，为诸生，有文名。后博览群书，未曾拜于当时的医学名家门下，因熟谙儒学经典，儒与医通，为"同源而异流"，通过研读《内经》《伤寒论》等历代医学典籍，自究医理，考证诸家学术思想而渐通岐黄之道，与当世名医王肯堂、施笠泽、秦昌遇、喻嘉言等交善。其学术思想受张仲景、张元素、李东垣、薛立斋、张介宾等人影响较大，治学主张博采众家之长而不偏不倚，终成明代医学一大家，其名"不胫而驰，远迩向慕，争赴无虚日也"。

李中梓生平著作较多，计有《内经知要》二卷、《医宗必读》十卷、《伤寒括要》二卷、《病机沙篆》二卷、《诊家正眼》二卷、《删补颐生微论》四卷、《本草通玄》二卷、《（镌补）雷公炮制药性解》六卷，以及《李中梓医案》等。内容涉及中医的经典要旨、各家学说、基础理论、病机诊法、本草药性、内外妇科、针灸养生等，十分广泛。由于李氏具有很深的文学功底与较强的概括能力，其著作"明通者读之，而无遗珠之恨；初机者读之，而无望洋之叹"，在经典与临床之间架起一座桥梁，为"渡河之筏"。因此，其著作最为初学者登堂入室之捷径，这在当时可称是一套最完整的中医教材，因而在医界尤其是吴中地区广为传诵，影响甚大，并一再翻刻远播，单是《内经知要》《医宗必读》就存有版本数十种之多。除上述今存之书目外，李氏尚著有《医学传心》《外科微论》《外科点化》《医统》《脉鉴》《铜人穴经》《运气考》《内外景图说》《居士传灯录》《道火录》等，惜均已亡佚。

# 李中梓对吴中医学的影响

吴县人民医院　　　金庆江
吴县东山地区人民医院　　　金庆雷

李中梓(1588—1655),字士材,号念莪,明清间华亭(今上海松江)人。少年博览群书,擅长文学兵法。初攻举业,后因痛感两亲子被庸医药误致死及自己早岁多病,乃转以邹鲁之业兼岐黄家言,自究医理,成为明清间江南一大医家与宗师。

李中梓主要医事活动多在苏州地区,他所交往的医家和从学门人大多为吴中名医,他的学术思想、医学著作对吴门医派的形成发展具有较大影响。追溯笔者家学,亦是遥承李氏。据考家父金里千师同里殷俊生,俊生从其父子量学,殷子量师同里顾守之,顾氏从苏州沈安伯学,沈安伯师尤在泾,尤氏从马元仪学,马元仪师李中梓。于此亦可窥见李中梓流派对吴中医学深广影响之一斑。

李中梓与吴县(今江苏苏州)医家郭大川交谊最厚,曾两次较长时间寓居苏州上津里郭园内,其治疗积症的名方"阴阳攻积丸",即是在郭园向当地老妪访得。除了郭大川外,尚与吴县名医闵曙公、金时揄等亦有往来深交。比中梓稍晚的张璐也很敬重李氏,在《张氏医通》中纂用了《内经知要》《医宗必读》《士材三书》等内容,并邀请李中梓门人沈朗仲、马元仪、尤乘、李延昰等参阅校订。至于后世吴中医家著述中引用李中梓医论者,更是不胜枚举。

自学成才的李中梓恰恰又是一位出色的中医教学家。综观李氏著作有《医经必读》《内经知要》《士材三书》,此外尚有《医学传心》《伤寒括要》《颐生微论》《医统》《内外景说》《脉鉴》《铜人穴经》《外科点化》《女科微论》《运气考》等。内容涉及中医的经典要旨、各家学说、基础理论、病机诊法、本草药性、内外妇科、针灸养生等,内容十分广泛。由于李氏具有很深的文学功底与较强的概括能力,因此其著作都具有简明扼要、通俗易懂的特点,最为初学者登堂入室之捷径。这在当时可称是一套最完整的中医教材,因而在吴中医界广为传诵,并一再翻刻远播。单是《内经知要》《医宗必读》就存有版本数十种之多。

　　李氏及门甚众，多知名于时而记载史志，且一传再传，既形成流派，又有不断发展。据本人初步查证的李氏门人有沈朗仲、马元仪、蒋示吉、尤生洲、黄伯时、陆在衡、郭佩兰、董宏度、徐南夏、刘道琛、李延昰、顾开熙、刘梦金等，尽得其传，且有著述传世，其中又以吴中医家为大多数。李中梓在授业过程中能够做到知人善用，教学相长，因而他的门人一方面能够协助老师著书立说，另一方面也能独立编写自己的著作。例如李氏《颐生微论》《士材三书》《诊脉要诀》《李士材医案》等，皆得益于门人之删补、整理、校订及增辑。而沈朗仲之《病机汇论》《医归》，马元仪之《印机草》《证论精微》，尤生洲之《食治秘书》《勿药须知》《脏腑性鉴》，蒋示吉之《医宗说约》《医意商》《望色启微》，郭佩兰之《本草汇》《四诊指南》等进一步丰富了李中梓流派的学术思想，在当时吴中医籍中占有较大的比重。至于李中梓门人尤生洲、蒋示吉校订吴又可《瘟疫论》，马元仪门人又有叶天士、尤在泾，一则创立温热论治有功，一则阐发仲景《经》旨得力，更使吴中医学得以进一步的发展盛行，李中梓对吴中医学的贡献功不可灭。

# 医籍、医名与医理：明末李中梓的儒医形象及知识传承

华中师范大学　　冯玉荣

　　"儒医"之名始于北宋，至明清两代成为从医者之主流中坚，不仅儒医数量远超前代，且在身份认同、医典道统、医疗执业、济世关怀等方面体现出鲜明的职业及群体特征。与近代经由国家来进行专业资格认证不同，明清"儒医"之称更多体现的是社会化的职业形象认同，即医家自况与社会评价。在"士"为四民之首，"儒"为百业之先的科举社会，读书入仕是为正途。医者以"儒"相称，既是对其专业水平的认可，也是对其医者心性的尊崇。但儒医两

途合一,医术仍为根本。医名的养成与传播背后,隐含着明清时代医者在市场、知识与社会多重维度下的职业生存之道。

明末李中梓可称儒医典范,生于士绅之家,早年习举业,因熟谙儒学经典,通过研读医学典籍,穷究医理,自学成才。所著医籍,普论医理,广收医案,付梓之后,流传甚远,病者、医者、士林、官府,无不看重,以至于不远千里有慕名而求治者。李氏门下子弟众多,形成"士材学派",影响深远,其儒医之名不仅显于当世,亦延传后世。

# 一、医宗与必读:李中梓的自我撰述

李中梓(1588—1655),字士材,号念莪,松江华亭(今上海松江)人。曾祖李府,字一乐,曾参与抗倭。父亲李尚衮,字补之,号震瀛,于万历十七年(1589)中进士,但不幸早逝。李中梓生于仕宦之家,早年亦习举业,12 岁即取得生员资格。之所以转向医学,与当时不少医者一样,起初完全出于孝子之道,"少孤,不及操药以进慈父,间为母氏尝之",再加上李氏从小体弱多病,两个儿子被庸医误治而夭折,使他转而潜心于岐黄之道。李中梓未曾拜于当时的医学名家门下,因熟谙儒学经典,儒与医通,为"同源而异流",通过研读《内经》《伤寒论》等历代医学典籍,自究医理,自学成才。但是仍自愧未承父业,而行医以自见,因而与世医、时医相比,对医道、医理更为着力。

明代因医疗演进、儒生习医等因素,医书较之前代印行更为广泛。医学这一长期以来"专门授受之学",已不再是"师徒""世业"中人的禁脔,只要读书识字,就不难凭借自学的方式掌握医学知识。"不为良相,即为良医",医生在明代日渐成为一种具有开放性的职业,习医成为当时不少士人业儒以外又一选择。李中梓的经历,正是儒医养成的典型道路。但宋元以来,医书甚繁而不可枚举,"历考前代医籍之传者,五百九十六部,一万有九十二卷,而吾熙朝之彦,续有万余卷,不能枚举。"无论是医家或病家,医学知识的庞杂引起了更多的困惑,医家无法对于医疗知识的基础有共识,病家则无从判断医者之良窳。更兼医派林立,各派名家大多囿于一家之言,排斥其他,或矫枉过正,意气相争。门户医学易导致习医者拘泥于自家学术,有失偏颇,使得医者在临病时不能正确辨别病因,造成误治。中医学的知识体系亟需归纳整理,辨析渊流，正典明理。

一些医家意识到此中存在的问题，在总结个人行医经验理论之时，也注重知识的集成整理。最为突出者，当属"医宗"类民间医学典籍的编纂。自明初至清后期，以"医宗"为名之医学综合类书籍有20余种，极大促进了医学知识体系的正典化与大众化。而在"医宗"医籍之中，李中梓所撰《医宗必读》居于先锋地位。李中梓在30多岁时，撰写了《颐生微论》（1619），专立《医宗论》一篇，对古今的医家和医书进行梳理，并且对诸医家进行了点评，既指出诸医家之长，又指出诸医家之缺，极为精辟地论述了前人医学思想的得失。对医家的生平传记叙述较略，特别重视医家的传世医籍，有意识地整理医家谱系，以廓清医家源流与尊崇的对象，重在构建以文本为传承的统绪，使习医、行医有所本、有所宗，"医宗"之意明也。《医宗论》后，李中梓既研究行医之得，又著《医宗必读》一书，成于崇祯十年（1637）。据其自述，著此书之目的是为救二失：其一，《内经》虚设，时师厌为畸书；其二，百家者相因而起，匡正之术，必至于偏，时师药其成法，偏滞益甚。此书为医学史上以"医宗"命名较早的著作，试图建立医家统绪的模范，鼎定医学正典和道统。

《医宗必读》既重医理，亦重医案，汇集了中医学的基础理论和个人的行医经验。在医理方面，他认为《内经》"上穷天纪，下极地理，远取诸物，近取诸身，更相问难，阐发玄微，垂不朽之弘慈，开生民之寿域"，从事医学者应勤求精究，"非谙熟精思，鲜有得其解者"。故在《医宗必读》卷首即设《读〈内经〉论》，并指出只有"精深儒典，洞彻玄宗，通于性命之故，达于文章之微，广征医籍，博访先知，思维与问学交参，精气与《灵》《素》相遇，将默通有熊氏于灵兰之室，伯高、少俞，对扬问难，究极义理"，才能担负关乎病者性命的神圣使命。"用兵救乱，用药救生，道在应危微之介，非神圣不能善中。"李氏一再强调仅仅知某一派之医术，往往会偏颇，其治学主张贯通诸家之长，不偏不倚。他精研金元四大家医学学说，结合自己的临床经验，提出"先天之本在肾""后天之本在脾"的医学思想，认为精通医理是医者极为重要的事，只有读书习字，博通古今，才能更好地掌握医理，究天人、参禅玄，才可擅专门学，力图使医由"术"上升为"道"。这部著作之所以为必读，不仅仅是在医术上溯源清流、辨伪求真，而是在儒学经典思想范畴内，做到"究天人之际"，才可以"成一家之言"。

医者不仅需要医术高明,兼通医理,还需具备儒者的身份、高尚的人格与医德。李中梓从医学经典出发,并结合自己的临证经验,对"医德"有专篇论述。《不失人情论》是李中梓读《素问·方盛衰论》之感,把人情大致分为三类:病人之情、傍人之情、医人之情,处理好医生与病人,与病人亲友,医生与医生之间的关系,对疾病的诊治大有裨益。《行方智圆心小胆大论》是对孙思邈"行欲方而智欲圆,心欲小而胆欲大"的发挥。"行方",即对病人要心怀仁爱,一视同仁,"宅心醇谨,举动安和,言无轻吐,目无乱观,忌心勿起,贪念罔生,毋忽贫贱,毋惮疲劳,检医典而精求,对疾苦而悲悯";"智圆"即详察病人的体质、所处的社会环境和自然环境;"心小"即诊法宜详,辨证须细,慎下结论;"胆大"即诊之确切,遣方用药"析理详明,勿持两可",不畏峻剂。从医者要想成为良医,就应该用"行方""智圆""心小""胆大"来规范自己,并处理好病人之情、医人之情、傍人之情三者之间的关系。

李中梓还十分注意诊治规范,注重医案的书写,"医案,三十年来,案帙颇多,兹摘其稍异者,附于病机之内,仅百一耳"。《医宗必读》所载医案 98 则,医案中有详细的病症分析和用药记录,不仅包括望闻问切的有关情况,同时还包括天时、地理等自然情况,不仅包括各种病症表现,也包括致病的原因,病情的发展变化,甚至具体到病人的姓名、性别、籍贯和住址等,类似于现代医学的病例记录。医案中呈现了他作为良医的素养,他敢于承担,有决断。病者钱台石,年近六旬,中风后,"举家惶惧,两日不决",他瞋目而呼,"今日无药则毙矣,若服参而病进,余一人独任其咎",后果治愈。屯院孙潇湘夫人,时医误治,命在须臾,他诊断为"内真寒而外假热",进药后,"霍然起矣"。也有不按他的医方行事,导致严重后果的。少宗伯顾邻初,相信时医之言,未按他的医方行事,"遂致不起"。名医不仅能治愈患者,而且能预断生死。南都许轮所孙女吐血痰咳,他预测十二日可能死,如果十六七日不死,必死于十八日寅时,后果然于十八日未晓而终。正是因为他通晓医理,因而能通过季节、日期、时辰、五脏气血的充盈循环规律,以五行相生相克加以推演,判断预测病情,非常灵验。

他注重择病而医,医案留存的治疗对象是有选择的,"摘其朱紫易淆者,聊录一二,以传后世",医案明确记载患者官职名称及社会地位,多为士绅、富商大贾、达官贵人。董其昌在松江为有名的乡宦,万历十七年(1589)进士,官至南京礼部尚书，擅长书画，他特意保留为董其昌家人诊治过程的医案。邑尊（知县）张大羹令郎，于丙子（崇祯九年，1636）六月间曾向他问诊。此医案在《医宗必读》成书前一年发生，详细记载，增加了医案的可信度。徽商汪华泉曾问诊于他，他将其医案置于案首，详加记载。医案记载病人中，上至相国、太守，下至邑宰，郡中文学、社友、儒生，所医治的对象非富即贵，无疑构建了自己的稳定病患来源，保证了充实的经济收入，并且通过他们的倡导，更进一步扩大了医名，不仅松江、苏州吴中一带，远及安徽、福建，"飞艇相招，兼夜而往"。即便是非专门以医为业者也购买李中梓的医书加以研读，甚而使病人在读了他的医书之后对他佩服有加，不远千里前来求治。医籍既是其专业水准之体现，也是极具说服力的个人"营销"。

明清时期，虽然有不少名医视医术为个人私产，秘不示人，但李中梓自认为"剂施之用有限，而法施之用无穷"，应"传之通邑大都，为初学者立程"。从著述来看，他不仅对经典著作颇有钻研，而且有丰富的实践经验，更为重要的是，他还能够将经典论述与自身的实践和思考很好地结合起来，形成一套自己独到的治疗原则和治疗方案。先述病症，再附医案，再举药方，提供了整套为医家诊断治病的方案。在医案中构建了一个药到病除、能断生死，"非士材先生不能疗"的儒医形象，并且他的著作文字精简，深入浅出，便于初学，故流传颇广。

"太学朱修之，八年痿废，更医累百，毫末无功。一日读余《颐生微论》，千里相招。""邑宰何金阳（福建邵武府人，名望海）令郎虚损，已濒于危，见余拙刻《微论》《药解》《脉象》诸书，遣使聘余。"李中梓将其书自命为《医宗必读》，一方面以医学宗主自居，以树立医学的规范；另一方面将自己的书列为必读书，注重医学的普及作用。所列医案也充分展示了他高超的医术，不亚于"自我营销"，这对他构建名望大有裨益，以至于医籍付梓之后，流传甚远，慕名求治者应接不暇。

## 二、风行于时：儒医形象的建构与地域社会的认可

明代后期，医籍无论在形式还是内容上，都发生了非常重大的变化，一方

面是医籍在数量上远超前代,另一方面与唐宋相比,越来越突出医籍的实用价值,重视具体医方的介绍,详列医案,强调实用性和操作性。刺激医籍数量剧增和内容转向的直接动因,是巨大的阅读需求的存在,医籍的基本读者不仅包括医者,也包括一般普通的民众。在这样的市场需求下,民间商业资本开始加入医籍的传播行列,从事医籍的出版和销售。

明代印刷业、出版业的发达,私人书坊书肆的活跃,书籍销售网络的扩展,使得坊刻本医籍开始成为这类书籍的重要组成部分,从而打破了医籍原本主要依靠政府官刻和作者本人家刻的传统格局。李中梓《医宗必读》一书的出版,也仰赖新安商人的资助,有很明显的市场运作轨迹。在当时交通不便、信息不灵通的时代,徽商利用自身通达天下的商业网络,依托雄厚的财力、物力、人力,资助医家完善他们的著作,并加以刊刻流传。徽刻在明代刻书业中跻身于前列,万历谢肇淛曾评论道:"宋时刻本,以杭州为上,蜀本次之,福建最下。今杭刻不足称矣,金陵、新安、吴兴三地,剞劂之精者,不下宋版。"胡应麟也说:"余所见当今刻本,苏、常为上,金陵次之,杭又次之。近湖刻、歙刻骤精,遂与苏、常争价。"徽商是徽州刻书业兴盛的主要助力,医籍的刊刻也依赖于徽商。由于徽商对于新安医籍的资助,使得大量医籍得以刊印发行并妥善保存。明隆庆、万历间有名的刻书家吴勉学,字师古,新安人,见"医集率多讹舛,当为订正而重梓之","广刻医书,因而获利。乃搜古今典籍,并为梓之,刻赀费及十万"。他本人著有《校订朱肱活人书》,又与鲍士奇校刻《华佗中藏经》等书。吴氏凭借雄厚的家资与宏富的藏书,整理校刻经史子集及医学古籍数百种,成为徽州刻书家的翘楚。

李中梓为松江华亭(上海松江)人,松江府地处长江三角洲的东端,为明代以来全国的棉业中心,商业的繁荣,四方人口汇聚,人们的活动范围、交往频率以及信息传播的渠道日益增加,徽商在此地也异常活跃。新安吴肇广兄弟客居云间(松江),"奉晨昏之欢,视膳之余,佐以汤药",因而与李中梓相结识。当时李中梓已有《颐生微论》《药性解》诸书行世,脍炙人口已20年,"因请其秘藏","捐赀以授之梓"。当时医家的收入不容乐观,医籍刻印的资金筹措相对有一定的难度,正是由于商人资金上的资助,医籍才能得以大量刊印。李中梓也称"会友人吴约生,偕其弟君如"来访,"遂损赀以付之剞劂,而嘉惠学者以亟读"。吴肇广除捐赀之外,还专撰序言,称李中梓继承家学,以《易》

起家,用易学的观点来解读医学经典,参悟了易学所蕴含的高深原理,首先从学术渊源上认证了他的权威资格。"有养己之功,故内道所通,守约而应玄;有活人之句,故外行所播,事精而功博。"进而肯定李中梓高明的医术,所施药,"如刀圭入口,仆者立起",因而其名"不胫而驰,远还向慕,争赴无虚日也"。其著作"明通者读之,而无遗珠之恨;初机者读之,而无望洋之叹",在经典与临床之间架起一座桥梁,为"渡河之筏"。借助商人的财力,通过坊刻刊印,不仅进一步推动了医籍创作和出版的繁荣,而且降低了出版成本,有效拓展了医籍的传播范围,使普通读者更加容易获得,同时也使医籍的内容更加照顾读者市场的实际需求。

为了能获得更广阔的市场,医籍成书后李中梓还请名士作序,进一步拓展其名声。明代士人对医者的评价,往往会成为普通民众择医时的参照。许多医者医名的获取,也与士人的推荐和宣传有密切关系。晚明松江名士陈继儒(1558—1639),字仲醇,号眉公,擅长诗文书画。其 29 岁焚儒服,放弃生员的资格和身份,却能自如地周旋于山林与济世中,虽为官却交游广泛,以至于"守令下车,台使案部无不造谒其门,咨询地方利弊,一时文人学士咸听其月旦之评,一切食用时出新意,为之转相仿效",对地方利弊,多有建言,"为一代风流之冠",他的点评往往能左右地域社会的舆论。李中梓曾为其治病,陈继儒患疟疾,"素畏药饵,尤不喜人参",在李中梓的诊断与劝说下,陈继儒"遂以人参乙两,何首乌乙两,煎成膏,加姜汁乙钱,甫一剂而势减七八,再进而疟遂绝"。陈继儒亲眼见证过李中梓高超的医术,因而李中梓《医宗必读》书成后,陈继儒为其作序,认为李氏出身科甲门第,衣冠数泽之家。父辈慷慨有大略,明晰当世之务,曾议开吴淞江,议减省赋役,举经济之事,得志于时。赞李中梓六岁时,已见"少成之性","能自力于文章,令名噪诸生间,所至夺席,所去悬榻,斯已奇矣","医亦宁非士君子之经济也?""荣何必减拥慧,泽何必逊澍濡也"? 李中梓表现出来的医学才能之所以不同一般医人,并非来自名师传授,则完全得益于深厚的儒学素养。父辈虽举经济之事,但李中梓以"医"名于世,其荣不逊于"儒"。

松江几社领袖夏允彝也为其书作序,夏允彝(1596—1645),字彝仲、瑗公,"才致宏敞,海内文章领袖",中崇祯十年(1637)进士,授福建长乐知县,于地方甚有惠政,崇祯举天下廉吏,允彝推第一。夏允彝好奖掖后进,提拔人才,所以问业者日众,"四方人士争走其门","既负重名,兼饶经济。凡上台及郡邑有大事必咨于先生,即官评亦取决焉"。当时夏允彝还在闽中任职,其母年已八十岁,"忧思成疾,忽发热头疼",诸医误作伤寒,夺其饮食,后李中梓以温补之方,"用人参、黄芪各五钱,白术三钱,橘、半各一钱五分,甘草六分,煨姜三钱",两月乃瘥。夏允彝以友人的身份为其作序,并称到"论病以及国,原诊以知政",儒者治国与医者治病都是经世济人之举,将李中梓以医济世的情怀上升到治国的高度,"论医者论国",对李中梓的儒医身份予以了充分的肯定。

长期以来,"巫医乐师百工之人,君子不齿",这种态度往往导致技术类书籍的命运多舛,"医药、卜筮、种树之书,当时虽未尝废锢,而并无一卷流传于后世者,以此见圣经贤传终古不朽,而小道异端,虽存必亡。"医籍相较于圣经贤传很难流传不朽,这也反映出士人对待医籍的态度与对待经史的态度实大相径庭。李中梓通过自己的医事活动,结识贤达,不断积累拓展声望。地方名士为其书作序,新安商人出资出版,通过文人士大夫的引领提倡,使得医名更易受主流社会的认可。文人学士对其"儒医"形象的肯定,抬高了医者的地位,从而使得医者脱离了简单"小工"的角色,而更多地赋予了"得道通儒"的色彩。儒医形象的建构过程中,着重于知识逻辑的形成,医籍才发生了三不朽的转变,与以往轻医籍的态度相反,医籍在行医的生涯中扮演了重要角色,使得医籍的传播开始有了质的改变。李中梓的医著"镌而悬之肆,乃翕然遍走天下","请一刀圭者,日且相迫,三吴中遂以长沙氏目相之",书籍销售很广,前来求诊者络绎不绝,当时江南就把他当作张仲景再世了。各种社会力量多方面的形塑,使得名医的形象广为流传,以至于地域社会视为"神医"。乾隆《江南通志》称李中梓有文名,善医,屡疗危症,皆奏奇效,所著有《颐生微论》《内经知要》诸书。民国《南汇县志》称李中梓诊治"神效","著书甚富",并"风行于时",认可李中梓有文名,治疗有奇效,著书甚富,其儒医之名既知于当世,更垂范后世。医者注重与社会的互动,塑造和宣扬名望,成为明末医名获取的重要途径。

## 三、"吾道不孤":医籍整理与知识流传

由于李中梓医名显赫,故跟从李中梓学习并传承李中梓之学的后世医家

甚多。"弟子惧其业之不见于后也，请论立一家之言以垂示智者。"李中梓目前存世著作有 10 余种，今人系统整理为《李中梓医学全书》：《雷公炮制药性解》六卷(1622)、《医宗必读》十卷(1637)、《内经知要》二卷(1642)、《删补颐生微论》四卷(1642)、《伤寒括要》二卷(1649)、《里中医案》一卷、《士材三书》(1667)(《诊家正眼》二卷、《病机沙篆》二卷、《本草通玄》二卷)，其中《颐生微论》《士材三书》等，皆得益于门人亲友的删补、整理、校订及增辑。

李中梓在世时，其著作的修订已仰赖于门人及亲友。成书于万历末年的《药性解》二卷本，经姑苏钱允治增补《雷公炮炙论》中有关炮制方法，扩充为六卷本于天启二年(1622)刊刻流传。1637 年所著的《医宗必读》分卷参校者有孙三锡、张介福、黄寅锡、朱天定、包时化、李玄度、董尔正等门人。《颐生微论》于明万历四十六年(1618)问世后，非常畅销，崇祯十五年(1642)再版，名为《删补颐生微论》，与《内经知要》合刊，以《李士材医书二种》形式刊行于世。门人沈颋(字朗仲)校订，后学吴进(字石虹)参阅。顺治六年(1649)成书的《伤寒括要》参与校阅的门人有 28 人之多，来自松江府、苏州府、湖州府、杭州府、绍兴府、徽州府等地。

众多门人弟子中沈颋之功尤为大，李中梓在自序中称"吾道之不孤，其有赖于朗仲也乎"。沈颋于 1640 年秋从李氏受业，1642 年协助李氏校订《删补颐生微论》，颇为李氏器重。沈颋本人著有《病机汇论》十八卷，立论皆宗其师，并且对其师说有所发挥。沈颋本人的《病机汇论》也有赖于门人马俶的校订。马俶(1634—1714)，字元仪，号卧龙老人，吴郡人。同样是早年业儒，转而习医，"本儒家子，讲求岐黄之术，为李士材、沈朗仲入室弟子，得其指授"。马俶认为李中梓的书流传甚广，而沈颋的书却未经刊刻，称《病机汇论》一书，"博采群书，集成大观"，学者得之，可当"漆室一灯"，因而刊刻《病机汇论》，并加有按语，还将所积治验医案题名《印机草》，附于《病机汇论》之后，对士材学说起到阐发隐微的作用。当时任江南江苏等处承宣布政司宜思恭认为，"良相与良医，位不同而道同"，马俶此举"可以并传于不朽"。刊刻《病机汇论》时，马俶年事已高，由弟子尤怡协助校订《病机汇论》。尤怡(1650—1749)，字在泾，江苏吴县(江苏苏州)人，业医，人未之异也。好为诗，与同里顾嗣立、沈德潜游。晚年，学益深造，治病多奇中，名始著。性淡荣利，隐于花溪，自号饲鹤山人，著书自得。著有《伤寒贯珠集》《金匮要略心典》《医学读书记》。马俶称他"儒家子,攻医业,其于《灵》《素》诸书,颇能抉其精微"。沈颋为李中梓刊刻书籍,马俶、尤怡再为沈颋刊刻著作,正是在著作的刊刻与流布中,薪火传递,医学知识得以传承。

李士材的学术系统化,并成一学派,得力于《士材三书》的刊行。康熙六年(1667),李士材卒后12年,尤乘辑《诊家正眼》《本草通元》《病机沙篆》为《士材三书》丛书本体系,其后不断翻刻,现存有20余种不同的版本,为传播李氏学说做出了贡献。尤乘,字生洲,江苏吴县(江苏苏州)人,是明末清初文学家尤侗的侄儿。早年习儒,后弃而习医。弱冠时从中梓学医,后遍访良师,得针灸之传,曾任太医院御前侍值,后回归乡里,在虎丘悬壶济世。

尤侗特意作序肯定了《士材三书》的编写,并将其功绩与司马迁为仓公立传相提并论。医生在司马迁所生活的时代,并不被人们所尊重,司马迁本人虽"不解刀圭针砭",但以所见所闻,在《史记》中为医者立传,选取仓公行医实践中最具代表性的医案,展现仓公的医德医技。在篇末还对仓公医术高明而当刑,借助老子所言"美好者不祥之器"表达对其同情。一代名医仓公,借司马迁立传得以流传,"守数精明,为名者宗"。尤侗也称:"若李先生之人与书传矣,予又何能传李先生?"意为能传李士材,唯有李士材所著医籍。

尤乘也称"人可以泽一时,不可以寿万世",能"振千秋"者唯有著作,他本人著有《寿世青编》《脏腑性鉴增补》等,后世流传甚广。李中梓生前《正眼》等书尚未刊刻,而时人讹传《脉诀》,伪托《珠囊》,尤乘担心先生之名被埋没,因而与同门相校雠付梓。这也是李中梓生前遗愿,"忆吾师瞑目时,犹呼余辈致嘱曰:'吾四十年来撰述虽多,然问心自慊者,惟《正眼》一书。'不独嘘枯当世,实振铎千秋。"继承李中梓衣钵的弟子,大都强调以儒入医的身份,注重医籍的刊刻,与儒者立言传承学术以求不朽相类似,强化了以医籍传承知识的路径。

除登堂入室的弟子外,还有慕其医术,薪火传递者。同居松江府的秦昌遇,字景明,上海县人,为元末进士秦裕伯的裔孙。幼年多病,故于读书之余,留心学习医学知识。成年后,便开始为家人及乡邻看病,因疗效显著而名闻乡里。喜作诗,著有《澹香堂诗文集》。秦昌遇常年有痰饮病,每年必发四五次,发时即呕吐不能食,李中梓用七补七涌法将其治愈。崇祯十四年(1641)著《症因脉治》,首篇即对李中梓《医宗必读》的诊治部分进行评议,阐发其精到处，补充和纠正其罅漏处，以"深彰先生之道，而全先生之书"。此书距《医宗必读》成书仅4年，是较早评价《医宗必读》的医友。秦昌遇裔孙秦之桢，字皇士，于康熙年间将其书《症因脉治》整理出版，"是书寿世之宝也，与其宝之一方，不若广之天下；与其利诸目前，不若传之后世。"以医籍嘉惠后世，流传久远，成为当时医者，尤其是以儒入医者的一种共识。

《医宗必读》之后，恰逢明清易代，清康熙元年（1662）始有《医宗说约》一书，为蒋示吉所著。蒋示吉，字仲芳，江苏吴县人。其幼时家境贫寒，尝寄食于舅氏家中。于"诵读之暇，间阅方书"，"究心《灵》《素》，博涉群书，斟酌尽善"，而成《医宗说约》一书。成书的目的也是要为初学指南，"简而要者为主，方随症加减，一症一方，以见其常，加减附论以通其变，编为俚句"，使初学者知所宗，不致望洋兴叹。蒋示吉虽非李中梓的登门入室弟子，但其治学精神是一脉相承的。书中曾三次提到"士材先师"，因而有学者据此推断蒋示吉曾问业于李中梓，可能由于李已晚年，蒋示吉亦知名于时，不欲屈蒋于门墙之列。所以尤乘在《医宗小补》序文中，称示吉为先生而不称同门，亦秉承师意而尊之之义。然而李、蒋的学说渊源是一脉相承的，"医宗"的流派是宛然可接的。

李中梓侄子李延昰对其医术的弘扬也起到重要作用。李延昰早年习举业，师事徐孚远，明亡，曾至桂林投唐王，抗清失败后遁迹于浙江平湖，师从其叔李中梓，以医自给，著有《痘科全书》《医学口诀》及《南吴旧话录》《放鹇亭稿》等。晚年与嘉兴知医的文士朱彝尊交往，所著藏书2 500卷赠予之。康熙五年（1666）刊刻《脉诀汇辨》十卷，认为当时流传高阳生《脉诀》谬误颇多，遂汇集70余种脉学文献，结合家学和个人体会，阐述李中梓未尽之意，卷九载李中梓医案57则，"医之有案，如奕者之谱，可按而覆也。然使失之晦与冗，则胡取乎？家先生之医案等身矣，语简而意明，洵足以尽脉之变。谨取数十则殿之，由此以窥轩岐之诊法焉，千百世犹旦暮也"。所选医案充分肯定李中梓医术的高明，"时医束手，非士材先生不能疗也"，"积患沉深，揣无生理。三年之疾，一剂而起之"。李延昰游走于医、士之间，使李中梓的医名不仅享誉医坛，更是流行于文人学士中。

至清朝乾隆年间，仍有医者不断推崇。清代名医薛雪，号一瓢，两次被荐为清廷博学鸿词，均不就。所著诗文甚富，又精于医，与叶天士齐名，曾刊印

《一瓢斋诗存》《一瓢诗话》。薛雪由儒入医，用易学的观点注解医学经典《内经》，著有《医经原旨》，"在《易》先天图，乾在上在南；后天图，乾在下在西北，与《内经》之旨正合，体用互呈，生成共著，人生一小天地，岂不信哉？"故对以儒通医、重视《内经》原典的李中梓的著作非常推崇，于乾隆二十九年（1764）84岁高龄时，重新刊刻李中梓《内经知要》，称赞《内经知要》比自己的《医经原旨》"尤觉近人"，"至简至要，方便时师之不及，用功于鸡声灯影者，亦可以稍有准则于其胸中也"。正是由于李中梓精通医理，其医籍又简便实用，颇受后世名医推崇，使之医名愈加彰显。

李中梓的著作也被纳入官方认定的名医体系中，《明史》收录李中梓《颐生微论》十卷。《四库全书总目》收入了《删补颐生微论》四卷，而《清史稿》则收录了李中梓撰的《诊家正眼》《本草通元》《病机沙篆》《士材三书》《内经知要》。现在存世的比较重要的医案类著作如《续名医类案》和《古今医案按》当中对李中梓的医案都有大量的引录。《续名医类案》引录李中梓医案多达103案，是现存李中梓医案的一半。《古今医案按》全书共收集60位医家的医案1060余则，每人平均只有约18则医案，引录李中梓医案60余案。考核历代上海的名医，其影响最普遍最长久者，以李中梓可当选，尤其他的著述，如《内经知要》《医宗必读》《雷公炮制药性解》，中医师几乎人手一册。李中梓的本领并不是有所师承而来的，乃是戛戛独造以成者。

比李中梓稍晚的清初士人陈士铎（1627—1707），谈到名医评价的标准，"非学贯天人，不可言医；非识通今古，不可谈医；非穷尽方书，不可注医。此得人所以最难，自古及今，代不数人。元以前无论，明朝三百年，止得数人而已。李濒湖（时珍）之博，缪仲淳（希雍）之辨，薛立斋（己）之智，近则李士材之达，喻嘉言（昌）之明"。所列举的名医除有精湛的医技外，皆有医著流传后世，并且都是以儒通医。陈士铎本人也立志编纂医书，一生著作16种之多，并认为"习医救一人，不若救一世也；救一世，不若救万世也"，"欲公之万世，不欲仅活一世之人已也。与尼山己立立人，己达达人之心，不千古相同乎"？医者虽以活人为务，但医家通过著书立说，可传之后世，以救后世。从这个角度而言，医与儒同道，不止于济当世，还当济后世。

古代医学，秘传性质甚重，非其人不传，才德兼备及具天分的子弟才传授，并且传授时非常慎重，藏之"灵室""灵兰之室""金匮"之类郑重之地。明代医籍的大量刊刻，流通于市场，打破了古代医学传承点对点的传播方式，强调普济于世，其受众不仅仅是面向广大医者，还有非医者。"医者以济世为心，书在天下，是即济乎天下也，书在万世，是即济乎万世也。"医籍是医家医学成就的重要载体，这已成为明代医者的一种共识。医籍不仅嘉惠当时，而且能传于后世，其受益面更广，强调了医籍利国利民的莫大功用。李中梓之名，因《颐生微论》而知名于当时，因《医宗必读》而盛称于后世。由于李中梓医著颇丰，并经过其弟子的弘扬传播，其学术思想流传广泛，故其在中国医学史上占有重要地位，后世称"李士材学派"。在前近代没有国家权威的认证方式，医籍作为专业知识的载体，成为明清时评价医生的重要标准，而医学知识的传承，也依赖医籍刊刻与传播的路径。

# 四、结　语

明代儒医之盛，一定程度影响了社会对医名评判的标准，不仅仅是医学技术的考虑，还有重视文本考虑的倾向。"今之医者，皆欲有医之名，欲有医之名，而不得不求乎书，其势然也。"传统医名的传播有了很大的变化，不止于口耳相传，医者有意识地通过著书立说，编撰医案，向社会进行有效的形象传递，逐步使"名医"广为人知。医书著作的刊刻流传，由书籍而促进知识的传播，论著成为阅者评价医者专业水准的重要参考依据。无论是生前医名的确立，还是后世医名的远播，医籍在医者的生涯中扮演了重要角色。医者通过刻苦钻研儒学，再通医理，然后形成自己的学术思想，著书立说，使其与一般医者相区隔，显示出极高的专业水准与医道精神，以此为基础构建起儒医形象，扩展其医疗市场及职业、社会声望。

医名的养成，除个人的自我努力外，社会交往、民间的认可程度都是很重要的因素。明代官方并无医生的准入制度和考察医生水准的评判标准，医生成名与否完全是来自民间，而非官方认定的渠道。名医除有精湛医术之外，还注重个人儒学修养，频繁与士人交流来往，塑造了儒医形象。李中梓的成名并不是由官方认定，如纳入御医、官修医书等，而完全是得益于晚明社会流动性大、文化的繁盛，出版印刷的发达、舆论的兴盛、士人的社交网络。李中梓的成名实际是明末一个缩影，类似的名医在江南星罗棋布。这种现象的出现与晚明江南特殊的文化背景、士人主导话语系统有很大的关系,晚明士绅的威望来自地方社会自身的认可,而名医的认可也来自士林、医林及民间对于人望的评估,其成名依赖"社会化"的评估标准。

医术只及于身,而医籍则可传之后世,以医籍嘉惠后世,成为当时医者,尤其是以儒入医者的一种共识。与儒者希望通过著述立言,以达到"不朽"为同一路径。医学无论在医界还是在士林,其所获得的肯定更进一步表达了儒学在世俗生活中的价值指归。名医的养成,医派的形成,无不以医学技艺与知识建构为基础,既重其名,亦重其实,名实相符,方能为时代与历史所真正认可。事实上,近代社会在认证之中,采取的学历、论著、资历结合的办法,医籍也是其中的重要标准之一。不过在明清时代,医学并未列于主流知识谱系之中,医学也不是学院式的公共教学方式,经由医籍习医、行医、彰医道,获显名。李中梓,幼习举业,由儒转医,深通医理,著述丰硕,自成医派,为儒医之重要典范。李中梓本人扬名及其医派形成的道路,正彰显在明清社会化的职业养成以及专业评定体系之下医学传承的市场及知识路径。

(《华东师范大学学报(人文社会科学版)》,2014年第53卷第4期)

# 李中梓的佛教因缘

中国中医科学院　　李超霞　李　健　张　卫　张瑞贤
北京中医药大学　　梁　飞

明代末年的名医李中梓,是一位出儒入佛的典型医界代表,他行医济世的一生,也与佛教结下了不解之缘。

## 一、生平简介

李中梓(1588—1655),字士材,号念莪,又号荩凡居士,出身官宦之家。

明末华亭（今上海松江）人，寓居苏州较长，为明末一大医家。

李中梓治学博采众长而不偏执一家。他十分重视阴阳水火的相互关系，认为阴阳水火是万物之本，而于人身之中即是气血；阴阳二者，阳于生命活动尤为重要，提出“气血俱要，而补气在补血之先；阴阳并需，而养阳在滋阴之上”。其临床多从脾肾入手，重视先后二天的调理，提出“肾为先天之本，脾为后天之本”，对后世影响很大。

其论述医理深入浅出，所著诸书通俗易懂，最为初学者登堂入室之捷径，在吴中医界广为传诵，成为明清间江南一大医家与宗师，著有《内经知要》、《药性解》六卷、《医宗必读》十卷、《伤寒括要》二卷、《本草通玄》二卷、《病机沙篆》二卷、《诊家正眼》二卷、《删补颐生微论》四卷、《李中梓医案》等。

## 二、习医因缘

李中梓出身官宦世家，其伯父尚雅，字伯安，号鹤汇，负异才，供弟尚兖读书。父尚兖，字补之，号震瀛，万历十七年（1589）中进士，曾任职兵部和吏部。兄中立，字士强，又字正宇，号念山，曾任浙江按察，四川主考，大理寺卿右评事。兄中植，号念曾，系著名学者，兼通医药。李中梓少年即博览群书，如《本草通玄·戴子来序》言：“吾师以名臣子，为天下才。”

青年时李中梓多次应科举而不第，正如《诊家正眼·董序》言：“吾师以七步才，春秋十二，辄童试冠军，观场者九，副榜者再。”又兼两亲子被庸医药误致死，自己又早岁多病，转而习医。如《雷公炮制药性解·自序》言：“余以少孤，不及操药以进慈父，间为母氏尝之，退而考诸方书，多所不合。”又《删补颐生微论·自序》言：“余少治经生言，及两亲子俱以药误，余又早岁多疴，始惕然迫于思……而因以通有生之疾，似同源而流矣。”

在他弃仕从医的过程中，佛教对其影响非常重要。如《诊家正眼》董廙序言：李中梓科举失败后，“遂隐居乐道，受记莂于尊宿，不复向人间染世腴矣……悲愿弘深，既嘘当世之枯，复振千秋之铎”。董廙既是李中梓门人，又是李家世交，深悉其师李中梓生平。记莂为佛教语，指佛为弟子预计死后生处及未来成佛因果、国名、佛名等事。尊宿，指年老而有名望的高僧，可知李中梓年轻时就已皈依佛教了。

又如李中梓与陈继儒的一番对话，也表明李中梓身边有不少佛门名士，对其有重要的熏染作用。(李中梓)尝掩袂语余曰：先生与先君子交旧矣，先君慷慨有大略，明晰当世之务，方神庙时，有议开吴淞江者，先君详画利害若指诸掌，当事者弗能用，费以巨万计。既乃与袁了凡先生轸念桑梓，定减省赋役之议，虽赍志以殁，未及见诸行事，然是皆经济之事，得志于时者之所为也。梓不肖，承先君之后，发奋不遂而托于医以自见，工醯鸡之小术，忘先世之大猷，取嘲当世，贻羞地下，其若之何？余曰：子固习于禅者，如之何其歧视之也？昔狄梁公再造庐陵，而其未第也，亦尝假一匕以扶危；陆宣公力挽奉天，而其退也，亦尝集古方以惠世。夫医亦宁非士君子之经济也？当子在疚之期，才六龄耳，然余及睹其少成之性，弗事董率，而能自力于文章，令名噪诸生间，所至夺席，所去悬榻，斯已奇矣。已复出其余力，攻长桑之学，而洞隔垣之照，辨六气之诊厉，察七情之抑滞，所论著不下数种，而愈出愈奇。当是时自名公巨卿，以逮贾夫牧竖，靡不引领于车尘之及门，慰藉于刀圭之人口者，荣何必减拥篲，泽何必逊澍濡也？

陈继儒(1558—1639)，明代文学家、书画家，字仲醇，号眉公、麋公、华亭(今上海松江)人，陈与李家世交。李中梓的父亲李尚兖官至兵部主事，他很佩服父亲能够在水利工程、抚恤百姓这样经世济民的大事业上兼济天下，可惜父亲早亡，怨恨自己科举不利，未能继承父业，恩济天下。陈继儒劝勉他：学习佛教的人怎能有如此分别之心呢？历史上唐朝名相狄仁杰曾行过医，陆赞也编纂过医方，医怎么不是士人经济的大事呢？在居丧期间，你才6岁，我就发现你非等闲之辈，弃儒行医后，成就斐然，功德并不少。其实李中梓并不是因为行医而自卑，而是一种自谦。陈继儒也不是安慰，而是在阐明他对医学的态度。

序中提到的李父同僚袁了凡(1533—1606)，名黄，字庆远，又字坤仪、仪甫，号了凡，浙江嘉善人，明朝著名思想家。他的《了凡四训》融会禅学与理学，劝人积善改过，强调从治心入手的自我修养，提倡记功过格，在社会上流行一时。印光大师非常赞赏他："袁了凡先生训子四篇，文理俱畅，豁人心目。读之自有欣欣向荣，亟欲取法之势。洵淑世良谟也。""袁了凡诸恶莫作，众善奉行，命自我立，福自我求，俾造物不能独擅其权。受持功过格，凡举心动念，及所言所行，善恶纤悉皆记，以期善日增而恶日减。初则善恶参杂，久则唯善无恶。故能转无福为有福，转不寿为长寿，转无子孙为多子孙。"

李中梓也受袁了凡的影响，在其著作中时有提及："无奈傍门邪术，讹传错教，非徒无益而又害之。故袁了凡云：随守一处，皆可收心。苟失其宜，祸害立起。若夫虚劳内损，病疾经年，虽扁仓神圣，望而却走。倘能积气开关，犹可回生起死。"

## 三、行医著书

李中梓论医立论平正，不尚空谈，在当时医名甚盛，与刘道深、徐子瞻、沈元裕，民间称为上海四大医家。他认为："剂施之用有限，而法施之用无穷。"弟子尤乘总结说："夫子心通杳冥，识参造化，其余治病，不啻如孙吴之行军，应变出奇，不拘成律，而所向披靡，且无坚垒。其所生全，盖不知其几千万类矣，而又恐从心之巧，不能喻诸人，人可以泽一时，不可以寿万世，于是出其所得，笔之为书，用广仁慈，俾无夭阏。研精四十余年，上自轩岐，下迄百家，靡不殚究，爰能会通众说，贯穿群言，去肤取精，黜俚崇雅，使读者得其一言片语，犹足开拓心胸，一空障翳，况或睹其全哉！"

事实上，李中梓在其行医济世和其所著医学著作中，每每显露出其佛学思想。

在《删补颐生微论》中专辟"感应论"一节，从中可以清楚地看出李中梓的"佛医"理念：医以活人为心，当念人身疾苦，与我无异。凡有招者，急去无违。或止求药，宜即发付，勿问贵贱，勿择贫富，勿论风雨，勿拘远近，尽心拯济。惟日不足，冥中自有佑之者。倘乘人之急，设巧求财，轻言谈笑，乱说是非，危言骇听，邪说惑人，以不我信，因循坐视，万一痊安，已冒其功，一旦沦亡，人分其咎，冥中自有祸之者。若险症濒危，惟峻重之法尚可救百中之一二，但医者重惜名誉，虽有一线生机，知而不为。己真心救济者，岂若是乎？至于侪辈，胜己者师之，不若己者佐之，毋道人短，毋恃己长，宁人谤吾，毋吾谤人。谨此数者，庶几有恒。嗟乎，善恶之报，如影随形，前古及今，昭昭不爽。

书中还转载了张杲《医说》、洪迈《夷坚志》、方勺《泊宅编》与《困学厄言》、孙光宪《北梦琐言》等书中的 10 则因果感应病案，以激勉警示同仁。如宋代名医许叔微"少尝以登科为祷,梦神人告曰:汝欲登科,须凭阴德。叔微自念家贫无力,惟医乃可,奋志方书,久乃通妙。人无高下,皆急赴之,活人甚多。复梦神人曰:药有阴功,陈楼间处,堂上呼卢,喝五作六,遂中第六名。上一名陈祖言,下一名楼材。如第五名授官,与梦中之言,无一字差。"积阴德而得现世福报。

又有反面的教训。如"娄思孝遇症,多为两歧之语,处方专用平药,意欲待病自痊,不求功于药也。梦父告之曰:冥中最重财货,无故取人一文,亦必登算。汝以医起家,上帝谓汝侥幸取赂,将逮治矣,速散之可免。思孝散其半,余则不忍。一日与老者偕出,老者失足死,疑其加害,讼于公,坐以罪,尽出所有赂而免。"

吴肇广在云间(今上海)侍奉父母时结识了李中梓,发现"其于娑婆界中十万八千金石草木,咸酸辛辣甘淡之味,与夫寒热温凉之性,如药王药上所称,非即身心,非离身心,靡不探其赜也。其审色察候,如禅师之勘验学人,一一知其病根所在,虽滀怵之气,不上不下,靡不隐为照也。其药笼所收,如黄芽、白雪,遍地漫空,虽鸡雄、家零、牛溲、马勃,靡不时为帝也。其广发悲愿,结生生之缘,自宰官以逮牧竖,皆入究竟觉中,等无差别,应病与药,随取随给,靡不遍洽也。""先时先生有《颐生微论》《药性解》诸书行世,脍炙人口已二十年,近与余说,则理益畅,神益图。调剂于粗梨橘柚相反之味,如禅者明暗玄要相随,未尝瞒盰笼统。又如道者颠倒五行,南水北火,东金西木,纵横变化,无所不可。余始闻而骇,既而会心,知先生所得有进焉者矣……昔应真叩旨于师,得无心是道之说,每发一念,辄以指刻一血痕,臂无完肤,复举所得证于师。师大喝曰:无心不是道。遂涣若冰释,时往来山中寻药草以救人。先生其殆类是欤?"可见李中梓在学禅之后,医技日进,出神入化。

李中梓门人董廙称《诊家正眼》一书名之"正眼"二字,"亦犹竺乾氏之摩醯眼开,着着用中,遂觉举世之肉眼皆偏耳!"竺乾氏即佛教,摩醯眼犹正眼。

尤侗将李中梓医书分为攻守行藏不同类型,"其行本曰《诊家正眼》,以审脉也;曰《本草通玄》,以辨药也。其藏本曰《病机沙篆》,则治法备焉。"又揭出书名的秘旨云:"先生晚年精于二氏(释、道),故其书名曰《正眼》,曰《通玄》,曰《沙篆》,均有取焉。将使读其书者,译贝叶而参三要之禅,睹金丹而悟九还之旨,则又未可以医道尽先生也。"尤侗(1618—1704)为明末著名文人,曾被顺治誉为"真才子"，康熙誉为"老名士"。其字展成，一字同人，号悔庵，晚号良斋、西堂老人、鹤栖老人、梅花道人等，苏州府长洲（今江苏苏州）人。于康熙十八年（1679）举博学鸿儒，授翰林院检讨，参与修《明史》，著述颇丰，有《西堂全集》。族侄尤乘为李中梓学生，对李中梓颇有了解。

## 四、参禅悟道

对于李中梓而言，佛学并非附庸风雅的点缀之举，而是其毕生的追求。

如《诊家正眼》董廎序言：李中梓科举失败后"遂隐居乐道，受记莂于尊宿"，李中梓拜师于雪峤禅师。雪峤即圆信（1571—1647），俗姓朱，浙江鄞县人，号雪庭、雪峤、语风老人，世称云门圆信，明代临济宗高僧。29岁出家，万历四十三年（1615）为千指庵住持，后在庐山开先寺、浙江东塔寺住持佛事，创云门宗，晚年住浙江云门寺。清顺治四年（1647）圆寂，著作有《雪峤圆信禅师语录》。

薛正平与雪峤有交，为《伤寒括要》作序："李先生士材，奇士也，于书无所不读，兼识内外丹，受向上旨诀于雪峤大师，又何待饮上池水然后见垣一方哉？"序末署"己丑长至后那谷遗民旻老夫题于寿补堂，时年七十有五"。

李中梓在《删补颐生微论·三奇论》中谈道："余早岁攻儒，读无言无隐之章，便觉疑团膺碍。壮年学道，颇得真诠，洞知不根虚静者，即是邪术。晚年参禅，幸遇明眼尊宿，壁立万仞，把个没滋味铁酸馅，劈头拈示，未尝落草盘桓，但与本分草料，忽而转身，豁开向上，大机大用，开口不在舌头，擎茶受食，何处不垂指示。乃知夫子无言无隐，和盘托出。老氏虚极静笃，只证教家，盖尝统而论之，三教同一心地法门。孔子多从伦常日用处提撕，不坏世间相而谈实相者也。老子长生黄白男女之说，悲世贪执，顺其所欲，渐次导之，世尊四十九年说法，犹是随人颠倒。至拈花一着，方称本怀，直下一刀两段，坐断千圣顶领。是知三教圣人心法虽同，而直捷痛快，未有妙于禅宗者也。"

中国中医科学院图书馆藏有康熙十七年（1678）吴三桂时期于云南时所刻《本草通玄》，与《士材三书》丛书本相比，这个版本可能更接近原本面貌。书中戴子来序对李中梓的身世和其与禅宗渊源的描述可以弥补其他文献缺失。戴子来，字文庶，号晴山，为李中梓亲炙门人，除为《本草通玄》一书作序，还曾与同门程公来、顾则思协助李延昰完成《脉决汇辨》一书。序称："吾师以名臣子，为天下才，幼中奇疴，法无生理，遇至人授以谷神秘旨，乃霍然回春，长嗜典章，若亲饴蔗，凡内典玄经、坟索子史、天官地舆、孙吴医卜等书，尽探微渺，秋闱之翮再振，而大风下之，遂遍参尊宿，亲见澶沱，曩受三峰之印，迩传双径之衣，行且谱传灯矣，有著述数十种行世，强半为岐黄家言，脍炙人口，匪朝伊夕，以故四方乞刀圭者往往向深烟远霞之间，屡常满户外，而就正灵兰者更仆难数，各请指玄，迄无虚晷。吾师酬给罔暇，因论本草一书，上自炎黄，下迄汉唐宋明，无虑剞劂充栋，第引而未发之旨，舛而承讹之弊，不可枚举。业已有旧刻两种，未遑磬阐其幽，悉简其误，用是复奋编摩，重严考订，扼要删繁，洞筋擢髓，成本草二卷，命曰《通玄》。夫玄者，众妙之门，常情所未能通者也，一经拈出，久昧忽彰，素所荆榛，辟为坦道，撷千贤之髓，酿就醍醐；炼九还之丹，沛为甘澍。匪直学综百代，而且识旷千秋；匪直指南一世，而且司铎万禩。"他对世人赞扬李中梓颇不以为然，认为："方今之颂我师者，都比南阳易水，间以为神异，讵知吾师出维摩之眼，续济下之灯，诚是无漏国中留伊不住，却来烟坞且卧寒沙。倘所称原于道者非耶，彼炎黄奥旨，特纷学中一微尘耳，若从是以知师，仅窥一斑全豹隐矣。此尼山所以泣麟，卞和所以泣玉也。"

正因为李中梓的佛学影响，所以在有关他的记载中往往透露出其佛教居士的身份。嘉庆《松江府志》中卷六十一"艺术"传称："中年遍参尊宿，传衣于费隐老人，年六十八岁卒。"卷七十二子部"释家类"："《居士传灯录》，明李中梓士材著。"子部"道家类"："《道火录》，明李中梓士材著。"同治《上海县志》卷二十二"艺术"载：李中梓"年七十余，作偈，端坐而逝"。

（《中国中医基础医学杂志》，2014 年第 20 卷第 2 期）

# 明末著名中医学家李中梓门人考略

苏州市中西医结合医院　　王　鑫　金庆江

关于李中梓门人的记载散见于李氏著述、门人著述、医人志及地方志等文献中，近现代医家对李中梓的学术、学派、著述及门人做了较多研究，对后学研究士材学派不无裨益，然而在部分文献中存有笔误、以讹传讹等情形，且对李氏门人考证涉猎不全。笔者遥承士材先师，自觉需据实考证，以厘清士材学派传承脉络。

## 一、李中梓著述中有关门人的记载

据《伤寒括要·门人校阅姓氏》中所载姓名明确者就有 28 人之多；《医宗必读》每卷之首均提及父参父订的门人 16 人，其中朱天定、包时化、李廷杰、徐化鳌医家在两书中均有记载。李氏门人尤乘将《诊家正眼》《本草通玄》《病机沙篆》合刻并命名为《士材三书》，其中《诊家正眼》一书分别有门人董廙、秦卿胤作序。李中梓与著述中提及的门人的师徒关系文献支撑较强，涉及的门人有沈颐（朗仲）、朱天定（道力）、杨时明（亮生）、富日章（伯含）、董宏度（君节）、傅持容（元厚）、许友绪（名子）、陆智严（毅生）、李廷杰（弘雅）、包时化（象蕃）、徐化鳌（神诸）、徐廷圭（君执）、陆蒋（臣如）、朱景旸（玄宾）、邵德延（公远）、江青（子㸌）、徐复（雪凡）、薛晖（昙孚）、徐以荣（山友）、戴期腾（景升）、吴国奇（君正）、程懋绩（介眉）、叶挺秀（天生）、王克劭（叔云）、李允恒（寿臣）、董廙（晋臣）、王兆麟（圣生）、李果瑛（朗润）、李廷芳（衡伯）、孙三锡（黄绪）、张介福（受慈）、黄寅锡（清伯）、李玄度（公超）、董尔正（季方）、庄升（初旸）、陆光起（永白）、顾行（云路）、张大启（鲁开）、蒋起凤（孟蕴）、范恒如（九如）、秦卿胤（古怀），总计有 41 人，应无谬误。

李中梓在《删补颐生微论》中还谈及了早期的门人沈朗仲，在其自序中描述了与沈朗仲的密切关系，"吴门沈子朗仲翩然来归，一握手而莫逆于心，端凝厚藏，慷慨浩直，而不漫齿颊，峨然载道之伟器。与语移旦暮，鲜弗神领"，同时也证明了沈朗仲与李氏的师徒关系。此外，有关李氏门人薛晖的记载还见于《李中梓医案》中，李延昰在《脉诀汇辨》中附有《李中梓医案》，其中一案提及"门人薛昙孚之内"，即李氏为门人薛晖妻子诊病的记录，佐证了薛晖师从李中梓。

## 二、李中梓门人著述中的记载

沈朗仲著有《病机汇论》，由其弟子马元仪参订，马元仪在序中提及："余幼业儒，改而业医，缘数奇也，而务在明理，因师事郎仲沈先生。先生派出云间李士材之门，余因沈先生，兼得事李先生。"从侧面论证了沈朗仲师出于李中梓无疑，同时也交代了马元仪也曾师从过李氏。

李延昰，字期叔，一字辰山，为李中梓堂兄李中立的儿子，后过继给李中梓做儿子，著有《脉诀汇辨》《药品化义》《痘疹全书》《医学口诀》等医书，同时还涉猎诗文，著有《南吴旧话录》《论鹃亭集》。《脉诀汇辨》凡例中指出了李延昰以《诊家正眼》为底本，合李中梓"晚年未书之密故卷帙倍之"，书中多次提及"家先生"，足以证明其父子、师徒关系。此外《脉诀汇辨》凡例中李延昰还提及"诸同门，程子公来、顾子则思、戴子文庶，一见投契，余有不逮，尽力指示，皆谓余必能超乘而上……则余之能传其家学人，三子相成之功居多不敢忘也"，可见该书在补撰过程中得到了李氏另外的3个同门的帮助，即程公来、顾则思、戴文庶，可见三人亦从李氏学，应为李氏门人。

蒋示吉，字仲芳，清吴县（今江苏苏州）人。撰有《医宗说约》六卷、《望色启微》三卷、《医意商》一卷、《医宗小补》九卷、《针灸会元》一卷、《通医外治》一卷。此外还著有《诗文》十卷。在《医宗说约》中，蒋示吉3次提到"先师李士材""材先师"，足以证明其师徒关系。

郭佩兰，子章宜，清吴县（今江苏苏州）人，著有《本草汇》一书。郭佩兰早年瘦不胜衣，留心方脉，从师沈朗仲，并与陈白笔共研医理，后得李中梓指点迷津，医道大进。李中梓为其《本草汇》著序，序中详述其结交、指点郭佩兰的过程。"予嘉其志之勤，偶一为是正，而章宜虚里好道……维先生教海之幸甚。予察其诚，举悉所秘而授焉。"由此得知郭佩兰系李中梓门人。郭佩兰还著有《四诊指南》《痨瘵玉书》及《类经纂注》，今佚。

## 三、医人志中有关李中梓门人的记载

程履新，字德基，明末清初休宁人，著有《程氏易简方论》《山居本草》，《新安名医考》记载其"从名医李士材学"，并在吴中一带行医，颇有声名。

程衍道，字敬通，又名正通，著有《医法心传》《心法歌诀》《眼科良方》及《程敬通医案》。程氏刻苦好学，在黄山文殊院苦读10年后，至江苏松江向李中梓求学，李氏对程氏赞赏有加，谦曰"乃余友，余不能为之师"，并为其《心法歌诀》写序。

陆玑，字在衡，清常熟人，《吴中名医录》谓其"受学于云间名医李士材，能起危疾"，参考于《常昭合志》。

刘梦金，字敷来，明上海人，初习儒，后攻举业，《江苏历代医人志》载其从云间李士材学，以"天医星"闻名城厢内外，参考于上海中医学院《中国历代医史》。此外，根据《南汇县志》记载，刘梦金还师从上海名医施不矜。

徐南复，字休仲，号雪凡，清昆山人，《江苏历代医人志》谓之幼习医，师事云间李士材，尽得其术，其嗣子淳业医。参考民国《昆新两县续补合志》，徐南复功善诗文，文学集较多，有《匏系集》《春游杂草》及《耐寒吟稿》等数十卷，因其高寿近百，晚年自号"望百老人"。

徐彬，字忠可，清嘉兴人，从云间李中梓、江西喻昌学习，著有《金匮要略论注》《伤寒一百十三方发明》及《伤寒图论》。

## 四、地方志有关李中梓门人的记载

刘道深，字公原，生卒年不详，上海华亭人，系李中梓表弟，从李中梓习医，医道亦深，为"上海四大医家"之一，著有《医案心印》《伤寒探微》《脉症合参》，均佚。然《江苏历代医人志》记为"刘道琛"，笔者考《嘉庆松江府志》原文，应是"道深"，而非"道琛"，应予更正。另据原文记载同期称为上海四大医家的分别为李中梓、刘道深、沈元裕、徐子瞻，合称"李刘徐沈"，而《中国医学史》《中医人物词典》中称四大家中"李"为"李用梓"，是为错误，当注意更正。

吴伯时，清同里人，据《南翔镇志》卷七记载，其师从云间李中梓，其术盖有所自。其徒有滕见垣，著有《医学三要》，医者奉为枕中之秘。《江苏历代医人志》谓滕见垣"从同乡黄伯时及云间李中梓学"，应为谬误，其因有二：首先应为吴伯时，而非黄伯时，查证无名为"黄伯时"的医家；其次，据《南翔镇志》原文记载并未有滕见垣师从李氏之意，笔者认为可能存在传抄引用之误，故不将滕见垣纳入李氏门人之中，但可归入士材学派。

顾开熙，字蒙生，清娄县人，中年患疾，阅医书有得，遂从李中梓游，尽得其传。但在李中梓的《伤寒括要》中却将其放在同郡校阅姓氏，未放入门人校阅姓氏中，可见顾开熙曾得到李中梓指点，但未拜师入门，当应遵从李氏本意，不以纳入门人计。

综上所述，明代医家李中梓为中医教育大家，门人众多，正如李延昰所说"从医者众，生徒满宇内"，但因年代久远，相关史料相互转载，导致部分信息错漏，笔者尽力搜罗，以期还李中梓门人的全貌，从而帮助士材学派研究人员对李中梓的学术影响力进行更为客观的判断。

（《江苏中医药》，2016 年第 48 卷第 6 期）

# 李中梓现存著作及版本考证

云南中医学院　　王蓓蓓

李中梓对中医理论研究十分重视，重视经典，强调《内经》、仲景之书的指导性作用，又兼取众家之长，在学术上兼取张仲景、刘完素、李东垣、朱丹溪各家之长，全面而系统地学习各家的学术经验而不偏执。宗张仲景之学，而将仲景辨证论治的临证思维方法用以指导处置所有疾病的诊治；学刘完素、朱丹溪的学术经验，而不偏执于寒凉；承东垣内伤、外感之论，而重视先后天之气的固护与培补等。李氏一生著作甚多，先后共撰 20 余种，但由于其著作屡经兵灾，散佚过半，至今仅存 9 种。

## 一、《删补颐生微论》

该书是李中梓的首部著作，刊刻于明万历四十六年戊午（1618）。项煜在本书的序文中解释了书名的含义，他说："颐者，养也。""夫微非幽隐之谓也。

既观其所养，复观其自养，二义尽其蕴矣。"书前共列有 77 种"采辑书目"，有《素问》《灵枢》《脉经》《东垣十书》《丹溪四书》《河间三书》《伤寒六书》《仲景全书》《证治准绳》《儒门事亲》《本草纲目》《养生主论》等诸多明以前的著名著作。后经门人沈颋（字朗仲）修订、后学吴进（字石虹）、儿子李允恒（字寿臣）校阅，改名为《删补颐生微论》，于崇祯十五年壬午（1642）以《李士材医书二种》本形式刊行于世。本书共四卷，分述三奇（精、气、神）、医家、先天、后天、审象、运气、脏腑、药性、医方、医案等 24 论。李氏以《内经》为"医学之祖"，故每篇必引述有关篇论作为理论基础。由于李氏壮年学道，晚年参禅，故本书颇多论述养生、气功、按摩、活动调摄法及道家修炼等内容。现存版本有明万历书林叶仰峰刻本、明崇祯十五年（1642）传万堂刻本等数种。

## 二、《(镌补)雷公炮制药性解》

明万历四十七年（1619）李中梓撰写了《药性解》，其在自序中写到编撰此书的初衷："余以少孤，不及操药以进慈父，间为母氏尝之，退而考诸方书，多所不合，斯用痛心，乃于读书之暇，发《本经》《仙经》暨十四家本草、四子等书，靡不悉究，然后辨阴阳之所属，五行之所宜，著《药性解》二卷。"本书收药 323 味，分金石、果、谷、木、菜、人、禽兽、虫、鱼九部，各药简述性味、归经、功治，又附作者之"按"，注解药性及提示用药特点，简洁明了，此书为作者早年之作。由于当时尚未见《本草纲目》，故多取金元本草予以辨正。后由姑苏钱允治订补，以李中梓二卷之《药性解》为本，增入《雷公炮炙论》135 条文于相应条之后，增为六卷，名为《(镌补)雷公炮制药性解》，于明天启二年（1622）刊刻问世。所引书目有《黄帝素问》《神农本经》《蜀本草》《四声本草》《吴氏本草》《食疗本草》《食性本草》《唐本草余》《药对》《本草性事类》《日华子本草》《证类本草》《药性论》《本草衍义》《南海药膳》《太上玄变经》《三洞要录》《东垣药性》《丹溪药性》等 36 种。该书现存版本有明天启二年（1622）翁氏刻本、清乾隆十一年（1746）古讲堂刻本、清光绪二十三年（1897）金陵刻本等 30 余种。

## 三、《医宗必读》

明崇祯十年（1637），十卷刻印问世。李中梓说道："尝考古之著医书者，汉有七家,唐九倍之,得六十四,宋益以一百九十有七,兼之近代,无虑充栋。然《金匮玉函》之精,而六气之外不详;《天元玉册》之密,而拘方之词多泥。孝忠乱(钱乙)之撰,完素假异人之传;上谷之书久湮,睢水之法偏峻,况其他乎?俚者不堪入目,肤者无能醒心,约者多所挂漏,繁者不胜浏览。盖余究心三十余年,始知合变,而及门者苦于卓也。曩所著《微论》诸书,未尽玄旨。用是不揣鄙陋,篡述是编。颜曰《必读》,为二三子指南。"此书共10卷,是李氏"究心三十余年"始成。卷一为医论及图说,其中医论14篇,详述医学源流及李氏学术思想,图说论述脏腑经络的生理病理。卷二为脉诊、色诊。卷三、卷四为《本草徵要》,论述常用药物350余种,分草、木、果、谷等10类。卷五论伤寒。卷六至卷十论内科杂病35种,对病因、病机、症状、治法、方药均详细论述,均先取《内经》,次采各家名论,并参以己见和医案举例。现存版本有明崇祯十年(1637)刻本、清顺治六年(1649)盛德堂刻本、清康熙二十五年(1686)瀛经堂刻本等60余种。

## 四、《内经知要》

李中梓认为《内经》乃三坟之一,其内容"上穷天纪,下极地理,远取诸物,近取诸身,更相问难,阐发玄微,垂不朽之弘慈,开生民之寿域。第其理道渊深,文辞古雅,非谙熟精思,鲜有得其解者",认为从事医学者应勤求精究,故在《医宗必读》卷首即设"读《内经》论",只有"精深儒典,洞彻玄宗,通于性命之故,达于文章之微,广征医籍,博访先知,思维与问学交参,精气与《灵》《素》相遇,将默通有熊氏于灵兰之室,伯高、少俞对扬问难,究极义理",才能承担关乎病者性命的神圣使命。李氏从《素问》《灵枢》中精选出临床切用的经文,参考杨上善、王冰、滑寿、张介宾等人的注释,作了必要的校勘和大量的注释工作,又在每章之末,以"愚按"标志加上按语,编成《内经知要》二卷。明崇祯十五年(1642)以《李士材医书二种》形式出版,成为初学者入门读本。全书分为道生、阴阳、色诊、脉象、经络、治则、病能等8篇,基本上体现了中医理论体系的概况。清代薛雪称赞此书说:"惟《内经知要》比余向日所辑《医经原旨》,尤觉近人。以其仅得上下两卷,至简至要,方便时师之不及。用功于鸡声灯影者,亦可以稍有准则于其胸中也。"本书流布甚广,版本繁多,有明末刻本、清乾隆二十九年（1764）扫叶山房刻本等 20 余种。

## 五、《伤寒括要》

对于张仲景的《伤寒论》，李氏参考历代注家，于清顺治二年（1645）撰成《伤寒授珠》十卷。后此书毁于兵火，自嫌其烦，"遂以授珠删繁去复，简邃选玄，仅得十之二……颜曰'括要'，谓括义详而征词简也。"于清顺治六年（1649）编成《伤寒括要》二卷。李氏撰写此书的宗旨是"仲景《伤寒论》暨《金匮要略》，诚为千古医宗，但文辞简古，义味深玄，非熟读深思，未易明了，不揣肤俚，将以注疏，畅其言外之旨，开其晦蚀之光"。《伤寒括要》为讨论外感病之书，卷上为伤寒总论、各经证治总论、各症总论，扼要阐析了伤寒六经病诸种证候及伤寒诊法；卷下除介绍伤寒部分杂病、风温、湿温、温疟、妇人伤寒等内容外，重点列述六经诸篇方论及霍乱方、杂方。该书现存版本有清顺治六年（1649）刻本、清嘉庆朱陶性活字本等数种。

## 六、《诊家正眼》

脉学专著，共二卷，撰于崇祯十五年（1642），是李氏以《内经》《难经》为主，兼采各家之论，以按语或注释形式阐述脉学基本理论及临床应用的著作。其内容包括脉象机制，切脉部位、时间和方法，切脉注意事项，正常脉象，病理脉象以及妇人、小儿脉法等，并以四言歌诀的形式重点论述了 28 种脉的体象、主病、兼脉、疑似脉如何鉴别等，且均附按语。李氏提出不能过度依赖脉诊，"不问其症之所由起，先与切脉，未免模糊揣度，必不能切中病情者矣"。应望、闻、问、切四者互为参考，并简述望、闻、问三诊。最后附脉法总论，以表里阴阳、气血虚实为纲进行归纳。该书现存版本有清顺治十七年（1660）二雅堂刻本、清扫叶山房石印本等 10 余种。

## 七、《本草通玄》

药学著作，全书共二卷，多抄辑前人本草，将药物分草、谷、木、采、果、寓木、苞木、虫、鳞、介、禽、兽、人、金石14部,共收药物341种,说明药物的性味、归经、功用、主治、配伍、炮制、煎服法、注意事项、禁忌、辨别药物真伪等,还重点叙述了每种药物的临床应用。李氏还在文中指出了有些医家用药的错误。附食物性鉴赋四首,分析寒凉、温热、平性的食物功用和禁忌,并介绍部分有毒动植物药,以及解毒药物和方法。末附"用药机要",指出用药要分辨寒热虚实,要因时、因地、因人、因病制宜;指出用药的君臣佐使、配伍、禁忌、七方、十剂、治则、药物气味厚薄和升降浮沉与脏腑的关系,以及药物的炮制、煎服法、剂型等。现存版本有清康熙十七年(1678)吴三桂云南刻本、清善成堂刻本等数种。

## 八、《病机沙篆》

内科著作,全书共二卷,分别论述中风、虚劳、噎膈、头痛、狂症等50种内科杂病,每证摘录历代医书,名家名论。结合临床,参以己见,予以阐释发挥。对每种病症的病因、病机、病状、分类、鉴别、治则、治法、急救、预防等均予详论。李氏重视脾肾的学术思想亦充分体现在辨证论治中。现存版本有清康熙十五年(1676)刻本、清宣统二年(1910)石印本等数种。

以上《诊家正眼》三卷、《本草通玄》二卷、《病机沙篆》二卷,经李氏门人尤乘校订,合刊为《士材三书》,于清康熙六年丁未(1667)刊刻行世,末附尤氏辑录的《寿世青编》。现存版本有清康熙六年(1667)刻本、清雍正六年(1728)刻本、清乾隆三十二年(1767)丞德堂刻本等30余种。

## 九、《里中医案》

一卷,为记载李氏医案的著作,内容皆"摘其朱紫易淆者,聊录一二,以传后世",由李氏旧交于盘公据李中梓家藏医案抄录,复经其四世孙于升庵将凋落不堪的抄本续全,现存清抄本。

除了上述《医宗必读》《内经知要》《伤寒括要》《删补颐生微论》以及《本草通玄》《诊家正眼》《病机沙篆》《(镌补)雷公炮制药性解》《李中梓医案》这9种医书外,据文献记载,李氏尚著有《医学传心》《外科微论》《外科点化》《医统》

《脉鉴》《铜人穴经》《运气考》《内外景图说》《居士传灯录》《道火录》等，但均已亡佚。李氏的这些著作都平易好懂，有裨于初学，故成为后世一般医师带徒或自学中医的教材，流传很广。其中《内经知要》《医宗必读》较集中地反映了李氏的学术思想，在医学普及方面亦有较大贡献。

（《云南中医中药杂志》，2011 年第 32 卷第 7 期）

# 李士材学派考略

浙江中医学院　　徐荣斋

　　李士材学派之见于著录，首推谢利恒的《医学源流论》，他说："明末诸家中虽无特见，而大体平正不颇者，当推李士材……士材之学，一传为沈朗仲，再传为马元仪，三传为尤在泾。"

　　由于士材文学修养扎实，医学造诣也精，他所著录医书 8 种——《内经知要》《雷公炮制药性解》《医宗必读》《删补颐生微论》《诊家正眼》《本草通元》《病机沙篆》《伤寒括要》，议论都能深入浅出，大致上精当切要。自从他的《颐生微论》《诊家正眼》初刻问世后，即有不少学者从他受业。而《医宗必读》的问世，风行既广且速，更引起许多学者景仰，协助校订者有之，执经问难者有之。其书读者之多，版行之广，当时医家也认为独出，这是士材学派形成之所以然。

　　讨论士材学派，应以沈朗仲、尤生洲、蒋士吉为同门，而以沈为之长。尤、蒋两氏，著述虽多于沈，但不若沈之《删补颐生微沦》受到李氏较长时间的切磋，且为乃师在序文上称道。沈之嫡传弟子马元仪，学术传授，著作整理，一如李之于沈。马元仪为沈朗仲校定《病机汇论》，并加按语阐发，按语之切实发挥，胜于《汇论》原辑，可谓沈朗仲之辑，得马按而益彰。马之嫡传弟子为尤在泾，马元仪序《病机汇论》后段说："门人尤子在泾，以儒家子攻医业，其于《灵》《素》诸书，颇能抉其精微；风晨雨夕，辄过余讲究斯理，与余相得甚欢，因与参订《汇论》一书。误者正之，缺者补之，是书遂益可观。"其叙述师生协作之经过及奖掖门生之心声，溢于言表，从而可见马、尤之瓣香一贯。

为了使李氏学派得到源清流析的印证，有必要把李沈、沈马、马尤三代师生的学术传授与继承，做一粗浅探索。探索的方法：① 授受过程中撷事实。② 从有关著作中找佐证。③ 从学说发展中议浅深。

# 一、传道期

1640 年，沈朗仲从李受业，参加《颐生微论》的删补。1642 年删补告成，李氏在序文中有这样的称述："庚辰（明崇祯十三年，1640）秋，关门沈子朗仲翩然来归，一握手而莫逆于心，端凝厚藏，慷慨浩直……《灵枢》诸经典，了然会大意……于是相与辨几微，参损益，跻颠极，破偏拘。""吾道之不孤，其有赖于朗仲也乎！"足见李沈的师生关系，逾越寻常，从序文末两语之期望与称道，可以相信，朗仲是士材的得意门生和得力助手。

从沈氏的《病机汇论》中不难看出，他以《病机汇论》名书，主要在于羽翼《颐生微论》，其次还是尊重乃师"病固有机，微而实显"的意旨。体例，仿丹溪《脉因证治》而精切过之；内容，遵师门《医宗必读》而赅备过之。所引文献，各按内容立标题说明，以启其端，展阅时尤为醒目。引文的学术思想，多依据《必读》，但有所加深、加广。举中风为例："脉法"采《金匮》《脉经》；"论因"采河间、东垣、丹溪、严用和、许叔微；"论证"除上述几家以外，益以士材、景岳之说；"论治"比《必读》大有增益，共 15 条，除上列 10 余家外，还采及张子和、喻嘉言等说，但议论不脱士材家数，特别是选用方药，《汇论》所选 25 方中，与《必读》相同者 17 方，足证其谨守绳墨，不愧李氏薪传。其他各门，亦皆类是。如实地说，《病机汇论》是《必读》五至十卷的衍化物，是士材学说的继承；增广部分，则是朗仲学术经验的新创获。谢利恒《医学源流论》认为："《病机汇论》十八卷本朗仲所辑，元仪晚年与在泾参订成之……辑前贤方论，皆终于士材，实士材一派之学最完全之书也。"这一评定，恰如其分。其书影响所及，1687 年上海李用粹的《证治汇补》，可以说是《病机汇论》之别裁。士材学派的流传，也由此渐趋广远。

此外，士材还有两位可与朗仲媲美的学生，他们各以不同形式继承和传播李氏学说，使李氏学说更有发扬。一为《士材三书》的增补者尤生洲。《三书》的内容，取自《医宗必读》《删补颐生微论》及《雷公炮制药性解》，引录文献各有增益，疑是士材撰作《必读》《微论》及《药性解》之初稿或编余稿，尤氏分编为《三书》，并加增补。至于《病机沙篆》里增入针灸疗法，则系尤氏的作品，因李氏杂病治法，谈针灸的绝少，而尤刻《藏府性鉴增补》，则多附有针灸穴法。尤氏编印《士材三书》，为1667年，距士材卒后12年。

一为《医宗说约》的作者蒋士吉。《医宗说约》一书，为医家所熟悉，而蒋氏系李氏学生则少人注意。尤生洲称其："往来松、浙间，临证既多，活人无算。"蒋受业于李，虽不同朗仲之见于李氏笔述，也不似生洲之编印李氏遗著，但在《医宗说约》卷一"脉法"按语、"治法虚中实"第一附案和卷四"伤寒阴阳毒症"按语中，先后3次提到"先师李士材""士材先师"，说明其部分学术经验得自士材师传，绝非只是以书名"医宗"两字作为继承的标志。从这三处称述，初步认为蒋曾从学于李，在"往来松、浙间"时，亦尝问业受益，可能由于其时蒋已有年，且亦医名闻于当地，李不欲屈蒋于门墙之列。所以尤生洲在《医宗小补》序文中，称士吉为先生而不称同门，亦秉承师意而尊之之义。《医宗说约》的部分内容脱胎于《必读》，但有独辟蹊径处。《郑堂读书记》称其"言浅意深，词简法备，使读者不致望洋兴叹，亦守约之一法也"。其书"诊法""本草"，多出入于《必读》《正眼》《通元》之间；"伤寒"取材于陶节庵的《杀车槌法》，参以士材《伤寒括要》；"杂病"编写新颖，时出经验，尤详于疡科。是书为源于士材学说而突破士材学说的一本著作，所以亦见称于医林。

上述尤、蒋两氏，各有三数种述作，徒以他俩的学术传授，都仅及身而止，未获一传再传，在论述士材学派时，不得不推沈朗仲为传道授业之长，尤、蒋两氏则为主要的受业者。

## 二、继承期

朗仲嫡传弟子马元仪，在士材学派中是一位承先启后的人物。元仪的医学造诣，是青出于蓝而胜于蓝的。这位医学家，既受业于沈朗仲，同时问业于李士材、张路玉，还私淑于喻嘉言，此公真是一位商量旧学的"多师者"。他为朗仲校定《病机汇论》，一如其师协助李氏删补《颐生微论》，而精心编校则过之。他对《汇论》每一门病类都加上按语，既综合《汇论》所引述的精要部分，也发挥自己的经验，可以说是马元仪论医的结晶。如果有人把它摘成专辑，其学术价值肯定在姜思吾所编的《马师津梁》之上，因为《汇论》中的按语是元仪自撰的。这里采录马元仪在《汇论》的按语中的一则治法，以窥出他既有师承，又有阐发的一斑。

积聚治法，《必读》据王肯堂的《证治准绳》分初中末为治，并以"阴阳攻积丸"攻补交替使用。《汇论》引证王肯堂原文，马氏按语则进一步阐发，从初中末分治中，点出攻、消、补三法随宜应用。他指出："攻者，攻击之谓，凡积坚气实者，非攻不能去之。""清者，消磨之谓，凡积聚不任攻击者，当消而去之。""补者，调养之谓，凡脾胃不足，虚邪留滞者，但当养其正气……此治积之要法也。"下面还按照李氏用"阴阳攻积丸"经验，对病人体质虚实、采取攻补缓急的消息法作了补充："尤有要者，则在攻补之中，又分缓急之辨。如积聚未久，而正气未损者，当以积聚为急，速攻可也，缓之则足以滋蔓而难图；若积聚既久，而元气受伤者，当以元气为急，缓图可也，急之则适以喜功而生事。此缓急之机，即万全之策也。"这一按语，逐步分析，逐步阐发，愈阐发愈深入、愈明白晓畅，对《病机汇论》、对士材学说都起到发微作用。

## 三、发展期

士材学派，三传而至尤在泾，其学术之精深渊雅，超过三师（李、沈、马）。对《伤寒》《金匮》之次注，温病学说之出新，均有所突破。这些都在他的著作中体现出来了。尤在泾是个积学之士，"弱冠即喜博涉医学，自轩岐以迄近代诸书，搜览之下，凡有所得，或信或疑，辄笔诸简……"（《医学读书记·自序》），而成《医学读书记》。上卷校疏《内经》，中卷校疏《伤寒论》，下卷评述各家证方，议论均极精切，较士材《必读》《微论》等论述，有过之无不及。其中"方法余论"引李氏《微论》两则，颇能得其神髓；《续记》里"寸口分诊脏腑定位""噎膈反胃之辨"及"泻痢不同"等篇，则是据李氏说而精切有加。《伤寒贯珠集》及《金匮心典》两书，是尤氏研经专著，清初徐大椿、唐大烈及近代章太炎、陆渊雷诸氏均盛称之，其特点在于深入浅出，精当明畅，与李氏的《内经知要》异曲同工。

尤氏从学马元仪，元仪极器重他，据其孙尤世楠所述《家传》说："大父少时学医于马元仪先生，先生负盛名，从游者多，晚年得大父，喜甚，谓其夫人曰，吾今日得一人，胜得千万人矣！"马元仪序《病机汇论》亦提说："门人尤子在京（泾），其于《灵》《素》诸书，颇能抉其精微……与余相得甚欢，因与参订《病机汇论》一书，误者正之，缺者补之，是书遂益可观。"其学术授受过程，仿佛马之于沈，沈之于李，而尤氏更可述可传，因其所继承之学，到他而更加浸沉浓郁了。还有他的《金匮翼》，其编撰则是《汇论》的发展，所列病类，与《汇论》极相同，治法则发展多于继承，如中风门的"卒中八法"，即开关、固脱、泄大邪、转大气、逐痰涎、除热风、通窍隧、灸腧穴，完全是《汇论》"中风三剂"（治表之剂、镇坠之剂、发表攻里之剂）的加广，确能与中风病机宛转相赴。还有"治痰七法""治痢七剂""治疝八剂"等几套治法，足与《必读》的"治泻九法""癃闭七法"先后辉映。我们还可以从《静香楼医案》里领会他师古而又宜今的议病遣方，深佩他对乃师《印机草》的善于继承。他运用河间、景岳的议病，撷取丹溪虎潜丸法治疗类中（《柳选静香楼医案》类中门第三案），运用五行相克、五脏相贼的古医理论分析产后杂病的病机（《柳选静香楼医案》妇人门末案），这种造诣，肯定是在《印机草》的启迪下（尤案前者脱胎于《印机草》喘息类"咳嗽多痰"案；后者借鉴于《印机草》妇科"产后胸中作痛"及"少腹满痛"案），结合他精卓的学验，熔炼而成"古为我用"的治案。

上述李氏学派，由沈而马，由马而尤，不论在学术研究或临床治疗方面，他们都既承师传，又自创新路。创新的大体是：学说上从"平正不颇"到深沉精切；治疗上从伤寒发展到温病。其中马元仪与尤在泾授受之间，由于因人、因时、因地的关系，加上良师益友（尤在泾与叶天士同游于马元仪之门）的熏陶，温病学说的兴起，酝酿出尤在泾之学较师传发扬光大。尤氏之后，其及门有沈安伯、陈步羔、朱青溪等10余人，影响更深远。唐大烈序《吴医汇讲》时曾说："吾吴文献之邦，乃良医荟萃之域……《印机草》识元仪临证之慎重，《读书记》知在泾学业之深沉。"以著作来评价马、尤的学术经验，我看还是比较符合实际的。

士材学派影响所及，苏、浙间医风之盛，300年来迄未稍衰。本文把士材学派分三个时期叙述，用从源索流、从流溯源的方法，以人为经，以书为纬，考证中略作对比，以资探索。

（《上海中医药杂志》，1980 年第 2 期）

# 李中梓《医宗必读》明清版本系统考

广州中医学院　　李　禾

明代名医李中梓《医宗必读》成书于明崇祯十年丁丑（1637）。因其内容丰富，言词简朴，为方实用，一俟刊行即广为流传，明清两代相继镌刻重印者众。仅据今《全国中医图书联合目录》（以下简称《联目》）所载，现存版本已达 30 多种。此外流传于民间未被收录者尚不少，部分内容摘要而成的单行本亦有数种。版本繁多，优劣各异，为了整理出一最佳版本，有必要对各类版本进行研究考证，以期明了其传本系统，从中找出最早、最好的版本作为进一步整理研究的底本。

为此，笔者曾与导师一起到北京、天津、河北、重庆、南京、上海等地，考察各地版本收藏的实际情况，发现实际收藏情况与《联目》所载有很大出入，尤以所称"明崇祯十年丁丑（1637）刊本"即为原刻本的疑问最大。

据《联目》介绍，现存原刻本有以下数本：即北京医学院（今北京大学医学部）、河北医学院（今河北医科大学）、南京图书馆、重庆图书馆等收藏的几个，但经实地了解的结果：

（1）北京医学院图书馆所藏版本，扉页上有"光绪六年（1880）重镌"等字样，可见不会是原刻本。

（2）重庆图书馆收藏版本，只有自序，并无陈、吴、夏三序（不符此书初刊情况），且见目录首题为"三徐堂详校医宗必读目录"，第九、第十卷首题为"三徐堂详校医宗必读"，可见这是后来的校订本而非原刻本。书内正文每页行数字数为 12 行 24 字，纸质为纸竹，竹帘纹不足一指宽，疑为较早之清刻本。

（3）河北医学院所藏本，经该馆工作人员协助一再查找皆未见到，未知是当初误认还是后来遗失，找到的只是善成堂刻本及已移交河北中医学院的乾隆四十七年(1782)重镌本。

(4) 南京图书馆藏本，因该馆搬迁拆建，图书装箱封存，故未能查到，近期内仍不能解决。

至此，原刻本之疑仍未得解，倒是在研究《联目》所列明代重刊本中发现了一堪称全本精本的刻本，即：北京中医研究院(今中国中医科学院)图书馆收藏的明金阊王汉冲梓润古堂发兑本。此书经该馆行家确定为善甲本。全书完整，刻工精美，正文每页行数字数为9行18字，有明确的刻家姓氏和刻坊名称，且序言齐全，除自序外，另有陈、吴、夏三序。

陈继儒，乃明代有名的文人学士，亦松江华亭(今上海松江)人，号眉公，工诗能文，名重一时，《明史》谓其："与董其昌齐名，太仓王锡爵招与子衡读书支硎山，王世贞亦雅重继儒，三吴名士争欲得为师友。"陈序中详述李氏请其为该书作序之经过，及新安吴肇广兄弟出资寿梓之事："于是士材复语余曰'剂施之用有限，而法施之用无穷。余抱此书久矣，微两吴君者，徒作枕中之玩而已，何能传之通邑大都，为初学者立程哉？夫事固有无所为而为，不相谋而相成者，是不可无传也，先生其为余志之'……士材兄之著述，非钜力，而两吴君之寿梓，非小惠也。"可见《医宗必读》一书初刊时就应有陈序。

而新安吴肇广之序亦言："知先生所得，有进焉者矣，因请其秘藏得书八卷，遂捐赀以授之梓。"可知吴序亦为同时之作。夏序乃李氏同邑友弟夏兄彝所作，内言："(李氏)于是受弟子之请，而著书曰医宗。"三序皆不可能是后补者，因此可认为三序齐全当是原刻本应具备的条件之一，王汉冲本具备了这一条件。另其书签上题"明金阊王汉冲梓润古堂发兑"之"金阊"，乃江苏省苏州市之别名，亦即作者李氏家乡之地，据此可考虑王汉冲本即为原刻本之一，但仍有待进一步证实。

此后又得上海中医学院(今上海中医药大学)所称"明崇祯十年丁丑(1637)刊本"的缩微片一套，序言齐全，其字体，刻工特点、就连一笔一画、漏字、笔缺等细微之处以及每页行数字数与王汉冲本完全无异。如：《医宗必读》卷一"乙癸同源论"中"君火惟一，心主是也"的"主"字，两刻本都可清楚地看出其字体特大，顶格，是由"王"字加"、"而成，与其他各处的"主"字不同。

另见卷一"图说"部的心病见证"上咳吐，下气泄，眩仆"的"眩"字，王汉冲本作"玹",上海中医学院藏本作"眩",所加"丆"笔划亮度浅淡,显见原字同误,是后来之读者识其字误而添笔改正。

另肝经所论"肝者,将军之官",两本均笔缺为"将军"。类似同形、同笔缺者很多,可见此两本当是同一刻板所印,而且有可能同为原刻之本。但上海中医学院藏本缺书面、扉页,正文中有多处残缺,为后人所补者,故不能视为全本。

此外有一明本,是中华医学会上海分会图书馆收藏的明刊本,该本刊年不详,无刻坊名,但字体、每页行数字数、刻工特点肖似上两本,序言四缺一,无夏序,经一、二卷的全校后发现,该本与上两本有个别字误的差别,显然不是同一刻板所出,当是在上两本的基础上作了某些校改,但在重刻中出现了一些篇章的错简。

以上乃《医宗必读》原刻本及明刊本情况的调查和初步分析,有待进一步的考证。

《医宗必读》虽为流传广泛的医学临床书,但毕竟不是医经类书,其版本的重镌翻印,很少有序跋说明,至多只有书堂号、刊年,有的刊年亦不详,其传本系统尤难梳理,因此我们只有考虑尝试从各版本部分内容的同误字多少、字体、刻工特点、每页字数行数等特点来区分,或从各版本某些共同点的分布来划分,如出版地区、书堂号的延续、分卷版式等。下面试据此对清代 20 多种木刻本做一梳理划分,大致可分为 5 个系统。

**1. 由日本人士出版的刊本** 此类版本最接近明代本,且保存很好,可属清代最佳本。

(1) 北京大学图书馆收藏的日贞享四年(康熙二十六年,1687)刻本全书完整,序言齐全,刻工精美,字体、每页行数字数与上述明本毫无二致,经一、二卷全校,仅有个别字误的不同,可以看出是据自原刻本系统的,每行中文旁皆刻有日文片假名读音,并附有"新刻《医宗必读》序"及"新刻《医宗必读》后题",言其受相公水户先生之助,得四库藏本之一寿梓。"相公藏书甚富,窃比石渠酉阳,因命搜四库,以赐一本,遂听寿梓。"

(2) 北京大学收藏的另一日本版是:日本贞享丁卯,洛阳书肆柳枝轩藏板,刊年刻工均同上本,必是源于同一刻版无疑,且其卷十末尾记有"贞享四年岁在丁卯孟夏吉辰。江府书肆富野次右卫门胜武 洛阳书肆茨木多左卫门方淑 肃梓"等字样,其不可分亦明矣。

**2. 三馀堂刊本系统**　此系统有多个版本，或有跋言，注明"三馀主人谨跋"字样，或于各卷首题有"三馀堂详校医宗必读"等字样，且每页行数字数同为12行24字，此系统版本与明本差别较大，但其跋言中云："然壬辰春始获原刻全部，板虽不嘉而讹错则鲜，余不惮烦，以此校对、重而刻之。"此系统对以后的版本影响较大。

（1）北京中医研究院图书馆收藏的，敷润堂乾隆四十七年（1782）重镌本，有跋言。

（2）河北中医学院图书馆收藏的，会成堂乾隆四十七年（1782）重镌本，有跋言。

（3）北京中医研究图书馆收藏的，扫叶山房光绪六年（1880）刊本，无跋。

（4）重庆图书馆收藏的版本，刊年刻坊不详，无跋，疑为较早之清刻本。

**3. 瀛经堂刊本系统**　此系统的多个版本均注有"瀛经堂"字样，至其跋言，与三馀堂的一样，仅最后之"三馀主人谨跋"作"瀛经主人谨跋"，故该系统亦应归之三馀堂系统，因后有继者，故分述之。

（1）北京中医研究院收藏的清丙寅（乾隆十一年，1746）金阊同文会梓行，有跋言，1函4册。

（2）北京中医研究院收藏、清丙寅金阊同文会梓行的首题："增补医宗必读全书"，1函6册（礼乐射御诗数），有跋。

（3）广东中山图书馆收藏的上海同文堂新记书局石印本，目录前题有"瀛经堂详校医宗必读"字样。

**4. 全书改十卷为五卷的刊本系统**

（1）北京中医研究院收藏的金阊亦西斋藏板，刊年不详，有自序，无跋，文中有"三馀堂详校医宗必读目录"字样，故亦是源于三馀堂系统，但次序与原书有别，五卷而终。

（2）北京中医研究院收藏的另一清刊本，亦刊年不详，无跋、自序、目录、凡例等，前缺医说10多篇，亦五卷而终。

（3）北京中医研究院收藏的经伦堂刻本，无跋，有自序、目录、凡例，书签题为"增补医宗必读全书"，卷首题"经伦堂详校医宗必读卷之一"，亦五卷而终。

（4）广东中山图书馆收藏的经元堂刻本，书签亦题"增补医宗必读全书"，内容与十卷系统无异，仅卷次改变，如每两卷编次合为一卷而成。此本缺了第七卷内容。

（5）民间收藏的宝田斋藏本，未得见。

**5. 其他山房及书堂刊本**

（1）北京中医研究院收藏的清康熙刊本，未得见。

（2）北京中医研究院收藏的善成堂藏本。

（3）首都图书馆收藏的善成堂藏本。

（4）河北医学院收藏的善成堂藏本，全书完整，书签亦题为"增补医宗必读全书"。

（5）广东中山图书馆收藏的金陵五云堂藏本。

（6）河北中医学院收藏的扫叶山房藏本，光绪六年（1880）。

（7）河北中医学院收藏的群玉山房藏板，光绪九年（1883）。

（8）天津中医学院收藏的光绪二十四戊戌（1898）年，常郡千秋坊宛委山庄发兑本。

以上清代诸系统的版本经比较后发现，似以日贞享本、乾隆本、重庆本及善成本为较优。

综上所言，《医宗必读》成书刊行于明崇祯十年（1637）丁丑。现存原刻本当是北京中医研究院图书馆收藏的明金阊王汉冲梓润古堂发兑本（简称王汉冲本），及上海中医学院收藏的版本（简称上海本）。鉴于上海本有残缺，不足为蓝本，故选定堪称早本、足本、精本的王汉冲本为底本，而中华医学会上海分会图书馆收藏的明刊本（简称沪明本）及河北中医学院图书馆收藏的乾隆四十七年（1782）本（简称乾隆本）则为主校本；参校本可选用较有代表性的北京大学图书馆收藏的日贞享四年（1687）江府书肆、富野次右卫门等刻本（简称日贞享本）和重庆图书馆收藏的三馀堂刊本（简称重庆本）以及广东中山图书馆收藏的五卷版式的经元堂刊本（简称经元本），河北医学院收藏的善成堂藏本（简称善成本），还有流传最广的1959年上海卫生出版社出版的铅印本（简称沪卫本）。旁校本不属本文讨论范围，故略之。

# 《医宗必读·不失人情论》出典考辨

成都中医药大学附属医院　　张英强

"不失人情"语出《素问·方盛衰论》，该论云："是以诊有大方，坐起有常，出入有行，以转神明……诊可十全，不失人情。"在明代医家李中梓所著的《医宗必读》一书中，有一篇关于"不失人情"的专门论述，其篇名即称为"不失人情论"。此论影响深远，致使现今许多学者均认为"《医宗必读·不失人情论》的基本思想是李氏结合医疗实践中的见闻，学习《素问》的一篇心得体会，是李氏就《素问·方盛衰论》中'不失人情'四字加以发挥，论述了病人之情、旁人之情和医人之情"。近来，笔者在中医古籍的研究过程中，发现李氏关于"不失人情"之论，与张景岳《类经》中有关论述雷同，现将两书内容对照分析，并将"不失人情"之论的出典考辨如下。

## 一、景岳、中梓论人情，形式内容皆相似

张景岳对"不失人情"的有关论述，在《类经·脉色类八·诊有大方》条之下。若将张景岳所论与李氏之论相对照，则可见此二书关于"不失人情"之论从形式到内容都基本相同。二者均系对《内经》"不失人情"一语的发挥，主要内容都是对临证中病人、旁人和医人各种心理情态的细腻而逼真的刻画，二者的基本思想完全一致。这种一致性还体现在以下各个方面。

**1. 两文的结构完全相同**

（1）两文都是先提出同样的问题：李氏"不失人情论"云："夫不失人情，医家所甚亟，然戛戛乎难之矣。大约人情之类有三：一曰病人之情，二曰旁人之情，三曰医人之情。"

张氏"诊有大方"条注云："愚按，不失人情，为医家最一难事，而人情之说有三：一曰病人之情，二曰傍人之情，三曰同道人之情。"张氏此言"同道人"即李氏所言之"医人"。

（2）两文所论，角度基本相同：景岳与中梓之文均分别详述了三种人情，其所论角度与表述顺序均相雷同。如论病人之情，均从禀赋、好恶、社会心

理、无主见、过于谨慎以及得失、性格、习俗成见和隐情等相同角度进行论述。

论旁人之情则两书均从自负，兴无本之言，执有据之论，操是非之柄，党同伐异，议论贵贱，以势压人，辨析亲疏，离间医生病者，荐医或意气私厚，或庸浅之偶效，或信其利口，或贪其酬报，熏莸不辨，妄肆品评等角度进行论述。

对医人之情，则两书均从便佞、阿谀、欺诈、孟浪、谗妒、贪幸、庸浅或敷衍病人、不愿承担责任等角度进行论述。

在对于上述三种人情的论述中，景岳之论与中梓所言除个别词句不同之外，大部分论述的内容都相同。

（3）两文所论结论完全一致：张、李二氏关于"人情"之论，其结论亦完全一致。"不失人情论"："凡若此者，敦非人情，而人情之详，尚多难尽。圣人以不失情为戒，欲令学者思之慎之，勿为陋习所中耳。虽然必期不失，未免迁就，但迁就碍于病情，不迁就又碍于人情，有必不可迁就之病情，而复有不得不迁就之人情，且奈之何哉？故曰戛戛乎难之矣。"

"诊有大方"注云："凡若此者，敦非人情？而人情之详，尚多难尽。故孔子曰：'恶紫之夺朱也，恶郑声之乱雅乐也。恶利口之覆邦家者。'然则人情之可畏，匪今若是，振古如兹矣。故圣人以不失人情为戒，而'不失'二字最难措力。必期不失，未免迁就，但迁就则碍于病情，不迁就则碍于人情，有必不可迁就之病情，而复有不得不迁就之人情，其将奈之何哉？甚矣！人情之难言也。"

**2. 两文的措辞大同小异**

《医宗必读·不失人情论》除文章结构、论述角度和最终结论与张景岳《类经·诊有大方》有关论述相同之外，该文对各种人情的具体描述，在措辞上也和后者大同小异。例如：

（1）关于体质禀赋的论述："不失人情论"："所谓病人之情者，五脏各有所偏，七情各有所胜。阳脏者宜凉，阴脏者宜热。耐毒者缓剂无功，不耐毒者峻剂有害，此则气之不同也。"

"诊有大方"注："所谓病人之情者，有素禀之情，如五脏各有所偏，七情各有所胜，阳脏者偏宜于凉，阴脏者偏宜于热。耐毒者缓之无功，不耐毒者峻之为害。此脏气之有不同。"

（2）关于医家排斥异己的论述："不失人情论"："或操是非之柄，同我者是之，异己者非之，而真是真非莫辨。"

"诊有大方"注："或操是非之柄，则同于我者是之，异于我者非之，而真是真非，不是真人不识。"

（3）关于医家巧言欺诈的论述："不失人情论"："有腹无藏墨，诡言神授；目不识丁，假托秘传，此欺诈之流也。"

"诊有大方"注："有专务奇异者，腹无藏墨，眼不识丁，乃诡言神授，伪托秘传，或假脉以言祸福，或弄巧以乱经常，最觉新奇，动人甚异，此欺诈之流也。"

## 二、两篇不失人情论景岳更比中梓先

通过前述对照分析，已知张、李二氏关于不失人情之论，其内容与基本观点完全相同。鉴于二者几乎是同一时期人，因此，有必要通过进一步考察，澄清这一论述的源流。

根据文献记载，李中梓和张景岳虽为同时代人，但李氏生卒年为 1588—1655 年（《中医人名大辞典》《辞海》），而张氏为 1563—1640 年（《中医人名大辞典》《辞海》）。后者较前者早生 25 年，先逝 15 年。张景岳以 30 多年的精力研读《内经》，并分门别类，整理阐发而撰为《类经》，其成书时间为 1624 年。《类经·叶序》和《自序》皆云："明天启四年，岁次甲子。"而李中梓的《医宗必读》则成书于 1637 年，见其《自序》："崇祯丁丑春仲李中梓识。"由此可见，《医宗必读》比《类经》晚出 13 年之久。

再者，张景岳在"诊有大方"的有关注文中，在论述了三种人情并得出"甚矣，人情之难言也"的结论后又明确讲述了自己的发论目的。他说："故余发此，以为当局者详察之备。设彼之人者，倘亦有因余言而各为儆省，非惟人情不难于不失，而相与共得天年，同登寿域之地，端从此始，惟明者鉴之。"张氏此说纯粹是以第一人称语言立言发论，没有引用或借鉴别人论说的痕迹。然而，在李中梓的"不失人情论"中，却找不到此论系李中梓个人有感而发的证据。

综上所述，基本可以判定"不失人情论"论述的学术思想不是李中梓首创之言，早在他这篇文章之前，已有张景岳同样内容的文章问世。但张氏的这一观点只是夹在《类经》经文注释下面，不大为人注意。李氏所论只是在张文的基础上，稍加裁剪、修饰并专门标署"不失人情论"这一篇名，扩大了景岳"不失人情"之论的影响。后世误以此论为李氏所发，其责任在于后人仓促发论,并不在于李氏侵吞了张氏成果。

《成都中医药大学学报》,1995 年第 18 卷第 4 期)

# 浅析《内经知要》注经特点

北京中医研究所　　李　杰　崔锡章

明代医家李中梓的《内经知要》,作为《内经》的入门书籍,由于内容简要,条理清晰,选录切要,讲解明白,且注经自成特点,适于初习者使用,故流传较广。

## 一、善用判断句式,旨在言简意赅

要致用,就要求简,文辞太烦,令人不得卒读,既不便于致用,也无助于对原文的理解。文言文判断句最显著的特点就是基本上不用判断词"是"来表示,而往往让名词或名词性短语直接充当谓语,对主语进行判断,利于言简意赅地表达句意。《内经知要》的注释充分应用了这一优点,其所用判断句数目繁多,8 篇中篇幅最小的"治则篇"就有 74 句之多,且该书判断句句式多样。现择 8 篇中典型者举例如下。

**1. "……者……也"式**　这是判断句最常见的形式。主语后用"者",表示停顿,有舒缓语气的作用,谓语后用"也"结句,对主语加以肯定的判断或解说。《内经知要》中该类句式尤多,如:《道生篇》"教下者,教民避害也","至者,以修为而至者也","淳者,厚也";阴阳篇"积者,汇萃之称也","火者,阳气也","阳气者,身中温暖之气也";《色诊篇》"藩蔽者,屏蔽四旁也","次者,居也","挟者,附也"等。

**2. "……,……也"式**　判断句中,"者"和"也"不一定同时出现,一般省略"者",只用"也"表判断。《内经知要》中该类句式亦复不少,如:《脉诊篇》

"尺外，尺脉前半部也"，"尺里，尺脉后半部也"，"动，至也"；《藏象篇》"汗，阳津也"，"化，生化也"，"稷，小米也"；《经络篇》"还，复也"，"循，绕也"，"肺系，喉咙也"等。

**3. "……者，……"式** 有的判断句，只在主语后用"者"表示停顿，这种情况不常见于《内经知要》中，如：《藏象篇》"唇者，脾之荣"，"肌者，脾之合"；《治则篇》"下者，病在下焦"；《病能篇》"愤者，喘急上逆"，"郁者，痞塞不通"等。

**4. "……者，……者也"式** 在句末连用语气词"者也"，表示加强肯定语气，这时的"者"不表示停顿，只起称代作用。这种判断句，本书中很少见。如：《道生篇》"至者，以修为而至者也"；《藏象篇》"精者，食之轻清者也"；《病能篇》"薄厥者，气血之多而盛者也"等。

## 二、采用"以经释经"，符合《内经》原旨

李氏对医学修养有素，他采用"以经释经"的方法进行注释，力求辞义精确，符合《内经》原旨，主要体现在：

**1. 以本经自证** 《内经》前后文之间常有互相发明之处，抓住这些互相发明的词语进行释义，不仅可以节省笔墨，而且还能揭示前后文之间的关联性，帮助读者从整体上理解文义。《内经知要》所引《素问》《灵枢》文字，有20余处，全有篇名查对。如：《道生篇》引《素问·六元正纪大论》中经文，释《素问·四气调神大论》中的"天地气交，万物华实"；引《素问·上古天真论》中经文，释《素问·四气调神大论》中"惟圣人从之，故身无奇病，万物不失，生气不竭"。《阴阳篇》引《素问·天元纪大论》中经文，释《素问·阴阳应象大论》中"阳生阴长，阳杀阴藏"。又如，《藏象篇》引《灵枢·胀论》中经文，释《素问·灵兰秘典论》中"膻中者，臣使之官，喜乐出焉"。另有类似例证散于诸篇，说明《内经知要》的注释客观地反映了《内经》原旨。

**2. 以他经证本经** 李氏对道学修养亦高，尤精于老、庄之学。他参考儒家、道家之经典，对《内经》加以注释评述，以冀本义复显。尤以《道生篇》为典型，如：引皋陶《谟》中经文，注《素问·上古天真论》"适嗜欲于世俗之间，无恚嗔之心，行不欲离于世，被服章，举不欲观于俗"之句；引《文始经》《胎息经》

中经文,注《素问·上古天真论》"将从上古合同于道,亦可使益寿而有极时"之句;引《尚书·纬》《禹禁》《管子》中经文,合注《素问·四气调神大论》"生而勿杀,予而勿夺,赏而勿罚"之句;引《荀子》中经文,注"夜卧早起,无厌于日"之句;引《中和集》中经文,注《素问·阴阳应象大论》"从欲快志于虚无之守,故寿命无穷,与天地终"之句。以上诸书均从道家、儒家思想出发,使《内经》之旨曲畅旁通。

## 三、注释多有发挥,见解独到精辟

李中梓在注释中,敢提出自己的见解,训疑释义,颇有见地,其文词中肯允当,浅显易懂。例如:①《阴阳篇》,在对《素问·阴阳应象大论》"壮火之气衰,少火之气壮,壮火食气,气食少火"的注释中,他指出:"火者,阳气也。天非此火,不能发育万物;人非此火,不能生养命根。是以物生必本于阳。但阳和之火则生物,亢烈之火则害物。故火太过,则气反衰;火和平,则气乃壮。"使得壮火、少火的含义有所发挥,把少火看作是一种正常的具有生气的火,是维持人体正常生理活动所必需的;把壮火看作是一种亢奋的病理之火,能损耗正气,影响人体的正常生理功能。②《藏象篇》,在对《灵枢·本输》"三焦者,中渎之府也,水道出焉,属膀胱,是孤之府也"一句的注释中,考订异同,且汇选各家言论,作立论之据。指出:"《难经》及叔和、启玄皆以三焦有名无形,已为误矣。陈无择创言三焦有形如脂膜,更属不经。"认为三焦是有形的且"际上及下,象同六合,而无所不包"。③ 又如:《病能篇》,注《素问·通评虚实论》"邪气盛则实,精气夺则虚"时,李氏指出"无奈尚子和、丹溪之说者,辄曰泻实;尚东垣、立斋之说者,辄曰补虚。各成偏执,鲜获圆通",强调对虚实证"辨之不可不精,治之不可不审也"。这种结合基础和临床加以阐析《内经》的方法,对临床治疗颇有指导意义。

《素问·至真要大论》里说:"知其要者,一言而终,不知其要,流散无穷。"《内经知要》的注释特点处处体现"知要"之意,注语言简意赅,见解独到精辟。其文笔质朴,文词中肯允当,确实值得我们进一步学习探讨。

医学思想研究

　　李中梓治学主张淹通众家之长，不可不偏执于一家，这大概源自李氏对《内经》《伤寒论》等经典著作的究心研究，以及对张元素、李东垣、薛立斋、张景岳等医家学术精华的吸收。李氏的先后天论、古今元气不同论、水火论等应当就是他通达各家学说而取长补短的结果，若拘泥于一家之言，则"师仲景则偏于辛温，师河间则偏于苦寒，师东垣则偏于升补，师丹溪则偏于清降"，终无所成。

　　强调脾肾并重是李中梓先后天论的实质内容。李氏指出《内经》所说的治病必求其本，这个"本"字就是脾和肾。"世无有无源之流，无根之本。澄其源而流自清，灌其根而枝乃茂，自然之根也。"先天之本为肾，后天之本为脾，治病如能抓住脾和肾这两个先后天的根本，可以不治而自愈。

　　元气是人身最根本的物质，其元阴能润泽脏腑，元阳为脏气之源。故元气旺盛，则根本巩固；元气衰惫，则根本动摇。李氏认为人的元气，好像大自然中的气，当天地初开时，气化浓密，则气强。又认为人体"元气转薄必然之理"，在这种元气渐薄、今不如古的思想指导下，处处注意对元气的保养，也就突出了"补虚"的观念。

　　水为阴，火为阳，水火既济，阴阳互根，这是中医学的基本理论之一。这个观点在《内经》中已有详尽的论述，但历代医家从自己的实践经验中，又有新的理解和不同体会。李中梓十分重视阴阳水火的相互关系，认为阴阳水火是万物之本，而于人身之中即是气血；阴阳二者，阳于生命活动尤为重要，提出"气血俱要，而补气在补血之先；阴阳并需，而养阳在滋阴之上"，体现了李中梓阳重于阴的学术主张，实质上是继承了张景岳的"阴不能无阳，无气便不能成形"的论说。

# 略论李士材学说

浙江中医学院　　　徐荣斋

## 一、学术见解

李士材的学术见解反映在其著述中。李氏著作卷帙都不多,文字精练,深入浅出,便于初学。我所见到的是 8 种:①《内经知要》。②《医宗必读》(以下简称《必读》)。③《雷公炮制药性解》。④《删补颐生微论》(以下简称《微论》)。⑤《诊家正眼》。⑥《本草通元》。⑦《病机沙篆》。⑧《伤寒括要》。这些书的编印过程,①、②、④三种最早,在有关著作中都相互提到,刻印为李氏及身亲见;⑤至⑦三种,为其门人尤生洲增补后刻印,成书是李氏死后第 12 年;第 3 种编写年代待考;最后一种《伤寒括要》未刻,1936 年绍兴裘吉生氏收入《珍本医书集成》才流传。这 8 种书瑕瑜互见,但总是精华多而糟粕少。我们读其书,当然向往其学术经验,撷精华,撼论点,把他的医学理论,古为今用地指导我们临床实践。

### 1. "先后天论"与"化源论"

(1)"肾为先天本,脾为后天本论":《必读》列为专题,从两脏的生理功能联系到方药治疗,议论爽朗,阐述精当,后人固已口诵心惟,赏其旨趣。在《微论》里则分作"先天根本论"和"后天根本论"两个专题,议论更广泛深入。首先,以精、气、神的相互关系来阐述肾为先天本,认为"精者,水之华也;神倚之如鱼得水,气倚之如雾复渊",比喻确切,体会入微。接着,还把"精"分析为先后天,引《灵枢》"生之来谓之精",为先天元生之精;《素问》"食气入胃……散精于脏",为水谷日生之精。并认为"日生之精皆从元精所化,而后分布五脏,盈溢则输之于肾",把元生之精与日生之精相互促进,突出了精的重要性,从而更明确"肾为先天本"的实际意义。结论是"足于精者,诸疾不生;穷于精者,诸邪蜂起",把养精作为养生治虚的主要一环。其次,以《素问》"食气入胃,散精于肝……合于四时五脏阴阳,揆度以为常"的理论,阐述脾胃为后天之本。这里既把理论与临床实践结合起来,又把前人经验与自己见解结合起来,扼要地解说为"其脏脾,其腑胃,水谷从而腐熟，他脏赖以灌输"（《微论·凡例》），并引证前人治验，指出"东垣于劳倦伤者，立补中益气汤，纯主甘温，兼行升发；易老于饮食伤者，立枳术丸一攻一补，不取速化，但使胃强不复伤耳"。最后还精湛地加以综合说："余常统而论之，脾胃者，具坤顺之德，而有乾健之运。故坤德或惭，补土以平其卑监；乾健稍弛，益火以助其转运。此东垣、谦甫以补土立言，学士、用和以壮火垂训，盖有见于土强则出纳自如，火强则转运不息。"（《微论》）通过这样由简要到广泛的阐述，使"肾为先天本、脾为后天本"两个理论，应用于治理虚弱疾患更为明白，更为切合。

（2）化源论："资化源"这一名词，多次见于《素问·六元正纪大论》，原文为："必折其郁气，先资其化源。"王冰注："折其郁气，泻有余也；资其化源，补不足也……化源者，化生之源。"张景岳解说为："化源者，即必求其本之义。"后此医家皆宗之。李氏的"化源论"，实总王、张二家之成，并从"虚则补其母，实则泻其子"的理论，衍化为隔二隔三等一系列治法。在《微论》中有专篇论述，举例为 4 个方面。

1）"脾土虚者，必温燥以益火之源；肝木虚者，必濡滋以壮水之主；肺金虚者，必甘缓以培土之基；心火虚者，必酸收以滋木之荣；肾水虚者，必辛润以保金之宗。此治虚之本也。"

2）"木欲实，金当平之；火欲实，水当平之；土欲实，木当平之；金欲实，火当平之；水欲实，土当平之。此治实之本也。"

3）"金为火制，泻心在保肺之先；木受金残，平肺在补肝之先；土当木贼，泻肝在生脾之先；水被土乘，疏脾在滋肾之先；火承水克，抑肾在养心之先；此治邪之本也。"

4）"金太过则木不胜，而金亦虚，火来为母复仇；木太过则土不胜，而木亦虚，金来为母复仇；水太过则火不胜，而水亦虚，土来为母复仇；火太过则金不胜，而火亦虚，水来为母复仇；土太过则水不胜，而土亦虚，木来为母复仇。此皆亢而承制，法当平其所复，扶其不胜。"

上述 4 个治法，都是根据《内经》理论而制订，其应用于临床，《必读》有举例。如治钱赏之遍体肿胀，脐突背平，用《金匮》肾气丸料大剂煎服，兼进理中汤，服五日无效；改用参、附加牛膝、茯苓，三日之间，小便解下 40 余碗，腹有皱纹。这是资脾肾之化源，使气化通畅，小便利而水肿消。又如治毛孺初痢疾,用附子理中汤去甘草,益命火以资脾土之化源,使阳和煦布,阴翳自消。另有关于肺、脾、肾三脏之化源失资而发病,当推"小便闭癃"的治法为最切实。据李氏介绍:肺燥不能生水,则气化不及州都,法当清金润肺(车前、紫菀、麦冬、茯苓、桑白皮之类);脾湿不运而精不上升,致肺不能生水,法当燥脾健胃(苍术、白术、茯苓、半夏之类);肾水燥热,膀胱不利,法当滋肾涤热(黄柏、知母、茯苓、泽泻、通草之类)。他还特别强调:有实热者,非与纯阴之剂,则阳无以化(上焦热者,栀子、黄芩;中焦热者,栀子、芍药;下焦热者,黄柏、知母);有火虚者,非与温补之剂则水不能行(《金匮》肾气丸、补中益气汤)。这一系列有所发挥的治例,把"资化源"的理论贯穿到临床应用,对我们有一定的启发。

**2. 治病着重于扶助正气** 士材行医于明末的江南地区,医学流派宗薛立斋,对当时风土及体质分析,倾向扶正为主,加之他在诊疗方面所接触的,又多系文人学士、商业主及中小官僚等易实易虚、多虚少实的病人。在《必读》中反映出:"临床施治,多事调养,专防克伐;多事温补,痛戒寒凉。"并指出以稳健为主的用药法:"假令病宜用热,亦当先之以温;病应用寒,亦当先之以清。有积宜消,必须先养胃气;有邪宜祛,必须随时逐散。不得过剂,以伤气血。"结论是:"气血者,人之所赖以生者也。气血充盈,则百邪外御,病安从来;气血虚损,则诸邪辐辏,百病丛集。"下面举出3个治例,以印证他治病着重扶正的见解是符合因人、因地、因时制宜而结合客观实际的。

(1)治伤寒,在"正胜则愈,邪胜则死"的前提下,既用大承气汤于韩茂远、王月怀,也用麻黄汤于张尔和,但终于强调"正气实者,虽感大邪其病亦轻;正气虚者,虽感微邪其病亦重。气实而病者,攻之即愈……所可虑者惟挟虚耳"。他还列举张仲景《伤寒论》"立三百九十七法,治虚者一百有奇;垂一百一十三方,用参、桂、附者八十有奇"以为证。

(2)对于痢疾,既提示"因于湿者去其湿,因于积滞者去其积滞,因于气者调之,因于血者和之。新病而实者,可以通因通用;久病而虚者,可以塞因塞用"等常治法,又谆谆告诫:"气本下陷而再行其气,后重不益甚乎? 中本虚衰而复攻其积,元气不愈竭乎? 湿热伤血者自宜调血,若过行推荡,血不转伤乎? 津亡作渴者,自宜止泄,若但与渗利,津不转耗乎?"这一系列为了避免治实而转致虚虚的流弊,最后归结以脾肾两脏之宜补宜温,作为对久痢虚痢的调理方法。

（3）治秦景明痰饮病久，结成窠囊，先进补中益气汤，后以瓜蒂散涌吐，七补七涌，百日而窠囊始尽，后用六君汤、八味丸调理（见俞东扶《古今医案按》）。先补后攻，攻后再补，其法也是建立在治病以养正为主的基础上，以前人所谓"治痰不理脾胃非其治也"的理论用于临床实践。

至于治虚劳症，则不仅仅养正和补虚，而是着重于治本。他认为"脾肾分主气血。水为万物之元，土为万物之母，二脏安和，一身皆治，百疾不生"，并统一了孙思邈"补脾不如补肾"、许叔微"补肾不如补脾"的两家说法。

**3."别症"与"知机"** 我们现在所谓"审证求因""辨证施治"，李氏称作"别症""知机"。在《微论》中各列专篇，在《必读》和《知要》里也反复叙述，作为重要议题。

关于别症，他列举治例以证实他理论的可靠性，认为"脉有雷同，症有疑似"。在这"雷同"与"疑似"的脉症中，提出难于辨别而必须辨别者有四个方面：一为"水火亢制，阴阳相类"；二为"脏之发也混于腑"；三为"血之变也近于气"；四为"大实有羸状，至虚有盛候"。这 4 个方面，也即是阴阳、脏腑、气血、虚实的辨证施治。接着，举治例作为印证：

（1）东垣治劳倦发热，口干烦躁，面目皆赤，脉来鼓指而按之豁然的内真寒外假热，与恶寒发战，两脉细微，按之甚数的内真热、外假寒相对勘。前者以参术姜附冷服取效，后者以黄连、石膏、清火之剂，乘热冷服而治愈。说明水火亢制而有兼化之象，设不从脉而按症治之，则祸不旋踵。

（2）一人平素劳心，患小便不通，前医与六一散不效，再用木通、泽泻、茯苓、车前等药又不效。诊脉两寸洪数，知为心火刑金，故气化不及州都，亟用黄连、茯神、参、麦、牛膝，一剂而愈。另一为饭后腹痛胀闷，众皆疑其脾虚多食，不能运化，治以枳、术、青陈皮、神曲，胀闷转增。诊得右关洪滑，知为胃火上冲，用石膏、陈皮、甘草、黄芩、升麻，二剂而胀减，再用四君子汤加姜汁炒土栀，十剂而康。前案说明脏病（心火刑金）治腑（通利小肠膀胱）不切病机，后案说明腑病（胃火蕴结）治脏（健脾疏脾），也不切病机。他还启示我们："脏腑本不相悬，而用药若斯之异。"

（3）对气血的辨证施治，更有卓识。一妇人多郁多产，体渐瘦，肢微肿，咳嗽吐痰，动辄头晕耳鸣，有用八珍汤久而无功。李认为肝脾郁伤血分，先用逍遥散加木香、龟甲、熟地，十剂而病减其七，再用八珍汤加丹皮、香附而瘥。另一童孩发热咳嗽，头晕瘦弱，前医都治以二冬、二母、四物、芩、柏，反见似疟非疟，倦怠异常。李诊得右三部极弱，诊为脾肺气虚、火不生土之候，用补中益气加姜、桂，十剂而安，四十剂而平复。他的理解是，治气者主阳而升，治血者主阴而降。现证颇类，而治法恰不相佯。

（4）虚实的辨证施治，李氏一再强调"大实有羸状，误补益剧；至虚有盛候，反泻含冤"，他在《必读》及《微论》中引证病例，反复阐明，这里不具述。

关于"知机"，李氏以《素问》"审察病机，无失气宜"为提纲，申之以"病机十九条"。他的病机说分类取法于刘河间，印证五脏、五运、六气，并有所发展。他在《内经知要》中对每一条病机，都作了从常到变的解释，提出"只熟于理而已。理熟则机得，机得则言中"，要言不烦，是李氏运用病机说的总括。

**4. "明治论"的组成**　在"因病制宜"的前提下，李氏在治疗方面也有一套初具规模的理论，以"三法""四因""五治""六淫""八要"为基本论点，来自临床，还以指导临床实践。

"三法"——初、中、末，即用于病的初期、中期和后期。他认为：初法当用峻猛，缘病起新暴，感之轻、发之重，以峻猛之药亟去之；中法当宽猛相济，因病程已有时日，须缓急得中，养正祛邪，相兼治之；末法当用调理，药性平和，安中补益，因病久邪去而正亦微。这三法，对急性病、虚中夹实病及慢性调理病，均可采用。

"四因"——本条撷取王冰注《素问·至真要大论》："非调气而得者，治之奈何？"原文较长，李氏简引作治因之例。一为因气动而内有所成病，积聚癥瘕之类；二为因气动而外有所成病，痈疽疮疡之类；三为不因气动而内有所成病，留饮癖食，忧结劳伤之类；四为不因气动而外有所成病，瘴气、蛊毒，跌仆兽伤之类。治法：有独治内而愈者，有兼治内而愈者；有独治外而愈者，有兼治外而愈者；有先治内后治外而愈者，有先治外后治内而愈者；有须齐毒而攻击者，有须无毒而调引者。王冰这一辨因施治原则，经李氏采辑举要，更有其实用价值。

"五治"——和、取、从、折、属。一曰和，假令小热之病，当以凉药和之。和之不已，次用取。二曰取，为热势稍大，当以寒药取之。取之不已，次用从。

三曰从，为热势既甚，当以温药从之。从之不已，次用折。四曰折，为病势极甚，当以逆制之。制之不已，当以下夺，下夺不已，当用属。五曰属，为求其属以衰之，如热陷骨髓，针药之所不及，故必求其属。按照临床实际，与其强调"五治"的衔接性，毋宁看作把五种治法的随机应用，比较灵活些。

"六淫"——阴、阳、风、雨、晦、明。一般医家对六淫的习称是风、寒、暑、湿、燥、火，古代是以阴阳风雨晦明作六淫的。其说始于战国时代的扁鹊，有"阴淫寒疾，阳淫热疾，风淫末疾，雨淫腹疾，晦淫惑疾，明淫心疾"的说法。李氏理解为：阴淫寒疾则怯寒，此寒水太过，别浅深以温之；阳淫热疾则恶热，此相火太过，须审虚实以凉之；风淫末疾，末谓四肢，必身强直，此风木太过，须和冷热以调之（在阳则热，在阴则寒，寒则筋挛骨痛，热则痿缓不收）；雨淫腹疾，则湿气濡泄，此湿土太过，以平剂渗燥之，兼察冷热之候；晦淫惑疾，邪晦所干，精神惑乱，此燥气太过，当滋养之；明淫心疾，心气鼓动，狂邪谵妄，此君火太过，当镇以敛之，这种解释还是接近实际的。

"八要"——虚、实、冷、热、邪、正、内、外。此即现在习称的"八纲"，小有异同，这里不复述。

**5. 会通《伤寒论》，审察伤寒症** 李氏晚年（1649）著《伤寒括要》，学术已臻炉火纯青。通过对张仲景原书的汇通，分析综合，使读者有数可据，叙述六经证治也时见新义，成一家言。

他认为："仲景三百九十七法一百一十三方，医者但能诵之，欲条分缕析以实其数者，未之前闻也。"（按：明赵开美翻刻宋版《伤寒论》，其397法，于每篇之首注共几法，先节录原文，开明第一、第二次于原文之下，又列一、二、三之数，总计全书治法。士材未见赵刻本，所以这样说）经李氏考核，太阳上篇66法，中篇56法，下篇38法；阳明篇77法；少阳篇9法；少阴篇46法；厥阴篇54法；杂病32法；霍乱篇9法；阴阳易瘥后劳复篇7法。共得382法。太阳篇73方，阳明篇10方，少阳篇1方，太阴篇2方，少阴篇14方，厥阴篇6方，霍乱篇3方，阴阳易瘥后劳复篇4方。共得113方。李氏还客观地加以总结说："方者，定而不可易；法者，活而不可拘。非法无以善其方，非方无以疗其症。学者先以方法熟习之，后以方法融会之，则方可以随时变，而不逾仲景之法；法可以随症立，而不外乎仲景之方。"指出研读《伤寒论》的入门工夫，有一定的实践处。

对于看伤寒病的要诀，他着重于"问因、察症、正名（即定名）"，提出："凡至病家，未诊先问，最为要法。"并强调六经形症，各当详审，治法谨守前人的汗、吐、下、温、清、补六法，而有所化裁。

李氏的医学见解是士材学说中一个重要组成部分。上述几点，有的已为学者所注意而引起重视，有的是笔者初步提出认为值得讨论的；姑阐其要，借作引喤。

## 二、诊疗经验

李氏受朱丹溪《脉因证治》的学术影响，诊疗中强调审脉求因，辨证论治。其治病立法，遣方选药，渊源于薛立斋而通变胜于立斋，参考于《证治准绳》而简练精于《证治准绳》，这是李氏在医学上继承前人、别出心裁之处，其所以自成一家者，即在于此。撮其大要，约为5点。

**1."博涉知病"** 明代医家中，李氏是学验兼优的一个。从李氏8种书中，寻绎他的治验，似以伤寒及内科杂病为长，妇科亦有独到处。这些经验的获得，一方面得自读书与临证，一方面得自经常接触病人，观察病情，此即《褚氏遗书》所谓"博涉知病"。"知病"的实际经验是：

（1）辨析心痛与胃痛：《内经》论述心痛凡10种，李氏认为皆他脏病干之而痛，非本经自病。《金匮》的九种心痛丸，主治九种心痛，其中多数包括胃脘痛，有的还是腹痛。《巢源》祖述《内经》，《千金》《外台》转引《金匮》，所以心胃痛的不甚分清，其来已古。李氏在《必读》中剖析为："胸痛即膈痛，其与心痛别者，心痛在歧骨陷处，胸痛则横满胸间；其与胃脘痛别者，胃脘痛在心之下，胸痛在心之上。"部位分明，使人知所辨识。他强调胃痛多于心痛（胸痛），理由是：胃属湿土，处中焦，为水谷之海，五脏六腑十二经脉皆受气于此，壮者邪不能干，弱者着而为病。偏热偏寒，水停食积，皆与真气相搏而痛。肝木相乘为贼邪，肾寒厥逆为微邪，挟他脏而见证，当与心痛相同，但或满或胀，或呕吐，或不能食，或吞酸，或大便难，或泻利面浮而黄，本病与客邪必掺杂而见。他举出胃痛的病因病机，有本腑自病的，有相互掺杂的，心痛则无此夹杂。从痛的部位及其伴发证，说明心痛与胃痛是可以辨析的，而且是必须辨析的。临床上某些病人所诉说的心痛，有的系一般胸痛，有的还是《内经》所说的胃心痛——"腹胀胸满，心痛尤甚"为主证，但与痛在歧骨陷处的心痛则不同。

（2）肿胀分别虚实：《必读》证治部分，其辨证之明晰，论治之精切，当推《肿胀篇》为最。他首先把《内经》所论述的虚胀、实胀、寒胀、湿胀及六气所致的肿胀作了分析，在内脏落实到脾、肺、肾，作为辨证施治理论基础；接着按其临床经验，侧重于阴阳虚实辨证。他认为：阳证必热，热者多实；阴证必寒，寒者多虚。先胀于内而后肿于外者为实，先肿于外而后胀于里者为虚。小便黄赤，大便秘结为实；小便清白，大便溏泄为虚。脉滑数有力为实，弦浮微细为虚……其施治的经验为治实颇易，理虚恒难。理由是：虚人气胀为脾虚不能运气，虚人水肿为土虚不能制水。治法是：察其实者直清（意味是导泄）阳明，反掌收功；苟涉虚者，温补脾肾，渐次康复。其有不大实亦不大虚者，先以清利见功，继以补中调摄。对肿胀的虚实辨证施治，可称简明扼要。医案所载，也按照上述论证加以充实而更具体。

（3）腰痛分外感内伤：头痛、身痛分外感内伤，医书多载；腰痛亦强调外感内伤，则是李氏积多年诊疗经验而证实的。他在《素问·六元正纪大论》"太阳所至为腰痛"及《脉要精微论》"腰者肾之府，转摇不能，肾将惫矣"的启示下，认识到"太阳腰痛"为外感，"肾经腰痛"为内伤；还认识到外感腰痛多因于寒、湿、风、热，内伤腰痛多由于瘀血、气滞（闪挫）、痰积、肾虚，分别提出不同的脉证及治法。对风邪腰痛的辨证，从"行痹"引申联系，治用五积散加防风、全蝎或牛膝酒，均极适应；热邪腰痛（主要是湿遏化热或风从热化），治用甘豆汤加续断、天麻，药简而疗效可靠。李氏也提出：外感腰痛，风热寒湿皆能为病，大抵寒湿多而风热少。这一概括，也是符合临床实际的。

此外，李氏在论述中风分真中风和类中风的基础上，对于伤风也强调分虚实辨证施治，提出"治虚之法，固其卫气，兼解风邪，若专与发散，或汗多亡阳，或屡痊屡发，皆治之过也。治实之法，秋冬与之辛温，春夏与之辛凉，解其肌表，从汗而散……"还有小便黄赤，一般皆以下焦有热辨证，多用清利法，李氏则根据《内经》肝胃实热、肺肾虚寒及脾气不足等病机，进行分析。这一系列临床经验，初步认为都是李氏"博涉知病"的结晶。

**2. "多诊识脉"** 李氏对于脉诊，也富于经验，他自己也认为"能得于心而应于手"。《必读》中的《脉法心参》及《士材三书》中的《诊家正眼》，就是他关于脉诊的代表作。清代林之翰《四诊抉微》是汇集望、闻、问、切四种诊法的一部专辑,其中引用李氏脉诊之说甚多,更足征信。李氏论脉的精到处,可约为两个方面。

(1) 对脉象的辨识:士材辨脉之特色在于细致深入,把相似而不是相同的脉象,作精细地剖析。

1) 迟、缓不相类:李氏认为迟以至数不及为意,缓以脉形宽缓得名(迟脉三至,迟滞不前;缓脉四至,宽缓和平)。以此推勘,迟而不流利则为涩脉,迟而有歇止则为结脉,迟而浮大且软则为虚脉。反复强调迟不等于缓。

2) 微、细不相类:李氏认为微脉的形象,以"似有若无,欲绝非绝"八字最为微脉传神,形容透彻;而细脉顾名思义是细小,其状如丝。微脉模糊难寻,细脉显明易得,故细比微稍稍大。他还以旧算数十微为一忽,十忽为一丝,十丝为一毫,十毫为一厘,则一厘之少分而为万,才名为微。从而说明微脉的渺小难见,比细更甚。

3) 濡、弱不相类:李氏认为濡即软之意,必在浮候见其细软,若中候、沉候则不可得而见;弱为沉而细小之候,《脉经》所谓"弱脉极软而沉,细按之乃得,举手无有",以此肯定了濡脉是细软见于浮分,弱脉是细软见于沉分。

4) 长脉、芤脉的实际:旧说"过于本位"为长脉,李氏在临床考察中,认为此四字作为长脉的定义不恰当,事实上也无此脉象。如果寸而上过,则为溢脉;寸而下过,则为关脉;关而上过,即属寸脉;关而下过,即属尺脉;尺而上过,即属关脉;尺而下过,即属复脉。因此,所谓"过于本位",是理之所必无,而义之所不合。惟其状如长竿,直上直下,首尾相应,比较形象,其主病多是有余的疾患。关于芤脉,李氏首先说明其"两边俱有,中央独空"如慈葱的脉象,举例以指按葱,浮按着上面的葱皮,中按正当葱的空处,沉按又着下面的葱皮。以是审察,则芤脉之名和象,一般能得于心而应于手。他还肯定王叔和、刘三点"中空边实"及"有边无中"的说法,纠正高阳生《脉诀》所谓"两头有,中间无",以"头"字易"边"字的错误(因"两头有,中间无",则是上下脉划然中断,而成阴竭阳绝之诊)。

略举四点,以见李氏的辨脉都根据临床实践,反复观察印证,不仅仅以议论细致深入见称。

(2) 察脉辨证:察脉辨证,是中医临床诊病的精要部分,李氏在这方面,更有其实践经验。撷其五点,以见一斑。

1）实脉为邪热积聚之甚：李氏认为实之为意，邪气盛满，有余之象。脉象既大而兼长，既长大而且有力，既长大有力而且浮中沉三候皆然，则诸阳之象俱备。见此脉者，必有大邪、大热、大积、大聚。在他的医案中，以香、连、归、芍、陈皮、枳壳加大黄，治张绚庵脉滑而有力（实脉）的积滞下痢；以四物加郁金、桃仁、穿山甲再加大黄，治董元宰妇两尺沉实，少腹痛的怒后积瘀，蒸嗽、吐血，都可以作为实际印证。

2）疾脉是临危脉象：李氏认为平人一息脉四至，按照一昼夜呼吸气在人身经脉中流行的常度，是正常的；如果脉搏快速到一息六七至甚或八至的疾脉，则病人必喘促声嘶，呼吸仅出入于胸中数寸之间，而不能达于下腹部。此乃真阴竭于下，孤阳亢于上，而气之短已极矣。说明疾脉是临危脉象的所以然，理义透彻。其病变为"阴阳离决"（即体内阴阳二气不互根的表现）之前趋，呼吁医者遇到出现这种脉象的病人，必须争分夺秒想尽办法去抢救。

3）促脉有内伤、外感或虚或实之不同：促脉的脉象，为急促之中时见一歇止。李氏认为它的机制，得于脏气乖违（实证）者十之六七，得于真元衰惫（虚极）十之二三。或因气滞，或因血凝，或因痰停，或因食壅，或外因六气，或内因七情，皆能阻遏其运行之机，故脉行往来急速之时，忽见一止。如止数渐减，则为病瘳，止数渐增，则为病剧。他还进一步分析，若脏气偶尔乖违，阻其运行之机因而歇止者，其证为轻；若真元衰惫，阳弛阴涸，失其揆度之常因而歇止者，其证为重。并以王湛六患脾泄，神疲色瘁，脉十余至一见歇止，断以必死为证。说明李氏以脉决诊是有真谛。

4）结脉应分虚实：结脉为迟滞脉中时见一歇止，前人说它"徐行而怠，偶羁一步"。李氏阐明结脉的机制，认为热则流行，寒则停滞，理势然也。人体少火衰弱，中气虚寒，失其健运，则气血痰食互相纠结，故脉应之而成结。据他临床经验，强调结而有力者为积聚，结而无力者为真气衰弱，失其运行之常。这一指出，给我们诊疗冠心病心肌梗死的凭脉辨证提供有意义的参考。

5）代脉的决诊，因人、因病而定：代脉是歇止脉中之止有常数者，《内经》认为脏气衰微，脾气脱绝之诊。李氏认为伤寒心悸，怀胎三月，或情志突受剧度刺激，或跌打重伤及风家病，都不忌代脉。并举黄桂岩心痛夺食脉三动一止案，引古人谓"痛甚者脉多代"及"少得代脉者死，老得代脉者生"，决诊为"桂岩春秋已高，胸腹交痛，虽有代脉，不足虑也"，果越两旬而愈。这对痛证的脉诊,亦可作为参考之一助。

**3."屡用达药"** 李氏论药的述作,每味着墨不多,大部分精当明晰。内容有的阐性能,有的述疗效,有的谈用法,有的通过两药对比而分析其应用范围;阐幽发微,理论都来自临床实验。清人杨时泰《本草述钩元》常引李说,足证李氏论药有他的独到处。撷拾若干条,以资研索。

(1)阐性能

1)款冬虽温而不助火,可以久任。世多以枇杷花伪充之,故其效不著。

2)沉香温而不燥,行而不泄;扶脾而运行不倦,达肾而导火归元。有降气之功,无破气之害。

3)山药性缓,非多用不效(傅青主完带汤中,山药用至一两,张锡纯医方及案,山药用量亦大,不可谓非受李氏的影响)。

(2)述疗效

1)艾性温暖,有彻上彻下之功。服之以祛寒湿,可转肃杀为阳和;灸之以通经络,可起沉疴为康泰。老弱虚人下元畏冷,以熟艾敷脐腹,有殊效。

2)旋覆花之功用颇多,总不越乎通血、下气、行水。

3)石斛气浅力薄,得参、芪便能奏功。

4)驴皮胶入肝肾……治血证、风证(虚风内动)多功,凡木旺风淫、水衰火盛之证,用之辄效。

5)凡滋阴降火之药,多是寒凉损胃,惟龟甲益大肠,止泄泻,使人进食。

(3)谈用法

1)黄芪古人多用蜜炙,李氏常以酒炙助其走表,又行滞性,若补肾及崩带淋浊药中,皆须咸水拌炒。

2)檀香为理气要剂,宜汤泡,勿入煎。

(4)两药对比

1)宽中发汗,苍术胜于白术;补中除湿,白术优于苍术。大抵卑监之土(脾胃虚弱),宜白术以培之;敦阜之土(脾胃壅滞),宜苍术以平之(清人张隐庵亦宗此说)。

2)半夏辛而能守,南星辛而不能守,其性烈于半夏。南星专主风痰,半夏专主湿痰,功虽同而用有别。

3)防己泻血分湿热,木通泻气分湿热。

4）羌活善行气分，舒而不敛，升而能沉，入手足太阳以理游风；独活善行血分，敛而不舒，沉而能升，入太阴肺、少阴肾以理伏风。

**4. 议古方，制新方**　李氏在《微论》里评议古方，着重于轻重奇偶之制，君臣佐使之法，备为发明，动中窾要。其论白虎汤，认为成氏（成无己《伤寒明理论》）以知母为君，石膏为臣，不合实际。他说：知母之寒不及石膏，况知母但主内热，不能解肌，只用六两（汉方制），恐非君也，宜作臣；石膏色白入肺，其性又雄，且用一斤（汉方制），恐非臣也，宜作君。说理切实，能使成氏首肯，读者窍开。论百合固金汤，赵蕺庵不欲以苦寒伤生发之气，故以甘药主之。但清金之后，亟宜顾其母气，方为至治。若专事于肺而不取化源，则不唯土气难强，即金气亦终不可足也。论十灰散，药炭与墨汁苦涩之味聚而用者，苦能胜火，涩可固脱，更得童便引之下行，尤尽折伏之妙。论龟鹿二仙胶，认为一阴一阳，无偏攻之忧；入气入血，有和平之美。由是精生而气旺，气旺而神昌。这些方议，都是从理论深度进行阐发，不停留在药效及方义上，其可贵处在于能指导学者重温古医典籍。

在应用方面，《微论》所选 100 个汤、散、膏、丸，主治明确，既不笼统，也不浮夸。尤其《必读》中对苏子降气汤的灵活运用，更能曲尽其妙。既用于上盛下虚，血随气逆的吐血；又用于怒气伤肝，气失升降的头痛；还用于气滞胀闷，大便不通的气闭。上中下三焦的气机壅逆证，都使之曲畅旁通，虽然秦景明祖孙指出苏子降气汤不适宜治疗阴虚吐血，但事实上李氏所治的是上盛下虚的病机，而非阴虚火炎的病机，只要辨证明确，用之何妨。

关于他 7 个自定方（全方见《必读》六、七两卷），为李氏用之有效的验方，各有精切的用法及加减法，并介绍治疗效果。"拯阴理痨汤""拯阳理痨汤"两方，《医宗金鉴》虚劳门俱转引，加减法亦全部引用；"清宁膏"《金鉴》咳嗽门列在"太平丸"之前，其疗效可以想见；"利金汤"主治气壅之痰，林珮琴《类证治裁》转载，治痰饮在肺，涩而难出；"润肺饮"《必读》无主治，《类证治裁》点出适用于燥痰，并加杏仁、白蜜；"肺痈神汤"，则为治肺痈的通用方；"阴阳攻积丸"，《类证治裁》积聚门曾列为首方，并全录李氏方议。这些新定方，李氏创立于前，吴谦、林珮琴等采用于后，还有所补充加减，从而扩大其应用，证实其疗效，无疑是李氏诊疗经验的一个组成部分。

**5. 妇科病审因施治，强调郁证**　《必读》证治部分无妇科病分类，但《本草徵要》《本草通元》及《雷公炮制药性解》某些药中,多提到某药对妇科病的应用,《微论》十九、二十两篇,则专题论述妇科的病因和治法。

李氏对妇科的诊疗原则,一方面以孙思邈《千金要方》妇人门为基础,参酌《褚氏遗书》,一方还是根据薛立斋学说,并结合易思兰的诊疗方法。他认为凡病皆生于七情,而后六淫之邪乘虚来犯。他还按照当时的社会环境,认为妇女往往有怀未能畅达,有病不肯告人,含羞讳疾,偏信师巫。所以受病之处,蒂固根深,卒难全愈。接着阐述《千金方》所谓妇女"感病倍于男子"的实际,主要为经产带下 36 病,损伤气血,夹症多端。在"凡病皆生于七情"的思想指导下,他体会出妇女病以"气郁"是致病的主要因素。病机分析为:久郁生火,火贼元气,元气受贼,外邪并侮,现症即有百端,惟"郁伤元气",可一言以蔽之。这"郁伤元气"四字,初步认为是李氏诊察妇科病审症求因的一个方面。

病因已总结出来,他便进一步从病机上分析它的治法,同时以探讨的语气给我们作出启发:"曰'郁',则芳香达气似不可少;曰'伤元气',则养卫和营,又安可缓哉!"主方是两个:首先,逍遥散养卫和营,疏气解郁;接着,归脾汤补虚散郁,养心则神和,疏气则郁解。至此,李氏对某些妇科病的病因、病机和治法,从气郁的角度上探骊得珠,供我们研究和验证。溯其源,即是薛立斋学说的善于运用。

此外,李氏对于"暗产"("习惯性流产"或"不孕")的病因也有明确认识,并指出必要的防治法。他强调一月堕胎,人皆莫觉,一次堕,第二次亦堕,只以为经行,宁知其胎已堕。故播种(早妊有感觉)之后,勿复交接(性交),以扰其子宫;勿令过劳,勿令疾行,勿令跌仆,勿令洗浴(古代妇女多坐浴,易使早妊堕胎),勿过醉,勿令大惊恐。多服健胃和中、平肝养气之药,随时调护,可无遗堕之虞。这一指出,脱胎于《景岳全书·妇人规》,其中提到生活方面的预防,治疗方面的调养,更为可取;特别妊早期应禁止性交,尤其值得注意!

**6. 治泻九法与癃闭七法** 李氏治泻九法,见于《必读》泄泻门,是杂病治法中比较精湛的一组,理法兼赅,他自己也认为是"治泻之大法"。清张路玉《医通》、罗国纲《会约医镜》都全部转引它,可见这组治法的实用价值。摘述如下。

(1)淡渗:适用于湿滞泄泻,使湿从小便而去,理论根据是"治湿不利小便,非其治也"。

（2）升提：适用于气虚下陷作泻,理论根据是"下者举之"。

（3）清凉：适用于暴注下迫的热泻,理论根据是"热者清之"。

（4）疏利：适用于痰凝气滞,食积水停的泄泻,理论根据是"通因通用"。

（5）甘缓：适用于泻下有急迫感,理论根据是"急者缓之"。

（6）酸收：适用于久泻中气耗散,理论根据是"散者收之"。

（7）燥脾：适用于脾为湿困而作泻,理论根据是"湿者燥之"。

（8）温肾：适用脾肾虚寒的泄泻,理论根据是"寒者温之"。

（9）固涩：这法比酸收又进一步,适用于久泻滑脱,理论根据是"滑者涩之"。

罗国纲补上"平肝"一法,适用于肝木侮脾的泄泻,更臻完备。

继治泻九法之后,另有治癃闭七法,比治泻九法更具体,每一法都提示病机,举出药例,精当简练,不愧为医学家述作。由于这组治法,注意者不多,据其应用价值不在治泻九法之下,而理论性更强,特在此提出,作为李氏诊疗经验的最后举例(详见《必读》卷八)。

## 三、学派流传

由于士材学说的自成一家,独树风格,因此谢利恒《中国医学源流论》专为李氏立一学派。这不仅是李氏本身的学术经验足以传世,也由于他一传、再传、三传的门弟子都足以承先启后,继往开来,使明清间苏浙地区的医学愈来愈被发扬光大。据有关文献查悉,士材学说一传于沈朗仲,再传于马元仪,三传于尤在泾(《中国医学源流论》),至尤在泾而士材学说更丰富多彩。这里略予申述,便于循源溯流,供研究李氏学说者探讨。

**1. 沈朗仲之学**  沈朗仲为李氏大弟子,得李氏薪传,并协助李氏校订《删补颐生微论》,本文第一节已叙述,他的医学造诣青出于蓝而胜于蓝。《苏州府志》载:"沈颐,字朗仲,以医擅名,品行高雅,士论重之。"他著有《病机汇论》十八卷,其书体例仿朱丹溪《脉因证治》(每病先论脉,次论因,次论证,次论治),而精当渊雅则过之。内容宗乃师《必读》,而赅备则过之。收采病种60个(比《必读》多24个),每病一类,其小症不及另立一类者,分附各该病门下。每类采辑前人议论,远绍《内》《难》《伤寒》《金匮》,近至张景岳、喻嘉言辈。每条议论前,有沈氏自拟标题冠其首,展阅时尤为心目了然,各家议论后,再列沈氏按语及药方,借以综述本病的病因、病机和治法,无疑是《必读》证治部分的加深加博。

**2. 马元仪之学**　马元仪,江苏苏州人,习医于沈朗仲,因沈而同时受业于李(据了解他还从学于喻嘉言、张路玉)。长州尤珍称马"为李士材、沈朗仲入室弟子,得其指授,为时良医,而于伤寒症尤擅长",张大受称其"精于医,其学独出于云间(即松江)沈李二家"(均见《病机汇论序言》)。

马氏著作主要是医案,自定为《印机草》,一卷,73 例,初刻附其师《病机汇论》之后,另有周学海评注本。其议病及用药法多与李、沈两氏瓣香一贯,特别与士材医案确有相印处。这里,有必要举《印机草》1 例喘息案加以探索:"咳嗽多痰,气逆作喘,不得安枕,自汗少食,诊脉虚微无力。此劳倦致伤脾肺。盖脾为元气之本,赖谷气以生;肺为气化之源,又寄养于脾土者也……法当实脾以补肺。参、芪、草、川贝、紫菀、苏子、杏仁、桔梗、防风,兼进七味都气丸以培母。"其察脉辨证、论病施治置于李氏医案中,几难辨认,和《必读》及《病机汇论》所论述的理法方药,不仅相印,简直是形神俱化。

**3. 尤在泾之学**　尤在泾,江苏吴县(今江苏苏州)人,从马元仪学医,并协助校订《病机汇论》及商榷其他著作,晚年医名鼎盛,与叶天士、徐大椿、王子接辈联镳接轸,辉映后先。所著有《金匮心典》《金匮翼》《伤寒贯珠集》《医学读书记》《静香楼医案》5 种,学术经验超"三师"。现从他的著作中,略窥其学术发展概貌。

(1)《金匮心典》三卷:徐大椿称它"条理通达,指归明显,辞不必烦而意已尽,语不必深而旨已传……"正由于尤注《金匮》明白晓畅,不浮不溢,所以为《医宗金鉴》所采用。而且尤注《金匮》是全璧,文体比士材选注《内经》完整,从注疏角度上评议,尤氏的《心典》不仅是《金匮》注本之后起之秀,如实地说是后来居上,突破士材的《内经知要》。

(2)《伤寒贯珠集》:其写作与李氏的《伤寒括要》途径各出,唐笠三在《吴医汇讲》中称其书比喻嘉言《伤寒尚论》明晰,誉之为:"如雪亮月明,使人一目了然,古来未有。"近代医家对这本书的评价,亦高出于《伤寒括要》。

(3)《医学读书记》三卷,《续记》一卷:为尤氏的读医随笔。其内容简而精、微而明，议论细致深入，辨证论治部分确能出于蓝而胜于蓝。如"噎膈反胃之辨""泻痢不同治"等，均较李、沈有发挥。"方法余论"中有3条从《微论》转引，并加补充，全书精湛处直驾李氏《微论》之上。

（4）《金匮翼》八卷：其书编写法仿沈氏《病机汇论》，所列病类更相似，治法方面既有继承部分，也有发展部分。如中风门的"卒中八法"（开关、固脱、泄大邪、转大气、逐痰涩、除风热、通窍隧、灸腧穴），与《汇论》"治中风三剂"（治表之剂、镇坠之剂、发表攻里之剂），承前启后，呈现出明显的继承与发展。

（5）《静香楼医案》两卷：江阴柳宝诒评选本。审其方案及用药，部分脱胎于其师《印机草》，部分则接近《叶案》，这一发展，也值得探索。这是尤氏在士材学派上的一个创新，也是他在师传基础上的巨大超越。

上述李氏学派，由沈而马，由马而尤，不论在理论研究或临床经验，他们都各有师传，各有发展。发展的具体表现：学术上从"平易不颇"进入到精深广博，医风上从伤寒发展到温病。其中马元仪、尤在泾授受之间，由于因时、因地、因人的各种关系，加上良师益友的熏陶，温病学说的兴起，酝酿出尤在泾之学，比师传发扬光大，毫无疑问，是理所当然和势所必然的。

（节录自《浙江中医学院学报》，1978 年第 3、第 4 期）

# 试论李中梓的学术思想及其主要成就

福建省中医研究所　　杨春波

李中梓治学，主张淹通众家之长，而不偏倚。他认为古代医家著书立说，所以能各持不同理论而自成一家之言者，并非见解有偏，立论独异，而是根据《内经》理论各有阐发，补充前人之未备。他指出仲景著《伤寒论》，以风寒暑湿燥火六气皆能伤人，唯寒邪最为杀厉，伤人尤甚，故立 397 法，制 113 方，以补《内经》之未备。至刘河间出，始畅谈春夏温热，谓六经传变，自浅至深，都是热证，这又补仲景之未备。李东垣又分内伤与外感的不同治法，著《内外伤辨惑论》，从多方面做了详细的辨别，把内伤分作饮食和劳倦两端，这是东垣又补充了张、刘的不足，而成为一家。至丹溪出，又发明阴虚发热之内伤病，治法则有别于饮食劳倦，这又补充了东垣之未备。经过这样不断的补充，内伤外感之说才比较全面。所以作为一个继承者来说，要全面地学习，要通达各家的学说，领会各家学术的精神实质，取长补短，这才是正确的学习态度。李氏批评那些不认真学习的人说："师仲景则偏于辛温，师河间则偏于苦寒，师东垣则偏于升补，师丹溪则偏于清降。"指出所谓在学术上有偏颇者，并不在诸大家本身，而是在不善学习的人。李中梓在这种思想的指导下，所以能吸取各家之长，而成为历代医家中持论比较平正的一人。

李氏临诊提倡理论联系实际，主张分证施治必须从临床实际出发，反对分论多歧。他在《医宗必读》的"噎膈反胃"篇和"疝气"篇中，批评巢元方繁杂的分证法说："巢氏浪分五噎十膈，支脉烦多，惑人滋甚。"又说："巢氏不能详考《内经》原具七疝，乃强分厥、癥、寒、气、盘、胕、狼，自附于《内经》之七疝，不亦妄乎？"也批评张子和说："亦不知经文自有七疝，散见于各论之中，又添寒、水、筋、血、气、狐、癩之七种，此其疵谬与巢氏未有以异也。"他认为噎膈反胃总是血液衰耗，胃脘干槁所致。治疝气主张以《内经》之冲、狐、癩、厥、瘕、癀、癀癃等七疝，详而简约，切合实用。这说明了他力求理论联系实际，临证分型施治讲求实用。

# 一、李中梓的学术主要成就

李氏的学术成就主要反映在下列几个方面。

**1. 对先天后天根本论的阐发** 先天之本为肾，后天之本为脾。对脾肾的重视，历代医家有不同主张，有的重肾，有的重脾。李氏则强调脾肾并重。他指出《内经》所说的治病必求其本，这个"本"字就是脾和肾。他说："世无有无源之流，无根之本。澄其源而流自清，灌其根而枝乃茂，自然之根也。"说明了治病如能抓住脾和肾这两个先后天的根本，可以不治而自愈。为什么说肾是先天之本？他认为："盖婴儿未成，先结胞胎，其象中空，一茎透起，形如莲蕊。一茎即脐带，莲蕊即两肾也，而命寓焉。即后水生木而后肝成，木生火而后心成，火生土而后脾成，土生金而后肺成。五脏既成，六腑随之，四肢乃全。"由此他说："肾是脏腑之本，十二脉之根，呼吸之本，三焦之源，而人资之为始者也。"至于脾何以为后天之本？他的理由是："婴儿既生，一日不再食则饥，七日不食则肠胃涸绝而死。"亦是《内经》所说的"安谷则昌，绝谷则亡"，如兵家之饷道，饷道一绝，万众立散；胃气一败，百药难施。所以他说："人一出生必资谷气，谷气入胃，洒陈于六腑而气至，和调于五脏而血生，而人资之为生者也。"这就说明了肾是五脏六腑生成之本，脾是五脏六腑供养之本。另一方面，从古来医家临证时对脾肾的重视来看，如治伤寒危急之时，必诊太溪，以候肾气之盛衰；或诊趺阳，以察胃气的有无。二脉若能应手，则尚有回生之望，若二脉不应，那就不易挽救了。诊寸口必察尺脉，尺之有脉犹树之有根。诊寸口脉也要注意胃气，有胃气则生，无胃气则死。所有这些，李氏认为都是前人重视脾肾的具体例证。所以他认为治病：必须从脾肾这两个根本去解决。对肾的治疗，他同样主张分水与火。水不足而引起火旺的，用六味丸，即"壮水之主，以制阳光"；火不足而导致水盛的，用八味丸，即"益火之源，以消阴翳"。脾的治疗，分饮食、劳倦两途。饮食伤者，为虚中有实，用枳术丸消而补之；劳倦伤者，乃属纯虚，用补中益气汤升而补之。他并认为虚劳、肿胀、反胃噎膈、痢疾、泄泻、痰饮等病，其本源都在脾或肾。至于虚劳证伤及肺脾两脏时，他主张补脾、保肺两法兼行。但如果燥热甚，能食而不泻者，润肺当急，而补脾之药亦不可缺。倘虚羸甚，食少泻多，虽咳嗽不宁，以补脾为急，而清润之品宜戒矣。他认为脾有生肺本能，肺无扶脾之功，所以补脾之要，尤要于保肺。如果虚劳证伤及脾肾两脏时，李氏主张补肾理脾两法兼行。由此可以看出，他对脾肾的重视了。

**2. 对水火阴阳论的阐发** 水为阴，火为阳，水火既济，阴阳互根，这是中医学的基本理论之一。这个观点在《内经》中已有详尽的论述，但历代医家从自己的实践经验中又有新的理解和不同体会。如刘完素的"火""热"发病说：李东垣的重"脾气""脾阳"、朱丹溪的"阳常有余，阴常不足"说和张景岳的"阳非有余，但真阴也不足"等，都做了不同的阐述。李中梓则认为水火阴阳的相互升降，是宇宙间一切事物生长成的根本。水的上升，是依火的炎上；火的下降，是赖于水性的润泽。两者相互协调，互相既济，才能维持生物的正常发展。他说："水火分则为二，实则为一。"是不可分割的。从人身上来说，气就是火，即是阳；血即是水，就是阴，无阳则阴无以生，无阴则阳无以化，从而把阴阳、气血、水火联系起来，说明了它们相互之间的对立统一性。但李氏强调"物不伏于阴，而生于阳"，认为在阴阳中，阳还是起主要作用。所以他在治疗上主张气血俱要，而补气要在补血之先；阴阳并需，而养阳要在滋阴之上。李氏在这种重阳思想的指导下，又将药性按四时分论。以温热药属春夏，为生长之气，统为补剂；以寒凉药分属秋冬，为肃杀之气，归为泻剂。由于李氏有着阳重于阴的观点，所以很同意张景岳对刘河间、朱丹溪重阴思想的批判。他说："今天下喜用寒凉，畏投温热，其故有二：一者守丹溪阳常有余说，河间有寒无热之论耳。"他把喜用寒凉、畏用温补的医生，叫作俗医。他很赞同东垣"甘温治大热""血脱宜补气""独阴不长""救脾必本于阳气"等论说。

**3. 创古今元气不同论** 李氏所说的元气，是指人身禀于先天的元阴、元阳，即元气。元气是人身最根本的物质。其元阴能润泽脏腑，元阳为脏气之源，所以元气旺盛，则根本巩固；元气衰惫，则根本动摇。李氏认为人的元气，好像大自然中的气，当天地初开时，气化浓密，则气强，久之气化渐薄，则气弱。所以他说："东汉仲景处方以两计，金元以后东垣、丹溪不过钱计，今（指明代）去朱、李之世又五百年，元气转薄必然之理，故抵当、承气日就减削；补中、归脾日就增多，临证施治，多事调养，专防克伐，多事温补，痛戒寒凉。"他在这种元气渐薄、今不如古的思想指导下，处处注意对元气的保养，也就突出了"补虚"的观念。如说："病宜用热，当先之以温；病宜用寒，亦当先之以清，纵有积宜消，必须先养胃气，纵有邪宜祛，必须随时逐散，不得过剂。"这充分说明了李中梓处处卫护元气的学术思想。

**4. 临证特点** 李氏在临证中善于运用辨证论治的方法，特别对真、假病象的鉴别有其丰富经验。他认为虚证用补、实证用泻、寒证用温、热证用清的大法，是任何医生都不致错认的。至于大实有羸状，至虚有盛候，阴证似乎阳，阳证似乎阴等诸类证候，如果判别不清，便容易造成生命危险。他说："如积聚在中实也，甚则默默不欲语，肢体不欲动，或眩运昏花，或泄泻不实，皆大实有羸状也……脾胃损伤虚也；甚则胀满而食不得入，气不得舒，便不得利，皆至虚有盛候也。"这种真假、虚实疑似症的辨别，临证时头等重要。又说："脾肾虚寒，真阴证也；阴盛之极，往往格阳，面目红赤，口舌破裂，手扬足掷，语言错妄，有似乎阳也……邪热未解，真阳证也；阳盛之极，往往发厥。厥则鼻无气，手足逆冷，有似乎阴也。"这里李氏给我们指出了对真假虚实证候的一些鉴别方法。至于对真假证的进一步判别,李氏认为必须求之于脉。他说:"假证之发现,皆在表也,故浮取脉,而脉亦假焉;真正之隐伏,皆在里也,故沉候脉,而脉可辨矣。"由此可见,李氏对疑似证的辨别有其丰富经验。

**5. 主要著作** 李中梓著作甚多,以通俗精要称著,适合于初学者读用。

(1)《士材三书》:本书计六卷。计《本草通玄》二卷,分论药性,末附用药机法,论述处方用药之法;《病机沙篆》二卷,分论各种病症;《诊家正眼》二卷,论脉诊,就《脉经》24 脉,补长、短、革、疾 4 脉为 28 脉,详细说明脉的形象,解释各脉的意义。

(2)《内经知要》:书凡二卷,分道生、阴阳、色诊、脉诊、藏象、经络、治则、病能等九篇。是《内经》的节录本,按类编纂,并加注释,通俗明了,为初学者之良好读本。

(3)《医宗必读》:本书是他最后的一本著作,在学术上也较以往成熟,可以说是他的代表作。书计十卷,分医论、图说、脉诀、色诊和本草、病机等。

此外,尚有《伤寒括要》《内外景说》(书佚)及《删补颐生微论》等。

## 二、李中梓的学术思想渊源

李中梓的学术思想渊源于《内经》和《伤寒论》,此外,受李东垣、薛立斋、张景岳诸家学说的影响也很深。

**1.《内经》** 李氏对《内经》很有研究,《内经知要》就是他的研究成果之一。他对各种病证的分析,都是依据《内经》的理论加以阐述。他认为历代医家各自成一家言,总是阐《内经》之旨。他从《内经》治病必求于本,领悟为这个"本"就是肾、脾。《内经》"阳密阴固"的论说,加强了他的重阳思想。他对元气的重视,也是与《内经》"精神内守,病安从来"的理论分不开的。

**2.《伤寒论》** 他推崇仲景为创外感病治法的第一人。在他的著作里着重发挥仲景的汗、吐、下、温、清、补六法,特别是补法做了详细的阐述。他分析了仲景的伤寒 397 法中,治虚寒的有 100 多法;113 方中,用人参、桂附的就有 80 多方。他认为气为阳,气虚则寒,故温即补,批判了后人"伤寒无补"的说法。

**3. 张元素、李东垣学说** 张元素的学术成就主要表现在对药物和处方学的研究,除此以外,还极力提倡治病应注意"养胃气",李东垣是张氏的学生,着重发挥了张氏"养胃气"的学说,著《脾胃论》。中梓对脾的重视,同时也分饮食、劳倦施治,就是继承了张元素、李东垣的学说。他还说东垣是内伤病论说的创始人。他的养阳在滋阴之上的学术思想,不能说与东垣"血脱宜补气""独阴不长"和"重脾阳"的论说无关。

**4. 薛立斋、赵献可学说**　薛立斋是明代的补肾派代表,赵献可是薛氏的学生,发挥了命门学说。两人在临床上偏重治肾,喜用六味地黄丸补肾阴和八味地黄丸补肾阳。李中梓对肾的重视,也分水、火治法,实际是继承了薛立斋、赵献可的学术主张。他责斥有人异议薛立斋治病多用六味、八味地黄丸,认为这是不知肾为人身根本的说法。

**5. 张介宾学说**　他对张景岳的"阳非有余论"大加赞扬,所以很同意张氏对刘河间、朱丹溪重阴思想的批判。他的"补气在补血之先""养阳在滋阴之上"的重阳思想,实质上是继承了张氏的"阴不能没有阳,无气便不能成形"的论说。

## 三、对李中梓学术思想的几点商榷

李氏的学术成就已如上述,但某些观点仍然有他的片面性。这里只提出两点讨论。

**1. 养阳在滋阴之上**　李氏认为阴和阳虽然互相关联,但阳是主要的,所以提出补气在补血之先,养阳在滋阴之上的主张。特别是用这种思想来对待药物,将温热药统为阳,属补虚药;寒凉药归为阴,属泻实剂;寒凉药比喻阴柔小人,温热药比喻阳明君子。这种机械的分类法,就值得商榷。唯物辩证法思想告诉我们,对每一事物的研究,必须是客观的,既要承认差别,也要看到它们之间的联系,尤其是互相转化的作用。阴和阳是两个对立的矛盾,但它们具有"阳生阴长""孤阳不生、独阴不长"的相互关系,在发展末端时"阳盛则阴,阴盛则阳"的转化规律,如果"阴阳离决,精气乃绝",这在《内经》里已有详尽的阐述。李氏在《水火阴阳论》中虽然也承认:"水火分则为二,实则为一。"但他重阳的思想还是主要的。当然,不能否认,在疾病的发展和演变的过程中,会出现阳盛阴衰,或阴盛阳微,或阴阳俱虚的病理变化。医生的任务,就是应用正确的诊断方法,来揭露种种错综复杂的病象,进行辨证施治,绝不能主观地概以补阳为重。按药物的属性来说：温热药气厚味薄属于阳，寒凉药味厚气薄属于阴。这是就一般而论，但绝不能由此而说温热药属阳就是补剂，寒凉药属阴就是泻剂，那么像荆芥、苏叶、羌活这类辛燥耗气的药，怎么能说是补虚药；再如沙参、生地、石斛等寒凉补阴养津之品，当不能说是泻剂。李氏这种重阳思想，就是他学术上偏颇的表现。章虚谷先生说得好："阳尊阴卑，原从人情世事上立名，非阴阳之理，固有尊卑。褒君子，贬小人，论世间事迹则可；扶阳气，抑阴气，论疾病证治则不可。"

**2. 元气古厚今薄论**　元气，李氏所指的是先天的元阴和元阳。先天对人身的禀赋来说，具有重要意义，但对人的健康来说，它不是绝对的，后天的供养、日常的锻炼也同等重要。有的人先天禀赋虽然差些，但注意调摄，同样身强力壮，正气旺盛，微邪难入，或虽入而不致病。李氏从汉朝与金元时期的用药量不同和明代医家多用补剂，而认定元气古厚今薄，提出未攻先补，欲攻缓攻，应寒先以凉，应热先以温的主张。如果按李氏这种逻辑，那么现距明代又是几百年，元气当是更薄，医家治病只能补虚，哪还会有攻伐之法，事实不是这样。就仲景的用药两计来说，那是汉制与后代的不同。至于明代用药多补问题，也必须从当时的社会背景去研究，绝不能说是元气渐薄的原因。徐大椿在《慎疾刍言》的"制剂"篇中分析说："……古一两，今二钱零，古一升，今二合，古一剂，今之三服……医者不明古制，以为权量与今无异……为之说曰，今人气薄，当略为减轻，不知已重于古方数倍矣，所以药价日贵，而受害愈速也。"徐氏虽然是在"制剂"中说的，其实是对李中梓的一种批评。

# 李中梓重"先后二天"思想探讨

云南中医学院　　王蓓蓓

重视"先后二天"是李中梓重要的学术思想之一。李中梓认为，人身之有本，如同木之有根，水之有源，治病如果能抓住其根本，则诸症迎刃而解。所以，李中梓在继承《内经》理论及前贤脾肾学说的基础上，提出"肾为先天之本，脾为后天之本"，并在《医宗必读》设有"肾为先天本脾为后天本论"，在《删补颐生微论》设有"先天根本论"和"后天根本论"专篇。

## 一、生理上脾肾互济

"肾为先天之本"，"先天"指人体禀受父母精血所形成的胎元，"本"是指根本、本源。就此问题，李中梓在《医宗必读·肾为先天本脾为后天本论》中提出："先天之本在肾，肾应北方之水，水为天一之源……盖婴儿未成，先结胞胎，其象中空，一茎透起，形如莲蕊。一茎即脐带，莲蕊即两肾也，而命寓焉。水生木而后肝成，木生火而后心成，火生土而后脾成，土生金而后肺成。五藏既成，六府随之，四肢乃具，百骸乃全。""婴儿初生先两肾。未有此身，先有两肾，故肾为藏府之本，十二脉之根，呼吸之本，三焦之源，而人资之以为始者也。故曰先天之本在肾。"肾主藏精，肾所藏的精，包括先天之精和后天之精。肾中精气支配、调节着人体的生长发育和生殖功能的成熟，以及人体的生理功能。肾中精气，又包括肾阴和肾阳。若先天肾阴、肾阳不足，便可影响整个人体的生长发育和生殖功能，使体内阴阳失调，生命活动不能正常进行。

"脾为后天之本"，"后天"是相对于"先天"而言。就此问题，李中梓分别在《医宗必读·肾为先天本脾为后天本论》《删补颐生微论·后天根本论》中指出："脾何以为后天之本？盖婴儿既生，一日不再食则饥，七日不食，则肠胃涸绝而死。《经》曰：安谷则昌，绝谷则亡。犹兵家之饷道也。饷道一绝，万众立散；胃气一败，百药难施。一有此身，必资谷气，谷入于胃，洒陈于六腑而气至，和调于五脏而血生，而人资之以为生者也。故曰后天之本在脾。""后天之本在脾，脾为中宫之土，土为万物之母。""《经》曰：脾胃者，仓廪之官，五味出焉。又曰：食入于胃，散精于肝，淫气于筋。浊气归心，淫精于脉，脉气流经，气归于肺。饮入于胃，游溢精气，上输于脾，脾气散精，上归于肺，通调水道，下输膀胱，水精四布，五经并行，合于四时五脏阴阳，揆度以为常也。是知水谷入胃，洒陈于六腑而气至焉，和调于五脏而血生焉。行于百脉，畅于四肢，充于肌肉，而资之以为生者也。故曰安谷则昌，绝谷则亡。"人一出生，人体的脏腑功能活动与生长发育，都需要足够的物质和能量，而饮食水谷所化生的水谷精微是人自出生后维持生命活动所需营养物质的最主要来源。脾主运化，胃主受纳，皆为"仓廪之官"。饮食物经胃的腐熟磨化后，精微物质由脾吸收，脾主运化，通过脾的运化作用将精微物质上输于肺，并通过肺布散于全身，从而在内营养五脏六腑，在外充养四肢百骸。

肾为先天之本，脾为后天之本。肾藏精，是生命之本源；脾主运化水谷精微，化生气血。先后二天相辅相成，相互促进；先天温养激发后天，后天补充培育先天，故先后天并重。肾的精气有赖于水谷精微的培育和充养，才能不断充盈和成熟；而脾胃转化水谷精微，则必须借助于肾阳的温煦。先后二天健旺充盛，方能维持人体正常的机体生命活动。

## 二、临证时脾肾并重

脾与肾在生理上相互资助、相互促进，在病理上亦相互影响，脾肾二脏对于人体生命活动具有非常重要的意义，故历代医家在临证时均非常重视脾与肾的病理变化。李中梓在《医宗必读·肾为先天本脾为后天本论》指出："上古圣人见肾为先天之本，故著之脉曰：人之有尺，犹树之有根。枝叶虽枯槁，根本将自生。见脾胃为后天之本，故著之脉曰：有胃气则生，无胃气则死。"李中梓又以伤寒为例，分别在《删补颐生微论·后天根本论》《医宗必读·肾为先天本脾为后天本论》中指出："伤寒危笃，寸口难稽，犹诊太溪以下肾气。""是以伤寒当危困之候，诊冲阳以察胃气之有无，冲阳应手则回生有日，冲阳不应则坐而待毙矣。""所以伤寒必诊太溪，以察肾气之盛衰；必诊冲阳，以察胃气之有无。两脉既在，他脉立可弗问也。"指出观察脾肾的盛衰情况，可以推测疾病的预后。

对于各家之间的"补脾不如补肾"和"补肾不如补脾"之争，李中梓在《医宗必读·不能食》中提出了自己的观点说："脾胃者，具坤顺之德，而有乾健之运，故坤德或渐，补土以培其卑监；乾健稍弛，益火以助其转运。东垣、谦甫以补土立言，学士用和以壮火垂训，盖有见乎土强则出纳自如，火强则转输不息。火者，土之母也，虚则补其母，治病之常经。"可知李中梓在治疗上，主张脾肾并重同治，认为水为万物之源，土为万物之母，只有脾肾二脏安和，方可一身皆治，百疾不生。脾肾两脏均为人身之根本，有相辅相成之功，先天可济后天，后天可助先天。

在脾肾二脏的治疗方面，李中梓认为，治先天之本，当分水火。其在《删补颐生微论·先天根本论》中云："故曰肾水者先天之根本也，而一点元阳则寓于两肾之间，是为命门。盖一阳居二阴之间，所以位乎北而成乎坎也。人非此火，无以运行三焦，腐熟水谷。《内经》曰：少火生气。《仙经》曰：两肾中间一点明，逆为丹母顺为人。夫龙潜海底，龙起而火随之，元阳藏于坎府，运用应于离宫，此生人之命根也，乃知阳火之根本于地下，阴火之源本于天上。故曰水出高原。又曰火在水中。夫水火者，阴阳之征兆，天地之别名也。独阳不生，孤阴不长。天之用在于地下，地之用在于天上，则天地交通，水火混合而万物生焉。"水不足而火旺者，可以使用六味丸壮水以制阳光；火不足而水盛者，可以使用八味丸益火以消阴翳。"只于年力方刚，迟脉独实者，微加炒枯知母、黄柏，以抑其亢炎。昧者以为滋阴上剂，救水神方，不问虚实而概投之。不知知母多则肠胃滑，黄柏久则肠胃寒，阳气受贼，何以化营卫而润宗筋，将髓竭精枯，上呕下泄，而幽潜沉冤，尚忍言哉！"（《删补颐生微论·先天根本论》）治后天之本，当分饮食劳倦。李中梓在《删补颐生微论·后天根本论》中云："《经》曰，因而饱食，经脉横解，肠癖为痔，或为胀满，或为积聚，或为诸痛，或为吐利之类。此所谓饮食伤也。《经》曰：有所劳倦，形气衰少，谷气不盛，上焦不行，下脘不通，胃气热，热气熏胸中，故内热。又曰：劳则气耗。劳则喘息汗出，内外皆越，故气耗矣。有所劳倦，皆损其气，气衰则虚火旺，旺则乘脾，脾主四肢，故困热无气以动，懒于语言，动作喘乏，表热自汗，心烦不安，此所谓劳倦伤也。"李中梓认为，饮食伤者，是虚中有实，可用枳术丸消而补之；劳倦伤者，则属于纯虚，可用补中益气汤升而补之。他在《删补颐生微论·后天根本论》中云："脾胃一伤，元气必耗，心火独炎。心火即下焦阴火，心不主令，相火代之。火与元气，势不两立，一胜则一负，阴火上冲，气高而喘，身热而烦，脾胃之气下陷，谷气不得升浮，是春生之令不行，无阳以护其营卫，乃生寒热。《经》曰：劳者温之，损者温之。又曰：温能除大热。大忌苦寒，反伤脾胃，东垣于劳倦伤者，立补中益气汤，纯主甘温，兼行升发，使阳春一布，万物敷荣。易老于饮食伤者，立枳术丸，一补一攻，不取速化，但使胃强不复伤耳。"并针对避免劳倦和饮食所伤，在《删补颐生微论·后天根本论》中提出建议："语云，修养不如节劳，服药不如忌口。""颐之象曰：君子以节饮食，岂非明饮食劳倦之足以伤生耶？"并提出了六大调理脾虚之要法。

李中梓对脾肾二脏的治疗，基本上继承了李东垣、张洁古理脾，薛立斋、赵献可补肾之法。但李中梓在理脾补肾的同时，又有其自身特点，认为理脾不拘于辛燥升提，治肾不泥于滋腻呆滞；既反对时医滥用苦寒，又不赞成浪用桂附。同时，李中梓还主张理脾与补肾兼行。李中梓重视脾肾的同时，亦非常注意审证分辨。如对脾胃后天而言，"脾胃者，具坤顺之德，而有乾健之运，故坤德或渐，补土以培其卑监；乾健稍弛，益火以助其转运。"（《医宗必读·不能食》）其意即说明如若滋养无源，重在治脾以补土；如若运化不健，重在益火以助运。

## 三、临证应用

李中梓注重脾肾的学术思想，体现在临证治疗中，无论是治虚损久病，如虚劳、肿胀、痰饮、泄泻、久痢，还是治实证用苦寒药太过之病，如淋证、癃闭等，多从调补脾肾论治。

如虚劳，李中梓认为，虚劳虽有五脏之劳，七情之伤，气、血、筋、骨、肌、精之六极，脑、髓、玉房、胞络、骨、血、筋、脉、肝、心、脾、肺、肾、膀胱、胆、胃、三焦、大肠、小肠、肉、肤、皮、气之二十三蒸，更有传尸鬼疰，症状非常多，令人难以掌握。但虚者往往不属于气，即属于血，五脏六腑，皆无出其外。其中，"血之源头在乎肾，盖水为天一之元，而人资之以为始者也……气之源头在于脾，盖土为万物之母，而人资之以为生者……二脏安和，则百脉受调；二脏虚伤，则千疴竞起。"（《病机沙篆·虚劳》）因此在虚劳的治疗过程中，要重视脾肾。在临床行治疗虚劳时，经常会遇到很多疑难问题，如虚劳伤及肺脾两脏时，理应补脾补肺并行，但脾喜燥而肺喜润，临证用药时往往容易互碍，但无论哪种情况，一定要补脾，因脾有生肺之能，而肺无扶脾之力。伤及脾肾两脏时要补脾理肾，若脾肾两伤情况相当时，治疗时更应重脾，因脾土可上交于心，下交于肾。但假若肾大虚，病势危重者，则更应重肾。在壮脾药之中，可加以五味、肉桂，在滋肾药之中，可加以砂仁、沉香。人有先后二天，补肾补脾法当并行。对此，李中梓在《医宗必读·虚劳》中解释说："脾具土德，脾安则土为金母，金实水源,且土不凌水,水安其位,故脾安则肾愈安也。肾兼水火,肾安则水不挟肝上犯而凌土湿,火能益土运行而化精微,故肾安则脾愈安也。"

痢疾是以腹痛、大便次数增多、里急后重,甚至下赤白脓血便为主症的一种常见肠道疾病。李中梓认为,痢疾一证与脾肾关系非常密切,脾司仓廪,土为万物之母,肾主蛰藏,水为万物之源,所以脾肾二脏是根本之地。临证时须依靠症状与色脉,从而辨别清楚痢疾的寒热虚实,方可进行治疗。李中梓对痢疾一证的治疗有着极为精辟的论述。他主张调补脾肾,认为在脾者病浅,在肾者病深。肾为胃关,开窍于二阴,久痢必损及肾,所以治痢必须补肾。李中梓在《医宗必读·痢疾》中说:"凡四君、归脾、十全、补中皆补脾虚,未尝不善,若病在火衰土位无母,设非桂附大补命门,以复肾中之阳,以救脾家之母,饮食何由进,门户何由而固,真元何由复?"在痢疾的临床辨证及药物使用方面李中梓亦有自己的经验,指出得痢疾之人,十有九虚,但是当时的医生在治疗痢疾时却是百无一补。李中梓针对此情况,明确指出,痢疾气本下陷,而医生用药时又行其气,只会使里急后重更严重。他指出可以使用补法的几种情况:如脉来微弱者,形色虚薄者,疾后而痢者,因攻而剧者,这四者均为宜补之证。李中梓认为,口腹怕冷、脉沉细,冷痢积如胶冻或如鼻涕,屡服凉药不愈,大便血色紫黯,可使用理中汤加木香、肉豆蔻等药物;若里急而频见污衣,后重得解而转甚,下利久而虚滑者,可使用补中益气汤加诃子、肉豆蔻、五味子等药物。若下利以五更及午前甚者,或病属肾阳不足、火不生土者,宜用肉桂、补骨脂、禹余粮、附子、赤石脂、山药、五味子之类的药物。关于痢疾的预后,李中梓认为,先泻而后痢者,是由脾传肾,病情严重,治疗困难;而先痢而后泻者,是由肾传脾,病情轻微,容易痊愈。脉象以沉小细微为顺为吉,洪大滑数为逆为凶。对于久痢的死证,李中梓主张无论其脉症如何,惟用参、附、芪、木香、砂仁补脾健胃,方能十可救一。

对于水肿胀满之证,李中梓认为其关键在于肺、脾、肾三脏。"脾土主运行,肺金主气化,肾水主五液。凡五气所化之液,皆属于肾;五液所行之气,皆属于肺;转输二藏,以制水生金者,悉属于脾。"(《医宗必读·水肿胀满》)对于水肿胀满的病因,李中梓在《病机沙篆·水肿》中云:"水本畏土,因土虚不能制水,则寒水侮所不胜,及乘脾土泛滥为邪……夫水虽受制于脾,而实主于肾,肾本水脏,而元气寓焉。而肾中阳虚,则命门火衰,既不能自制阴寒,又不能温养脾土，阴阳不得其正，则化而为邪。"对于肿胀一证的治疗，李中梓的经验是"治实颇易，理虚恒难"（《医宗必读·水肿胀满》），并在同一篇章中进一步阐释道："察其实者，直清阳明，反掌收功；苟涉虚者，温补脾肾，渐次康复。其有不大实亦不大虚者，先以清利见功，继以补中调摄。又有表实而本虚者，泻之不可，补之无功，极为危险。"

## 四、小　结

综上所述，李中梓不仅对肾为先天本、脾为后天本的学术思想做了深入的阐述，并且积累了宝贵的辨证论治经验，值得重视。

（《云南中医中药杂志》，2017 年第 38 卷第 6 期）

# 李中梓脾肾学说探讨

贵阳中医学院　　谭学林

李中梓著述较多，《医宗必读》（以下简称《必读》）是其代表著作之一。本书 1637 年刊行，是其晚年时的作品，他在自序中说此书"究心三十余年"而成，可见其功夫之深。《必读》全书贯穿了脾肾学说的理论和临床实践，本文试从《必读》的部分内容以探讨李氏的脾肾学说。

## 一、李氏脾肾学说的主要论点

**1. 脾肾先后天根本论**　"治病必求于本"是中医治疗的根本法则。李氏在《必读·肾为先天脾为后天根本论》中说："《经》曰治病必求于本，本之言根也源也。世未有无源之流，无根之木，澄其源而流自清，灌其根而枝乃茂，自然之经也。故善为医者，必责根本。"根本是什么呢？"先天之本在肾，肾应北方水,水为天一之源,后天之本在脾,脾为中宫之土,土为万物之母。"关于脾肾重要性的论述,最早见于《内经》和《难经》,如"脾者,仓廪之本,营之居也"(《素问·六节藏象论》)。"胃者,五脏六腑之海也,水谷皆入于胃,五脏六腑皆禀气于胃。"(《灵枢·五味》)"肾者主水,受五脏六腑之精而藏之。"(《素问·上古天真论》)"左者为肾,右者为命门。命门者,诸神精之所舍,原气之所系。"(《难经·三十六难》)从宋、金、元到明代,张元素、李东垣对脾,许叔微、严用和、钱乙、朱丹溪对肾,又有了许多论述,特别是薛己认为"真精合而人生,是人亦借脾土以生",对李氏影响较大。李氏研究和吸取了自《内经》以来对脾肾问题的论述,做了进一步的发挥和高度的概括,首先提出了"肾为先天本,脾为后天本"的学术论点,其立论之精辟,高于诸家之上。他说:"未有此身,先有两肾,故肾为脏腑之本,十二经脉之根,呼吸之本,三焦之源。"这是从肾的生理功能对人体的重要性而言,肾不仅有藏精主骨生髓的功能,而且肾气禀赋于父母先天之精气,是"人资之以为始者"。又说:"一有此身,必资谷气,谷入于胃,洒陈于六腑而气至,和调于五脏而血生。"这是从脾胃的生理功能对人体的重要性而言,因人出生以后,有赖于脾胃的健全,才能转输精气,化生气血,是"人资之以为生者也"。他举伤寒危重症为例,必诊太溪脉以候肾气之盛衰,诊趺阳脉以候胃气之有无,从诊察疾病方面说明以脾肾为根的道理。在杂病治疗上,也有许多例子,如痢疾"先泻而后痢者,脾传肾为贼邪难疗",这是由脾传肾,火不生土,肾阳衰微,设非桂、附大补命门,复肾中之阳,虽用参、术、芪,但终致不起。又如虚劳证受补为可治,不受补为不治,这里多指参芪补脾而言,"虚劳不服参芪,为不受补者死"。这是由于脾气已经衰败,故不受补,不受补不治。以上两例均是从疾病的预后亦以反证脾为后天肾为先天的例子。

先后天根本论抓住了这两个根本,使脾肾学说建立在坚实可靠的基础上,是李氏临床实践的理论基础,在《必读》中占有十分重要的地位。

**2. 脾肾互济同治论** 李氏重视脾肾,以先后天根本立论,但李氏还认为脾肾之间的关系十分密切,从生理到病理方面相互影响,而脾肾相互为用,有"相赞之功能",因此必须脾肾并重,脾肾同治,先天济后天,后天助先天。这些看法,主要是通过临床实践的体验,把脾肾论治中的"从阳求阴"和"从阴求阳",进一步发展和推衍到脾肾相求、互相并茂的范围。

他在《必读·水火阴阳论》中说:"天地造化之机,水火而已矣,宜平不宜偏，宜交不宜分。"又说："人身之水火，即阴阳也，即气血也，无阳则阴无以生，无阴则阳无以化。"而气血又是由什么所主呢？李氏在《必读·虚劳》中明确地说"第于脾肾分主气血"。这是由于"独主脾肾者，水为万物之源，土为万物之母，二脏安和，一身皆治，百疾不生"。这就把阴阳、气血、脾肾之间有机地联系了起来。脾肾均有气血之用，阴阳之变，脾肾间的关系密切远胜其他之脏，既有生理上的相互资助，又有病理上的相互影响，这种认识上的明确和深远，为诸家之所不及。他进一步提出了"肾安则脾愈安，脾安则肾愈安"的论点并以临床事实为证据来说明。为什么"肾安则脾愈安"呢？这是因为脾阳要靠肾阳的温养，才能发挥运化作用，以维持人体的生命功能，临床上肾阳不足则使脾阳虚弱，运化失职，可以出现腹痛绵绵，畏寒肢冷，大便稀溏，完谷不化，久痢久泻，浮肿等等，治宜"补火生土"，脾肾并治，"火强则转运不息"，补肾即是补脾，目的是使"肾安则脾愈安"。为什么"脾安则肾愈安"呢？肾精必须靠脾阳化生水谷精微不断充养，才能充盛，脾阳不足，久而久之亦可导致肾阳虚亏，症见面色㿠白，腰膝酸软，全身水肿，下肢尤甚，治宜"补土生火"，脾肾并治，"土强则出纳自入"，补脾即是补肾，目的是"脾安则肾愈安"。这是从临床的角度证明脾肾互济同治的道理。

历史上有所谓"补脾不如补肾"和"补肾不如补脾"之争，李氏则认为都有一定的片面性，他以脾肾互济的道理，将二者统一起来。《必读·虚劳》中说："孙思邈云'补脾不如补肾'，许学士云'补肾不如补脾'，两先生深知二脏为人之根本，又知二脏有相赞之功能，故其说似背，其旨实同也。"二脏有"相赞之功能"，这是脾肾同治的重要依据，而且将两脏的功能统一了起来。李氏充分运用脾肾互济同治于临床，取得了很好的效果，这确实反映了临床治疗的实际情况，在《必读》的医案中，例子很多。这种临床实践使脾肾学说进一步完整而系统化，脾肾互济同治论应该是李氏脾肾学说的主要内容和方法。

**3. 虚当温补脾肾论** 李氏认为治虚并非一般的养正和补虚，关键在于脾肾两脏，他将一切虚证多归于脾肾，而治脾肾又多从温补入手，故李氏脾肾学说可称为脾肾双补学说，或叫温补脾肾学说。

李氏特别重视虚证的治疗，这是由于当时风土和体质的关系。他在《必读·古今元气不同论》中认为古今元气不同，现在元气转薄，"世人之病，十有九虚，医师之药，百无一补"，而虚证病人又没有实证病人好治，"因虚而死者十九,因实而死者十一,治实者攻之即效,无所难也,治虚者补之未必即效,须悠久成功,其间转折进退,良非易也。"他反对那些惟知尽剂,不顾本元,惟知古法,不审时宜的做法,其态度是正确的。可是虚证的原因是什么? 他也有十分独特的看法:"夫人之虚,不属于气,即属于血,五脏六腑,莫能外焉。"但气血又是由脾肾所主,"第于脾肾分主气血"。故作出了一切虚证"独主脾肾"的结论。气血阴阳失调,可能系多脏受病,但脾肾为生机之系,同全身气血阴阳的生成调节有关,在诊治过程中,虽未必能尽见脾肾虚损之明显证候,但能掌握脾肾与诸脏的关系,便有辨治之法,这很能反映虚证的实际情况和主要矛盾。《必读》中多次提到治疗一切虚证的关键在于抓"根本",这不是泛指一般的扶正和补虚,而是指抓脾肾二脏。脾肾对于虚证治疗是十分重要的,肾为先天之本,肾无实证,当"有补而无泻",脾为后天之本,也是虚证为多,虽有实证,"有积必消,当先养其胃气"。李氏对脾肾与虚证的关系,完全与张景岳"五脏之伤,穷必归肾"和李东垣"脾胃之伤,诸病生焉"相一致。

李氏还特别重视阳气,认为"天之运,人之命,俱以阳为本",故其临床施治多事温补,痛戒寒凉。他在《必读·药性合四时论》中认为温热药如春夏生发之气,能生长万物;寒凉药如秋冬之气,能肃杀万物。故"温热之剂,均为补虚;寒凉之剂,均为泻实"。他的治疗主张是"气血俱要,补气在补血之先;阴阳并需,养阳在滋阴之上"。而虚证既为脾肾所主,温热药又为补虚而设,故温即是补,补虚即是温补脾肾而言,这同张景岳"阳气根于肾"和绮石"阳虚之证统归于脾"相一致,而李氏两脏同用温补,将温补同脾肾相联系。因其重视阳气,补虚又侧重于温补,可以说李氏基本上属于温补学派,他同意薛己、张景岳、赵养葵等人对于温补的主张,通过他的临床实践,说明了温补脾肾对于虚证的重要性。

从以上分析可以看出,李氏脾肾学说多限于内伤虚弱证,偏于阳虚者,这是它的运用范围。他的虚当温补脾肾论,阐明了治虚与补脾肾的一致性,以及温补脾肾对于虚证治疗的重要性,有其独到之处。

## 二、李氏脾肾学说的临床运用举例

### 1. 治法举例

(1)脾肾双补:即既补脾又补肾,它可以用于脾肾同病,也可用于一脏有病，在同一处方中，补脾补肾同用，或服法上补脾汤药送服补肾丸药，或一日之中朝用补脾，夕用补肾，补脾多用补中益气、四君子、六君子、理中、归脾、黄芪建中、十全大补、人参养营等汤，和中、资生等丸；补肾多用八味、六味、四神、二神、菟丝子、济生肾气、无比山药、还少丹、温肾等丸。其用方广泛，加减灵活，补肾不专乎地黄，补脾不胶着于升、柴，他善于运用人参、桂、附等药，如钱案，用人参达几斤之多。

（2）以补脾为主兼补肾，或先治脾后治肾：脾病为急，当以补脾为主，加用桂、附、干姜兼治肾。如痰饮病，《必读·痰饮》中有"脾为生痰之源，治痰不理脾胃，非其治也"之语，这是以脾病为主，但李氏还加用补肾药附、桂、姜等，这是因为土不制水，水势可以上泛为痰，但水势上泛，不能单纯归咎于脾土之虚，肾阳不能温煦脾土也是原因之一，故兼治肾以助脾。

（3）以补肾为主兼补脾，或先治肾后治脾：肾病为急，当以补肾为主，加用参、术、芪兼补脾。如痢疾病，李氏认为先泻后痢者脾传肾为贼邪难疗，需要桂、附补命门火，以补肾为主，兼用参、术补土，以补脾为辅。

（4）补脾肾分标本缓急：标急则先治标，后治本，先攻邪后补脾肾。如何宗鲁肿胀案，先以舟车丸攻逐水饮，后用六君子补脾。本急则先治本，后治标，先补脾肾后攻邪。如汪泉华真中风案，脾肾已绝，以人参三两、熟附五钱，浓煎灌下，待诸症减而能动后，再加生姜、竹沥以祛风除痰。

**2. 医案举例(吐痰泄泻)**　姚岱芝，吐痰泄泻，见食则恶，面色萎黄，精神困倦，自秋及春，无剂不投，经久不愈。比余诊之，口不能言，亟以补中益气，去当归，加肉果二钱，熟附一钱，炮姜一钱，半夏二钱，人参四钱，日进二剂。四日而泻止，但痰不减耳。余曰：肾虚水泛为痰，非八味丸不可，应与补中汤并进。凡四十日，饮食大进，痰亦不吐。又半月而酬对如常矣（《必读》卷七）。

【按】久泻恶食，非伤食恶食可比。伤食属实，宜消宜攻；久泻属虚，宜温宜补。该病自秋至春，泄仍不止，反增口不能言，是脾胃之气衰竭无疑。吐痰者，是土不制水，水势上泛所作。但水所以上泛，不能单纯归咎于脾土之虚，亦当责之肾阳的不足，肾阳不能温煦脾阳。因此李氏先用补中益气，去当归之滑，加肉果（肉豆蔻）之涩，以治后天脾土为主，又取姜、附补火生土，兼治肾为辅。在脾气有所恢复后，即脾肾双补，后天济先天，先天助后天，用八味丸补肾,补火生土,用补中益气补脾,补土制水,先后天并重,脾肾同治,取得了效果。本案是脾肾同治的典型案例。

## 三、结　语

本文通过对李氏脾肾学说的学习,将其归纳为三个主要论点。先后天根本论是其理论基础,脾肾互济同治论是其主要内容和方法,虚当温补脾肾论是其临床运用的范围,后列治法举例和验案,虽为管窥,但也可举一反三,略知其具体运用。

(《浙江中医学院学报》,1982 年第 6 期)

# 李中梓"肾为先天之本"论析

中国人民解放军第三军医大学第二附属医院　　马向东

"肾为先天之本"为明代李中梓在其《医宗必读·肾为先天脾为后天本论》中明确提出,与"脾为后天之本"相对而论。数百年来,李氏之说被后世医家广为引用,对中医临床防病治病、优生优育产生了广泛的影响。但其论中言肾"形如莲蕊",意不甚明,"先天"所指亦未清。国内自 20 世纪 60 年代以来开展了对中医"肾"实质的探讨,相继提出了下丘脑-垂体-肾上腺、性腺、甲状腺轴以及免疫系统等所谓中医"肾"功能的物质基础,但均未有对人体后天之"肾"的研究。在胎儿时期,因其下丘脑-垂体-肾上腺、性腺、甲状腺轴等尚未发育完善,作为李氏先天之本的"肾"又当为何物?此外,中医概念的"肾"不等同于西医概念的肾,李中梓所描述的"肾"也显然不是西医概念中胎儿的"肾"。那么,"肾为先天之本"论究竟当作何理解,本文拟就此几个方面,结合其文献源流与现代人体胚胎学的研究成果探讨如下。

## 一、理论渊源

在中医学理论形成时期，深受阴阳、五行等辩证观、运动观的哲学思想影响，其思维模式形成了万物恒动的观念，根据临床观察和生活实践经验，逐渐把生命活动的动力源泉归之于"肾"，继而提出了"命门"概念，而"肾"的地位也就迥出于他脏之上，而有统宰生命的意义。

《内经》认为"肾者主蛰，封藏之本，精之处也"，"精者身之本"，"人始生，先成精"，"肾者主水，受五脏六腑之精而藏之"。肾藏精，而精为身之本，先身而生。《难经》提出右肾为"命门"，"肾两者，非皆肾也，其左者为肾，右者为命门。命门者，诸精神之所舍，原气之所系也，故男子以藏精，女子以系胞"，"然五脏亦有六脏者，谓肾有两脏也，其左为肾，右为命门"，强调了右肾作为命门在人体生命活动中的重要地位。华氏《中藏经》曰："肾者，精神之舍，性命之根。"这一时期在临床上广泛地将现代所谓的内、外生殖器病，包括神经衰弱、性功能不全、前列腺疾病与肾相联系。继《难经》命门概念的提出，宋、金、元、明时期对肾与命门进行了更为广泛、深入的探讨，肾与命门虽存二名，且对命门的位置也存有争论，但在论述中，二者的主要功能又基本相同，均认为命门藏精舍神，内寓真火，是脏腑之本，经脉之根，为人体生命活动的根本动力和基源，与肾阴肾阳的功能基本相同。故现代认为，肾阳亦即命门之火，肾阴亦即张景岳所谓的"命门之水"，所以称之曰命门，无非是强调肾中阴阳的重要性而已，所以命门的功能也即是肾的功能。肾的地位的尤为突出，也即在于认为其是人体生命活动的根本动力和源泉，具有温煦、推动、激发、濡养其他脏腑组织的作用。

李中梓强调说："肾何以为先天之本？盖婴儿未成，先结胞胎，其象中空，一茎透起，形如莲蕊，一茎即脐带，莲蕊即两肾也，而命寓焉。水生木而后肝成，木生火而后心成，火生土而后脾成，土生金而后肺成，五脏既成，六腑随之，四肢乃具，百骸乃全。"（《医宗必读·肾为先天脾为后天本论》）明确表明"肾"先他脏而成，并对他脏的形成起着决定性的影响，其意即在于强调胎儿时期"肾"之功能对胎孕发育过程中其他脏器的温煦、推动、激发、濡养的重要作用。

## 二、"先天"之义

"先天"在中医学中有两层含义。《中华医学大辞典》曰："先天,人体受胎时之真元也,故称禀赋强弱曰先天,其身体弱者,则曰先天不足。"《中医大辞典·基础理论分册》解释同于此。《辞海》指出："先天,① 中医名词,指肾气,与后天相对而言,一般称肾为先天之本,凡人在胚胎时期禀赋强的称先天充足,在胚胎时期禀赋弱的称先天不足。② 人或动物的胚胎时期。"因此先天的含义,一为人体受胎时之真元、禀赋,即父母生殖之精,如张景岳《景岳全书》曰:"夫禀受者,先天也,修养者,后天也,先天责在父母,后天责在吾身。"二为人体从胎孕之始至婴儿形成的胎孕阶段,如《医宗金鉴·妇科·嗣育门》所言"天癸乃父母所赋,先天生身之真气也"及《医学衷中参西录》"所谓以未生为先天,已生为后天者,此大略言也"。前者主要言胎孕本源,是物质概念;后者主要是指胎孕发育过程,是时间概念,二者都对一个新个体的形成与发展有着重大意义,并且没有父母生殖之精相合,也就不存在胎孕的发育过程,两种理解是从不同角度而言,均具有合理性。但李中梓在《肾为先天脾为后天本论》中之所以指出"肾为先天之本",其意是强调"肾"在胎孕时期中的主宰作用,并举后天之本为脾与之相对而论,明确表明先天为胎孕之始至婴儿形成这一阶段,即胎孕时期,故其"先天"本意当从时间概念理解,不是物质概念的"先天"。当然,物质概念的"先天",作为胎孕本源父母生殖之精,同样存在本源于何处的问题,而此"先天"本于父母之"肾"亦不难理解,这一理解对于优生优育也有着现实意义。

## 三、先天之本当属胎盘

胎儿禀资于父母,父母生殖之精对于胎儿形成的影响自不待言,但胎元已结,在未出生前作为开始独立发育的新个体,在其发育成形过程中,又是以何为本呢? 是什么对胎孕发育过程起关键性的、类似于先天之"肾"对他脏的温煦、推动、激发、濡养功能? 李中梓将其归于"肾",当然非西医学胎儿之肾。

人体胚胎学研究表明，胎儿肾的发育与其他脏器的发育几乎是同步的，更不存在决定其他脏器的发育。在人体胚胎学的研究中，胎盘对胎儿发育的影响已受到了广泛的重视。妊娠期间，胎盘不但替代了胎儿的肺、消化系统及肝肾的功能，而且是胎儿体内最重要的内分泌及物质代谢与转运的器官，可产生类似于丘脑-垂体-性腺、甲状腺轴及子宫所分泌的多种多肽类激素（人绒毛膜促卵泡素、绒毛膜促甲状腺皮质素、绒毛膜促肾上腺皮质素、绒毛膜β脂肪酸释放素、促黑素细胞素、促甲状腺素释放因子、促黄体生成素释放因子），并分泌绒毛膜促性腺素、胎盘催乳素、孕酮、雌二醇、松弛素、血管紧张素、前列环素、血栓素，而且还分泌各种鸦片肽和生长因子。基于胎盘的上述内分泌功能，有人认为不得不考虑胎盘内是否存在着一个自我调控系统，并有人进一步认为胎盘很像由下丘脑、垂体和性腺构成的一个综合的神经内分泌器官，即与现代研究的"肾"的实质下丘脑-垂体-性腺、甲状腺、肾上腺轴功能相似。胎盘所产生的一系列激素对于维持妊娠、胎儿的代谢、蛋白质的合成、脏腑组织的形成起着极为重要的作用。在胎盘的形态、体视学研究中也发现胎盘绒毛滋养层的质量、绒毛的数量、胎盘毛细血管的质量和表面积是胎儿宫内发育迟缓的重要原因。国外学者也曾指出胎盘决定了胎儿的营养和生长发育。胎盘病变时胎儿发育必受影响，轻者发育迟缓，重者发育缺陷乃致流产。

尽管胎盘对胎儿的生长发育所发挥的作用尚未完全阐明，但已有的研究成果表明，其作为重要的营养、物质代谢与转运及内分泌器官，所发挥的作用正类似于中医对"肾"所描述的主生长、发育、推动、激发、濡养的功能及李中梓所描述的胎儿"肾"对其他脏腑、四肢百骸的影响。李中梓在"肾为先天之本"论中也形容肾"形如莲蕊"，因此，李氏"肾为先天之本"论中的"肾"可能就是胎儿发育时期的胎盘。

综上所述，李中梓"肾为先天之本"论可完整地理解为：对新生个体而言，"先天"是时间概念，是由父母生殖之精相合到胎孕结束的整个胎孕阶段；在这个阶段中，胎儿"肾"所发挥的温煦、推动、激发、濡养功能是胎儿"先天"发育的根本，而这一根本的物质基础即为胎盘，"肾为先天之本"即"胎盘为先天之本"。同时，人在任何时期不可能无"肾"，胎盘作为胎孕时期的巨大影响因素，"先天之本"胎盘在胎儿下丘脑-垂体-肾上腺、甲状腺、性腺轴等尚未发育完善之前,即可将其看作是胎孕时期的"肾"实质,这种理解也可弥补现代对中医"肾"实质研究中"只及后天不及先天"的不足,为深化中医肾的藏象研究,完善对中医"肾"实质的认识,提供了一定的思路,并可为临床、保健、优生优育提供有益的理论基础。

（《安徽中医学院学报》,2001年第20卷第2期）

# 问难"脾为后天之本"
## ——肺属后天阳之本,脾司后天阴之本

河南中医学院　　郑志攀　徐立然

轩辕以降,医理渐明,然《经》旨幽玄,辩者纷繁,求其所因,难明医易同源之理也。自东垣老人论脾胃之后,多有崇之者,李中梓先生于《医宗必读》有"脾为后天之本"论,其言似于晰明,今之医者更进阐发实践之,多有裨益。然于医与道,脾为"后天之本"之说确有不足之处,待详论之。

《医宗必读·肾为先天之本脾为后天之本论》言:"饷道一绝,万众立散。胃气一败,百药难施。一有此身,必资谷气,谷气入胃,洒陈于六腑而气至,和调于五脏而血生,而人资之以为生者也。故曰后天之本在脾。"又:"盖婴儿既生,一日不再食则饥,七日不食,则胃肠涸绝尔,《经》云安谷则昌,绝谷则亡。"又《灵枢·五味》提出:"水谷皆入于胃,五脏六腑皆禀气于胃……故谷不入,半日则气衰,一日则气少矣。"此言虽非舛误,然何以理解偏执? 肺主呼吸,呼吸遽停,绝于天气,五脏六腑,四肢百骸何可撑得半刻? 毙亡之期定在须臾。又痰阻气道,上闭清窍,何以再行脾胃之气传化药力耳? 故以"绝谷而殁"争"脾为后天之本",难合其理。

医道源于岐黄,《易经》明于伏羲,然医易同源,何可分之? 道生一,一生二。二者,阴阳也。肾为坎象,阴于外涵阳,阳自内育阴。而乾卦主天,金德金象,于五脏中为肺;坤卦主地,土德至阴,于五脏中为脾。太阴者,三阴

也；阳明者，二阳也。故言太阴湿土，阳明燥金。先天生后天，后天分阴阳，肺属后天阳之本，脾司后天阴之本。故于道言，仅以脾为后天之本难合《经》旨。

《内经》言："五气入鼻，藏于心肺，上使五色修明，音声能彰。五味入口，藏于肠胃，味有所藏，以养五气，气和而生，津液相成，神乃自生。"昭乎哉其所言！肺主气，天气也；地亦主气，地气也。人之元气源于肾，然无天地二气之养，魂魄可分立于血肉之躯而独存乎？宗气走息道而司呼吸，贯心脉而行气血，并涉及视、听、言、动。宗气所生亦依赖于肺、脾所化之气，故而动作轻灵，如神所领。营气者，至古迄今，皆言为水谷精气所化，然现代医学已明，人之能量多从葡萄糖而生，然欲成能量，仍需与天气之氧共催其生，氧者，养也。非此能量，则无有生长壮老已；非此能量，则无有生长化收藏。肺主表，主卫，卫气虽由脾胃所成，然无肺气，可言卫气乎？再者于新陈代谢，吐故纳新，《内经》言："阴味出下窍，阳气出上窍。"无有肺何可吐故谢新，如无脾胃怎可纳新代陈？又《易·系辞》曰："一阴一阳之谓道，阴阳不测之谓神。"阴者，脾所主，阳者，肺所主，而生生不息为不测者，岂不谓肾乎？如无先天，何谈后天？如无后天之脾肺，又何言气和而生，津液相成，又何言神乃自生？

疗疾治病，明乎阴阳，肺脾亦不可偏废，故《理虚元鉴》指出："是以专补肾水者，不如补肺以滋其源。肺为五脏之天，孰有大于天者哉！专补命火者，不如补脾以健其中。脾为百骸之母，孰有大于地者哉！"故后天之本分阴阳，肺为阳，脾为阴，肺主天气纳五气，脾主地气运五味。此言明甚，医者当择其适宜而用。

综上言之，机体皆由气所养，然诸气之生处有其三：肾为先天之本，藏元气而统治神与体，成其先天之气；肺者，成其乾天之气；脾者，成其坤土之气。后两者或各行其道，司其职，或合而为一以构宗气行气血。《易传》亦言"一阴一阳谓之道"，非言肺脾之阴阳哉？是故肾为先天之本，而肺为后天阳之本，脾为后天阴之本。

（《上海中医药杂志》，2010 年第 44 卷第 4 期）

# 李中梓对易水学派"脾肾相关"学术思想继承及临床应用

甘肃中医药大学　　姜　玥　段永强　王韶康

易水学派为金代医家张元素所创,其学术思想核心为脏腑病机,尤其突出对脾肾的精气虚损病机探讨,对明代温补学派的形成产生了深远的影响。在张元素学术思想影响下,后世易水学派医家逐渐转向对某特定脏腑的专题研究,并衍生出各自的脏腑学术思想。至明末,李中梓吸收薛己、张景岳、赵献可等医家的学术思想精华,在继承易水学派学术核心的基础上,尤其重视脾肾作用,深入进行脾肾及命门理论的研究,促进了温补学派的形成。温补学派也被认为是易水学派的延伸与发展。

## 一、脾肾生理病理关系及脾肾相关理论

就五脏而言,脾与肾息息相关。《素问·六节藏象论》曰:"肾,主蛰,封藏之本,精之处也……脾者,仓廪之本,营之居也。"在生理上,肾主藏精,依靠后天脾胃运化之水谷精微的充养不断充盈,脾脏必须依赖肾阳之阳气根本温煦、推动以化生气血,脾肾二脏相互资生,相互配合,相互促进,相辅相成,诚如《素问·五脏生成》中"肾之合骨也,其荣发也,其主脾也"之论述。该论述也被认为是脾肾相关学说的萌芽。在病理上,脾肾为病常相互影响,相互传变,共同致病。中医脾肾相关学说自秦汉萌芽,发展于晋唐,兴盛于宋元,深化于明清,直至近代发展为一门理、法、方、药俱备的完整理论。

## 二、李中梓脾肾相关学术理论源流

李中梓师承于李东垣,并吸收薛立斋、张景岳、赵献可等诸家的学术理论特点,注重医论医理的探讨,在其著作《医宗必读》中专著《肾为先天本脾为后天本论》,提出了"肾为先天本脾为后天本"的学术观点,认为脾与肾在生理上相互滋生、相互配合,维持机体生命活动的正常进行,在病理上亦相互影响。

李氏于《医宗必读》中专著《四大家论》，对张仲景、刘完素、李东垣、朱丹溪的思想进行了评价与分析，在其医理医论论述中也有对张景岳、薛己等医家论点的论述及评价。李中梓学术理论有明显的传承路径，其弟子主要有沈朗仲、马元仪、尤在泾等，继承其学术思想其他门人弟子尚有李延昰、尤乘、郭佩兰、董宏度等，数量众多，发展为"士材学派"。李中梓及其弟子为推动易水学派的发展做出了重要贡献。

## 三、李中梓对易水学派诸家脾肾相关学术思想的继承

**1. 对李东垣脾肾相关学术思想继承与发展**　李东垣为金元时期的著名医家，师从张元素，在其学术影响下，以脾胃学说理论系统论证了脾胃在生理病理、辨证治疗中的重要意义，对脾胃病病因病机证治理论做了系统总结，提出"内伤脾胃，百病由生"，其认为脾肾作为人身后天、先天之根本，对维持人体正常的生理功能有着重要作用。李中梓于《医宗必读·肾为先天本脾为后天本论》中载："治后天之本，则有饮食劳倦之分，饮食伤者，枳术丸主之。劳倦伤者，补中益气汤主之。"李中梓在《四大家论》中评价李东垣对内伤外感辨证准确，并提出"师东垣莫偏于升补，疗火逆不执于升提"的学术主张。李氏善用东垣方枳术丸与补中益气汤治饮食劳倦伤，在《不能食篇》中引东垣"胃中元气盛，则能食而不伤，过时而不饥。脾胃俱旺，能食而肥；脾胃俱虚，不能食而瘦"，并注"由是言之，则不能食皆作虚论"，在论治中亦多以脾肾虚辨治。

**2. 对薛立斋脾肾相关学术思想继承与发展**　明代医家薛己私淑东垣之学，其脾胃学说深受李东垣脾胃论的影响。薛己认为脾胃为气血之本，"人之胃气受伤，则虚证蜂起"，内因外感皆可由脾胃虚弱引起。其提出调补脾胃阳气为先，主张"补肾不如补脾"，并与其倡导的肾命学说相结合，学术上倡导温补脾胃、滋补肾命，偏重于温补脾胃。薛己在临证治疗中亦重视脾胃阳气，强调临证应慎用知母、黄柏等苦寒峻剂，以免克伐脾胃阳气，不主张多用性凉滋腻碍脾药物，如麦冬、芍药和生地等。薛己善用甘温，提出饮食不适者用枳术丸，脾胃虚弱者用四君子汤，脾胃虚寒者用四君子汤加炮姜，命门火衰者用八味丸。李中梓特别推崇薛己的学说，赞"惟明于求本之说，而后可以窥立斋之微"，其对疾病亦多以气血虚论治。李氏在《医宗必读·小便不禁篇》中描述

产后小便不禁时,即引薛己语,曰:"若膀胱气虚而小便频数,当补脾肺;若膀胱阴虚者,须补肺肾。"其对产后小便不尽病机总结为"此气血虚不能制故也",临证中亦常宗薛氏之法,灵活辨证,常用六味、八味、枳术、补中益气等方,收效显著。

**3. 对张景岳脾肾相关学术思想继承与发展** 明末医家张景岳私淑薛己,继承发展了温补脾胃的学术思想,是温补学派的代表。张景岳认为脾、胃的生理病理与其他各脏腑均有密切关系,着重强调了脾、胃与肾从生理、病理、经脉的联系,认为二者关系甚为密切。其重视肾命学说,临证中亦重视脾肾的联系,提出对于肾病及脾胃者,病在脾胃,其本实在肾,故临证多从肾论治脾胃疾病;脾胃病非肾病所致者,在脾胃病治疗中亦兼用补肾法。张景岳认为,脾肾二脏的关系是相互滋生,主张脾肾失济多属虚损,继而多产生虚损或虚实夹杂疾病。"仓廪,脾胃也。仓廪不藏,久利不止,是脾胃虚弱,关门不利所致;尿频遗尿,是膀胱闭藏失司也。"景岳临证重视脾肾与命门,擅用熟地、附子、当归等温补药及参、术、芪等益气药,并灵活运用其他治法。李中梓吸取了张景岳擅用温补,反对以苦寒滋阴的论述,其"肾为先天本""脾为后天本""脾肾相关,脾肾同治"思想也与张景岳的脾肾相关思想有极大的继承关系。

**4. 对赵献可脾肾相关学术思想继承与发展** 同为明末医家,赵献可作为温补学派的代表,其对脾肾关系也提出了自己的见解,认为"补脾不如补肾",强调脾的运化功能好坏与肾中相火是否充足有密切关系。其对命门学说有着创造性的发展,提出了"君主命门"说。赵献可认为命门位于两肾之间,形态上无形,功能上先身而生,发动生命。赵献可据此理论创立了肾水命火学说,认为人之生存、生命之延续源于命门无形之火。《医贯》中说:"夫人何以生?生于火也。"同时认为,人体各脏腑功能活动的发挥亦源于命门无形之火。《医贯》记载:"肾无此则无以作强,而技巧不出矣;膀胱无此则三焦之气不化,而水道不行矣;脾胃无此则不能腐熟水谷,而五味不出矣;肝胆无此则将军无决断,而谋虑不出矣……"而命门之火则以肾水作为物质基础,命火与肾水是相互依存的统一体,《医贯》曰:"命门君主之火,乃水中之火,相依而永不相离也。"李氏在《医宗必读·肾为先天本脾为后天本》中述:"治先天之本,则有水火之分,水不足者,用六味丸壮火之主,以制阳光;火不足者,用八味丸益火之源,以消阴翳。"而李中梓的六味丸、八味丸正是赵献可善用的补肾命水火方剂。

## 四、李中梓弟子对其脾肾相关
## 学术思想的继承与发挥

李中梓及其弟子马元仪、尤在泾三位医家用药规律明显反映了医学传承的脉络及用药的变化趋势。首先，三位医家皆善用温热之性的药物，遣方药味多为甘、苦、辛。李中梓是温补学派大家，认为"气血俱要，而补气在补血之先；阴阳并需，而养阳在滋阴之上"，这种见解在温补学派中颇具代表性。上述三位医家用药亦均以甘温、辛温、苦温之品为多，以温补助生发为主。但三位医家用药同中有异，呈现用药由温热药性为主向寒热药性并重的变化趋势。李中梓弟子承其理论，用药重视补脾理脾也是传承之必然。但需注意的是，三位医家在补脾理脾用药方面也有着不同之处及变化规律。对李中梓、马元仪、尤在泾三位医家常用药比较，分别为近似于附子理中汤、黄连汤及二陈汤的药物组成，提示其治法由温中散寒向理气和中变化。从三位医家的用药共性可见其医学传承脉络清晰，而用药的不同之处又可见弟子对治病之法的继承发扬，师古而不泥古。

## 五、临床应用

李中梓承袭易水学派"脾肾相关"思想，提出脾肾二脏有"相赞之功能"的学术思想。李氏认为："先天之本在于肾，肾应北方水，水为天一之源；后天之本在于脾，脾为本宫之土，土为万物之母。""肾为先天，脾为后天，脾有阴阳，肾分水火，宜平而不宜偏，宜交而不宜分。"并进一步提出"肾安则脾愈安，脾安则肾愈安"的论点，并以临床事实佐证。如《必读·泄泻》中"大司寇姚岱芝"案中所述"肾虚水泛为痰，非八味丸不可，应与补中益气并进"。

李中梓在论治中遵循"脾肾同治"的原则，后世医家也多有承袭应用。笔者曾跟随王道坤教授学习，见王教授常用自拟温补脾肾汤治疗脾肾阳虚证，屡见良效。处方为炮附子、干姜、人参（党参）、白术、熟地、山茱萸、杜仲、牛膝。该方中干姜、炮附子辛热，归脾胃肾经，能温中祛寒；人参、党参、白术甘温、补脾益气;佐以熟地、山茱萸、桂枝、牛膝温补肾气。全方温补并行,脾肾同治,共奏温阳散寒、补益脾肾之功效,下元温煦则中土得补,脾胃得补而健运有权,中焦虚寒自除。

## 六、病案举例

现举一病案示该学术理论的临床应用指导意义。

丁某,男,36 岁。

初诊:(2016 年 7 月 30 日):症见食后胃脘胀,腰腿酸困,头晕耳鸣,胁背困胀,口干喜热饮,食纳睡眠可,便溏日一行,舌淡红苔白厚,舌下静脉曲张轻度,脉弦细。自诉右肾囊肿,胆囊炎。吾师辨其主症兼症,认为该患者为"肾水侮脾土"致脾肾阳虚证,投以温补脾肾汤,处方:党参 15 g,炮姜 6 g,白术 15 g,熟地 15 g,山茱萸 15 g,桂枝 12 g,炮附片(先煎)12 g,杜仲 12 g,菟丝子 30 g,怀牛膝 15 g,枸杞子 15 g,炙甘草 6 g。入生姜 3 片,大枣 3 枚煎服。取 7 剂,每日 1 剂。

二诊(2017 年 3 月 28 日):药后效显,腰腿酸困几消,现仍偶食后胃胀,嗳气频,食纳睡眠可,便溏排便不爽,2 日一行,舌淡红苔白厚,舌下静脉曲张轻度,脉弦细。上方去山茱萸继服 7 剂,嘱其注意保暖,适当运动,勿食寒凉。

三诊(2017 年 4 月 8 日):药后症减。上方加白术至 20 g 继服,取 7 剂,每日 1 剂。随访诉效可。

该案患者主症即见胃脘胀,可判断其为中焦虚弱而致,再根据腰腿酸困、头晕耳鸣、胁背困胀等兼症,判其亦有肾阳虚证。根据《景岳全书·论治脾胃》中"肾邪之犯脾者,脾虚则水能反克,救脾为主;肾虚则启闭无权,壮肾为先"的原则辨证为脾肾阳虚。王韶康临床见脾胃虚寒甚者常加炮姜,鼓动肾阳,脾阳亦振,则病可愈。

综上所述,易水学派师承传人及私淑者数量众多,其中以李东垣、张景岳、薛己、李中梓、赵献可等较为著名,对后世影响大,对中医学产生着重要的影响。其中李中梓通过易水学派诸家的脏腑辨证思想理论进行全面总结,提出"肾为先天本脾为后天本""脾肾互赞"的学说,并通过弟子及再传弟子进行传承,形成了以其为代表的"士材学派",对易水学派的发展做出了重要贡献,并对临床具有重要的指导意义。

《亚太传统医药》,2017 年第 13 卷第 24 期）

# 李中梓"水火阴阳论"浅析

浙江中医学院　　倪世美　张理梅

　　李中梓著有《内经知要》《医宗必读》《删补颐生微论》等。李氏治学主张贯通众家之长而不偏不倚，承东垣、立斋、景岳之说，谓"先天之本在肾，后天之本在脾"，论治则主张补气在补血之先，养阳当在滋阴之上，使中医学对人之气血、阴阳、水火的认识更为深刻。本文就李氏对水火阴阳论做一浅析。

## 一、论水火，重互济

　　李氏认为："天地造化之机，水火而已矣。"水火之机，在于互济。火性炎上，故宜使之下；水性就下，故宜使之上。如"太旱物不生，火偏盛也；太涝物亦不生，水偏盛也"。因此，水火宜平不宜偏，宜交不宜分，于是"煦之以阳光，濡之以雨露，水火和平，物将蕃滋"。李氏认为"炎上者欲其下降，润下者欲其上升，谓之水火交而既济。火不制其上炎，水不禁其就下，谓之水火之不交而成未济"。然水性寒而下行，火性热而上炎，何以反其性而互济呢？水之上升，赖于火的蒸腾；火之下降，又赖于水的润降。通过气化升降之功，使未济之水火成为相济之水火，从而万物生生不息，变化万千。李氏还论述了天地间水火通过云雨之变化相济的过程。他说："云因雨而出也……雨由云而生也。自下而上者，地交于天，故地气上为云；自上而下者，天交于地，故天气下为雨。就天地而言，谓之云雨。"人体之水火与天地之水火有互济之理。心属阳，位居于上，有温煦的作用，火有阳热的特性，故以心属"火"；肾主水属阴，位居于下，有藏精的功能，水有润下的特性，故以肾属"水"。而心火必须下降于肾，以温肾水，使肾水不寒；肾水亦须上济于心，以养心火，使心阳不亢，"水上火下，名曰交，交则为既济"。若肾阴不足，心火独亢，不能下交于肾，则心肾水火失去既济的关系而表现为病理变化，即称未济。然而，肾为水火之宅，寓阴阳之用。李氏说："肾水者，先天之根本也，而一点元阳则寓于两肾之间是为命门……人非有此火无以运行三焦，腐蚀水谷。"对于治疗，水不足而引起火旺者，用六味丸"壮水之主以制阳光"；火不足而导致水盛的，用八味丸"益火之源以消阴翳"。如《医宗必读》卷七案例：姚岱芝，吐痰泄泻，见食则恶，面色萎黄，精神困倦，自秋及春，无剂不投，经久不愈，口不能言，亟以补中益气加味，日进二剂，四日而泻止，但痰不减耳！李氏曰：肾虚水泛而为痰，非八味不可，即益火之源以消阴翳，待至阴翳尽消，则痰液之来源自绝。

## 二、论阴阳，贵燮调

李氏说："万物之生杀，莫不以阴阳为本始也。"说明阴阳协调是世界万物发展变化的根本。同时还认为："无阳则阴无以生，无阴则阳无以化。"可见李氏十分重视阴阳二气的作用。所以人们应该"明阴阳之升降，天人一理也"。天有四时，春生夏长，秋收冬藏，长夏居中，为四时升降浮沉之枢纽，升则上输于心肺，降则下归于肝肾。人之"阴升"即脾胃水谷精微之气上升于肺，人之"阳降"即心肺之阳气下降于肾，而人之阴升须赖阳气的蒸腾，人之阳降，又得阴血之滋润，才能使人体阴阳协调而保持阴平阳秘之常。故李氏曰："阴血平静于内，阳气秘密于外，阴能养精，阳能养神，精足神全，命之曰治。"然阴阳消长过程中，由于一方的偏盛或偏衰，破坏了正常的平衡而波及五脏六腑，表里内外，四肢九窍，从而影响机体的整个气化功能而发生种种病理变化。故李氏曰："阴阳和则得其平，一至有偏胜病斯作矣。"阴阳失调是疾病的内在根据，贯穿在一切疾病发生发展的始终。为此李氏说："人之疾病，虽非一端，然而或属虚，或属实……皆不外于阴阳，故知病变无穷，而阴阳为之本。"在阴阳互为生化的过程中，阳是起主要作用的。他说："春夏生而秋冬杀，向日之草木易荣，潜阴之花卉善萎也。""在于人者，亦惟此阳气为要。苟无阳气，孰分清浊，孰布三焦，孰为呼吸，孰为运行，血何由生，食何由化，与天之无日等矣。欲保天年，其可得乎？"人体的生长、衰老，也是和阳气息息相关的。只有阳气旺盛，才能温养五脏，使人之精力充沛，君火昭明，水谷腐熟，开合有度，营卫调和，肌表固密。故李氏明确提出："阴阳并需，故养阳在滋阴之上。是非昂火而抑水，不如是不得其平也。"如《医宗必读》卷五案例：休宁吴文哉伤寒，烦躁面赤，昏乱闷绝，时索冷水。李氏曰：阴证似阳。遂用理中汤加人参四钱，附子二钱，煎成入井水冰冷与饮，甫及一时，狂躁定矣。再剂而神爽。所以先入井水冰冷而后饮者，是防止阴寒格拒，药不得入，亦即"热因寒用"之法。

## 三、论气血，补气先于补血

气血二者，互为依存，是人体生命活动的物质基础。若气虚无以化生，血必因之而虚少；气虚无以温煦，血必因之而凝滞；气衰无以推动，血必因之而瘀阻；气陷而不能统摄，则血常因之而外溢。故李氏曰："气药有生血之功，血药无益气之理也。"血之于气，则有濡养、运载之功。故血虚无以载气，则气亦随之而少；气失却血的濡养，则燥热之疾随之而生。尤其是血之脱失，则气无以所附，可致阳气涣散不收，以致脱气、亡阳等。李氏又进一步指出："阳气生旺，则阴血赖以长养；阳气衰杀，则阴血无则调和，此阴从阳之至理。"他还说："夫元气不足者，须与甘温之剂补之，如阳春至，生机勃勃也。元气不足而至于过极者，所谓大虚必挟寒，须以辛热之剂补之。"所以李氏在辨证施治时，多用温补而远避寒凉，注重调养而防克伐。并且对药性也据此而加以解释说："药性之温者，于时为春，所以生万物者也；药性之热者，于时为夏，所以长万物也；药性之凉者，于时为秋，所以萧万物者也；药性之寒者，于时为冬，所以杀万物者也。"故其治疗多以扶正为主，因此他提出了"气血俱要，而补气在补血之先"的治疗原则。临床治疗，常以补血药中配以益气之品，即是"气能生血"之义。如《医宗必读》卷十案例：崇明文学倪君俦，患痿证4年不能起床，李氏用十全大补汤加味以治后天之脾，又以八味丸加味治先天之肾，阳壮阴布，故关节得利。

总之，李氏论人体之水火、阴阳、气血是相互参合的，如其所述："人身之水火,即阴阳也,即气血也。"其对阴阳、水火、气血之论,旨在阐明水火之互济,阴阳之协调,是人体化生之机,不息之理。李氏既强调资养气血,又重视阳气对人体的重要作用。他虽宗薛己、张景岳而重视先天,然补肾却不专主乎地黄之辈;承李东垣而重视后天,但治脾并不拘泥于柴胡、升麻之属;于肝肾龙雷之火,又极为慎用知母、黄柏之品。李氏为中医学的温补学说做出了贡献,然其对于药性寒热温凉的认识仍有某些偏激之处,重视温热药而轻视寒凉药,便是其失平之论。

(《浙江中医学院学报》,1995 年第 19 卷第 2 期)

# 《医宗必读》辨证施治思想浅探

安徽中医学院　　张红梅　陈雪功

　　《医宗必读》是李士材所著多部医书的代表作,为汇集医理、药学、方书、证候诊治与病案的临床医学著作,上承《内经》、张仲景、刘完素、李东垣等诸家学术思想,师取众长,特别是书中提出的"肾为先天之本""脾为后天之本"和"气血俱要,补气在补血之先""阴阳并需,而养阳在养阴之上"等观点对后世多有启发。

## 一、先天之本与后天之本

　　脾肾为人身之根本。《医宗必读》指出:"未有此身,先有两肾。故肾为脏腑之本,十二经脉之根,呼吸之门,三焦之源,而人资之以为始者也。故曰先天之本在肾。""先天"指人在未出生之前的胚胎和胎儿时期,"本"即根本、本源之意。肾藏精,精包括先天之精和后天之精,为生殖、生长发育之根源。肾为元气之根,人身之阴阳皆起始于肾,受之于先天禀赋,故为先天之本。关于后天之本,《医宗必读》写道:"一有此身,必资谷气,谷入于胃,洒陈于六腑而气至，和调于五脏而生血，而人资之以为生者也。故曰后天之本在脾。""后天"是相对"先天"而言，人出生后，其脏腑功能活动与生长发育都需要足够的营养，而这些营养物质均依赖于脾胃的供给，胃主受纳，脾主运化，精微物质由脾吸收上输于肺，且输布全身，内养五脏六腑，外荣四肢百骸。所以说脾胃为气血"生化之源""后天之本"。

所以李中梓提出："善为医者，必责其根本，而本有先天、后天之辨，先天之本在肾，肾应北方之水，水为天一之源；后天之本在脾，脾为中宫之土，土为万物之母。"人是一个有机的整体，先天肾阴、肾阳不足，可影响机体的发育和生殖功能，导致生长发育迟缓，或生殖功能障碍，生命活动就不能正常进行。人之始生赖于水谷以奉养，"饮入于胃，游溢精气，上输于脾，脾气散精"，水谷之精微通过中焦脾之升降出入滋养五脏六腑与四肢百骸，如同大地之生长万物，先天亦需后天之填补与奉养，可见，脾为后天之本。后天与先天相互资生，相互促进，脾之健运，化生精微，有赖于肾阳的温煦和推动作用，肾中精气亦赖于水谷精微不断充养，才能保持充盛。所以先天与后天相辅相成，先天生后天，后天养先天，脾肾均为人身之根本。

## 二、扶阳益阴，补气为先，温阳为上

李氏以自然界万物生发之理形象比喻水火阴阳的关系，"人身之水火，即阴阳也，即气血也。无阳则阴无以生，无阴则阳无以化，然物不生于阴而生于阳，譬如春夏生而秋冬杀也，向阳之草木易荣，潜阴之花卉善萎也。故气血俱要，而补气在补血之先；阴阳并需，而养阳在滋阴之上"。人体是一个相互联系的有机整体，如"人生有形，不离阴阳"，人的正常生命活动，是阴阳对立的双方相互制约、相互促进、协调平衡的结果。关于气血，气属阳，血属阴，气是构成人体和维持人体生命活动最基本的物质，既是人体赖以生存的具体物质，又是人体脏腑组织功能活动的总称。血是营养滋润机体的必需物质。人体疾病的发生、发展及其变化的根本机制在于阴阳失调。在治疗阴、阳、气、血失衡的观点上，李中梓主张"气血俱要，而补气在补血之先；阴阳并需，而养阳在滋阴之上"。以补气引导补血，以温阳催化滋阴，这正是《内经》中"阳气者，若天与日，失其所则折寿而不彰"思想的体现，运用在临床中可进一步得到验证。如书中有一医案："少宗伯顾邻，初丙辰年患发热困倦，目昏耳鸣，脚软不能行，大便燥结，手足麻痹，腰胯疼痛，诊之曰肾虚不能上交，心虚不能下济，且尺脉迟软，力勉其用八味丸、十全大补汤加龙眼肉三十枚，五十余日精神渐旺，肌肉渐充，致书鸣感。一日多饮虎骨酒，大便乃结，医者皆云八味丸非久服之药，十全大补宜去肉桂，反用知母、玄参佐之，服之数月遂致不起"。此病案也说明了有的医生不明阴阳之理，"汲汲于滋阴，战战于温补"，导致病情加重。

# 三、以人为本，治疗个体化

书中医理部分介绍了医学源流和习医应有知识，其中从不同角度出发阐述中医治疗疾病应考虑个人环境、体质、人情三方面，体现了"三因制宜"和"治疗个体化"的辨证论治观。

**1. 古今元气不同** "用古方疗今病，譬之折旧料改新房，不再经匠氏之手，其可用乎？"书中以此比喻古今气候不同，处方用药不能照搬照抄原方而要辨证施治。远古时期"天地初开，气化浓密"，气候变化剧烈，人"受气常强"；随着时间推移，"气化渐薄"则人"受气常弱"。因此，东汉张仲景处方用药常用"两"为单位，而宋元之后李东垣、朱丹溪用药仅以"钱"来计。而李士材则提出处方用药当慎重，少用抵当、承气攻伐之类，多用补中、归脾补益之品，多事调养专防克伐，多事温补痛戒寒凉，重养气血，"气血充盈，则百邪外御，病安从来"？由此可见，李士材在施治时既注重客观因素的影响又善于保养正气。

**2. 富贵贫贱有别** 文中把《儒门事亲》和《薛立斋十六病》两书用药特点做了比较，前者用药多为大攻大伐之品，而后者用药多为大温大补之类，疗效却同样很神奇，原因何在？早在《素问·征四失论》中已提出的富、贵、贫、贱之人体质的不同、所患疾病有别。李氏则进一步说到"大抵富贵之人多劳心，贫贱之人多劳力"，"劳心则中虚而筋柔骨脆，劳力则中实骨劲筋强"，所以用药则攻补有别。另外，文中还提到，处方用药时应考虑到禀赋不同，以"老壮为衡，虚实为度"。这体现了李氏辨证施治方面的另一特点——因人制宜。

**3. 不失人情** 《医宗必读》中提到的人情包括三大类：病人之情、旁人之情、医人之情。从病人、旁人、医人三个角度论述了人的主观因素对疾病诊断、治疗的影响。病人之情，指的是病人的情况各异，有阳脏之人、有阴脏之人、有耐毒者、不耐毒者等脏气不同者；有性情、饮食、喜好不同者；有富、贵、贫、贱生活环境不同者等，所以处方用药当因人而异。旁人之情，指除医、患之外所有的人，大多是些对病情和医者无根无据的或一知半解的妄肆品评之辈，或妄加议论或盲目荐医，最终是延误病情。医人之情，文中形象地描述了七种医德败坏、医术拙劣的医生形象，有便佞之流、阿谄之流、欺诈之流、孟浪之流、谗妒之流、贪幸之流、庸浅之流。"而人情之详，尚多难尽。"可见人际关系是相当复杂，从而李氏发出感慨："但迁就既碍于病情，不迁就又碍于人情。"面对如此多的人情，作为医生诊治病人既要小心谨慎多方处置，又要有较高的医术医德，还要有忍耐之情，所以"曲高者和寡，道高者谤多"。综上所述，李士材说的"不失人情"正是《内经》中提到"上知天文，下知地理，中知人事"中"人事"思想的发挥。

（《中医杂志》，2009 年第 50 卷第 11 期）

# 《医宗必读》与脏腑辨证

天津中医学院　　马晓峰

明代著名医家李中梓，少年学博，习岐黄术，凡奇症遇，无不立愈。著有《内经知要》《本草通元》等 8 部医书。《医宗必读》为其代表作（以下简称《必读》），全书共 10 卷，载药 360 余种，内容大致可分为 4 部分：医论（第一卷）、脉法（第二卷）、本草（第三、第四卷）、证治类方（第 5～第 10 卷）。该书从基础理论到临床应用，论述简明扼要，补前人未备，启后人思路，实为其学术思想之菁华。兹就《必读》中与脏腑相关、体现脏腑辨证的理论思想及病症特点加以探讨。

# 一、脏腑分证,颇具特色

《必读》于第五~第十卷中,论述了内科病症36种(表1)。其内容十分丰富,大都先述经义,益以个人阐发,最后按病立方,附以医案。其对疾病分证,密切结合脏腑生理功能,并以此为基础,详论了各种病症不同的临床表现证候,颇具脏腑特色。

**表1 《医宗必读》病名一览**

| 卷 数 | 病 名 |
| --- | --- |
| 五 | 伤寒 |
| 六 | 真中风、类中风、伤风、虚劳 |
| 七 | 水肿胀满、积聚、反胃噎膈、疟疾、痢疾、泄泻 |
| 八 | 头痛、心腹诸痛、腰痛、疝气、淋证、小便闭癃 |
| 九 | 大便不通、小便不禁、遗精、赤白浊、痰饮、咳嗽、喘 |
| 十 | 痹、痿、惊、悸、恐、健忘、不得卧、不能食、汗、黄疸、霍乱、呕吐哕 |

**1. 章节划分,已显脏腑分证** 《必读》侧重论内伤病证,章节划分,已显脏腑分证特点:卷七多论脾胃病证;卷八为肾与膀胱病证;卷九以肺病证为主。其中对虚劳、水肿胀满、泄泻、心腹诸痛、痰饮、咳嗽、呕吐等脏腑功能失调所致病证论述最详。而外感病证仅于卷五中论伤寒,卷六中论伤风,涉及不多。可见脏腑分证在明代已经形成,并成为内伤病证病名确立的核心。其病名确立的特点,有以病命名者,如虚劳、水肿、痢疾、痰饮、黄疸等;也有以症状划分者,如头痛、咳嗽、大便不通、小便闭癃、不得卧、不能食、呕吐等,且以症状命名者居多。从而反映出,中医脏腑辨证是源于对症状的认识,并在此基础上不断深化,逐渐发展而成的。

**2. 类中风论,病机不离脏腑** 《必读》于真中风之后,增论"有类乎中风,实非中风"的8种相类之证,列于类中风名下,以示与真中风鉴别。其中火中、虚中、湿中、气中、食中、恶中6种类中风的临床证候表现,皆与脏腑病因病机密切相关。表2示:火中与心、肝火盛、肾水亏虚有关;虚中主要源于脾胃气虚,或肾气虚;湿中多脾土本虚;气中为肝气上逆;食中责之胃气不行;恶中神不内守,当责于心。

表 2　类中风脏腑病机分证

| 类中风 | 证 候 表 现 | 脏腑病因病机 |
|---|---|---|
| 火中 | 心神昏冒,筋骨不用,卒倒无知 | 心火暴甚,热气怫郁;肝火内动;水虚火炎 |
| 虚中 | 卒倒昏愦 | 皆属气虚。过于劳役,耗损真元;脾胃虚衰,痰生气壅;气虚下陷;因于房室 |
| 湿中 | 头重体痛,四肢倦怠,腿膝肿痛,身重水肿,大便泄泻,小便黄赤 | 湿土生痰,痰生热,热生风 外中湿:山岚瘴气,天雨湿蒸,远行涉水,久卧湿地。内中湿:脾土本虚,厚味醇酒 |
| 气中 | 痰涌昏塞,牙关紧闭,极与中风相似,但风中身温,气中身冷 | 七情内伤,气逆为病 |
| 食中 | 忽然厥逆昏迷,口不能说,肢不能举 | 醉饱过度;或感风湿;或者气恼,填塞胸中,胃气不行 |
| 恶中 | 手足逆冷,肌肤栗起,头面青黑,精神不守,错言妄语,牙闭口紧,昏不知人 | 登冢入庙,吊死问丧,飞尸鬼击,卒厥客忤 |

**3. 五痰分属五脏**　《必读》卷九中论痰饮,李中梓主张痰与饮两者有别,稠浊者为痰,清稀者为饮,并明确指出:"五痰五饮,证各不同,治法迥别,稍或不详,妄投药剂,非徒无益,而又害之。"足见其重视脉证详辨。其论五饮,实出于《金匮要略》的四饮加伏饮,所论脉证基本相同。然其论痰,以五脏之经分属五痰,色脉证辨析颇详(表3),为临床确立痰证的治疗奠定了良好基础,是对脏腑辨证的充实与发展。

表 3　五痰分属五脏

| 五 痰 | 主 要 脉 证 | 分属五脏 |
|---|---|---|
| 湿痰 | 脉缓,面黄,肢体沉重,嗜卧不收,腹胀食滞,其痰滑而易出 | 脾 |

| 五　痰 | 主 要 脉 证 | 分属五脏 |
|---|---|---|
| 燥痰 | 脉涩,面白,气上喘促,洒淅寒热,悲愁不乐,其痰涩而难出 | 肺 |
| 风痰 | 脉弦,面青,四肢满闷,便溺秘涩,时有躁怒,其痰青而多泡 | 心 |
| 热痰 | 脉洪,面赤,烦热心痛,口干唇燥,时多喜笑,其痰坚而成块 | 肝 |
| 寒痰 | 脉沉,面黑,小便急痛,足寒而逆,心多恐怖,其痰有黑点而多稀 | 肾 |

**4. 水肿胀满,重肺脾肾**　《必读》论水肿胀满,脏腑与阴阳虚实同辨:"凡五气所化之液,悉属于肾,五液所行之气,悉属于肺。转输二藏,以制水生金者,悉属于脾。故肿胀不外此三经也。但阴阳虚实,不可不辨。大抵阳证必热,热者多实;阴证必寒,寒者多虚。先胀于内而后肿于外者为实,先肿于外而后胀于里者为虚。小便黄赤,大便秘结为实。小便清白,大便溏泄为虚。滑数有力为实,弦浮微细为虚。色红气粗为实,色悴声短为虚。虚人气胀者,脾虚不能运气也;虚人水肿者,上虚不能制水也。水虽制于脾,实则统于肾,肾本水藏,而元阳寓焉。"

**5. 遗精之论,绝非肾衰**　古今世医之论多以遗精为肾气衰弱之病,与他脏不相干涉。《必读》明确指出:"不知《内经》言五藏六府各有精,肾则受而藏之,以不梦而自遗者,心肾之伤居多;梦而后遗者,相火之强为害。"此论颇为有理。五脏遗精兼见的证候特点(表4),于后世临床辨证具有指导意义。

表4　遗精五脏证候分属

| 五　脏 | 兼 见 证 候 |
|---|---|
| 心病而遗 | 血脉空虚,本纵不收 |
| 肺病而遗 | 皮革毛焦,喘息不利 |
| 脾病而遗 | 色黄肉消,四肢懈惰 |

| 五　脏 | 兼　见　证　候 |
| --- | --- |
| 肝病而遗 | 色青而筋痿 |
| 肾病而遗 | 色黑而髓空 |

## 二、医理之论，重视脏腑

《必读》首卷为医论专辑，在论指导治病用药的 12 篇医论中，李中梓十分重视脏腑辨证，并与四诊、八纲等密切结合进行辨证。

**1. 肾为先天本，脾为后天本论**　李中梓指出："善为医者，必责根本。而本有先天、后天之辨。先天之本在肾，肾应北方之水，水为天一之源。后天之本在脾，脾为中宫之土，土为万物之母。"充分反映出其辨治疾病重视脾肾先后天之本的思想。对于治疗又指出："治先天之本，则有水火之分。水不足者，用六味丸壮水之主，以制阳光。火不足者，用八味丸益火之源，以消阴翳。治后天根本，则有饮食劳倦之分。饮食伤者，枳术丸主之；劳倦伤者，补中益气主之。"此说对后世脾胃肾病症的立法及用药颇具影响。

**2. 乙癸同源论**　即肾肝同源。李中梓对此两脏的关系及治疗论述颇为精辟："东方之木，无虚不可补，补肾即所以补肝；北方之水，无实不可泻，泻肝即所以泻肾……然木既无虚，又言补肝者，肝气不可犯，肝血自当养也。血不足者濡之，水之属也，壮水之主，木赖以荣。水既无实，又言泻肾者，肾阴不可亏，而肾气不可亢也。气有余者伐之，木之属也，伐木之干，水赖以安。夫一补一泻，气血攸分；即泻即补，水木同府。总之，相火易上，身中所苦，泻水所以降气，补水所以制火，气即火，火即气，同物而异名也。故知气有余便是火者，愈知乙癸同源之说矣。"

**3. 疑似之症须辨论**　李中梓强调凡疑似之症，必当详辨："大抵症之不足凭，当参之脉理；脉又不足凭，当取之沉候。彼假症之发现，皆在表也，故浮取脉而脉亦假焉；真病之隐伏，皆在里也，故沉候脉而脉可辨也。脉辨已真，犹未敢恃，更察禀之厚薄，症之久新，医之误否，夫然后济以汤丸，可以十全。"

体现了脉证结合、新久相参、因人制宜的辨证思维方法。

**4. 辨治大法论** 病不辨则无以治,治不辨则无以痊。李中梓论:"辨之之法,阴阳、寒热、藏府、气血、表里、标本先后、虚实缓急七者而已。"并对诸方面予以详解,如论脏腑:"五藏者,藏精而不泻者也。故有补无泻者,其常也,受邪则泻其邪,非泻藏也。六府者,传导化物糟粕者也,邪客者可攻,中病即已,毋过用也。"

**5. 苦欲补泻论** 李中梓继承《内经》五脏苦欲补泻理论,认为不明乎此,不足以言医。其言:"盖五藏者,违其性则苦,遂其性则欲。本藏所恶,即名为泻;本藏所喜,即名为补。苦欲即明,而五味更当详审。"五味与五脏的关系甚为密切,又言:"苦者直行而泄,辛者横行而散,酸者束而收敛,咸者止软而坚;甘者一味,可上可下,土位居中而兼五行也;淡之一味,五藏无归,专入太阳而利小便也。善用药者,不废准绳,亦不囿准绳。如热应寒疗,投寒而火热反生;寒应热治,进热而沉寒转甚。此喜攻增气之害也。治寒有法,当益心阳;治热有权,宜滋肾水。此求本化源之妙也。益心之阳,寒亦通行;强肾之阴,热之犹可。此变化通神之法也。知此数者,其于苦欲补泻,无胶固之失矣。"足见其在用药规律上重视脏腑辨证。

## 三、立法用药,不离脏腑

**1. 治痰药尤重脾肺** 李中梓提出:"至如脾肺二家之痰,尤不可混,脾为湿土,喜温燥而恶寒润,故二术、星、夏为要药;肺为燥金,喜凉润而恶温燥,故二母、二冬、地黄、桔梗为要药。"批驳世俗恶半夏之燥,喜贝母之润。一见有痰,便以贝母投之。若是脾痰,则土气益伤,饮食忽减矣。即使肺痰,毋过于凉润,以伤中州。稍用脾药,以生肺金,方为善治。"治痰不理脾胃,非其治也。"此论指导临床辨证颇有益处。

**2. 治癃闭法从脏腑** 李中梓论治癃闭提出了著名的8法:清金润肺、燥脾健胃、滋肾涤热、淡渗分利、疏理肝气、清三焦热、温补脾肾、化瘀散结。可见,此8法除化瘀法外,皆从脏腑而论。此外,《医宗必读》论虚劳不离五脏六腑;治泄痢本脾肾,详于辨证;心腹诸痛,肝心肺胃相关。咳嗽、反胃、积聚、痰饮等诸多医案内容丰富,辨证灵活,治疗裨益临床,从而得出"一切证候,莫不有五藏六府之分，虚实寒热之别，苟不详察，其不祸人者几希"的结论。

综上所述，《医宗必读》对诸多内伤病症做了较为详实的论述。在病名确立、病因病机、脉证表现及立法用药等方面，皆重视脏腑，突出了脏腑辨证方法。其立论与脏腑生理、病理密切相关，并结合病因辨证、八纲辨证等多种辨证方法，注重脉证合参。《医宗必读》不仅继承前人理论，且丰富了脏腑辨证内容，更便于掌握和临床运用，同时也为后世《中医内科学》病名的确立及证型的划分奠定了基础。

（《天津中医药》，2004 年第 21 卷第 4 期）

# 李中梓《医宗必读》"三因制宜"
# 辨证观探析

辽宁中医学院　　陈　雷　李德新

《医宗必读》为明代李中梓所著。李中梓，字士材，号念莪，江苏华亭（今上海松江）人。李氏学术上主要是总结前人的主张，结合自己的临床经验，提出一些概括性意见，颇为后世医家所重视。在卷一的医论中"肾为先天之本，脾为后天之本""气血俱要""乙癸同源，肝肾同治"以及"气有余便是火"等观点深入人心，直到现在仍为许多医家遵循，然而其医论中体现的整体观及辨证论治思维则更值得后世医家重视和学习。李氏在卷一医论的部分篇章从不同角度阐述了辨证论治的思想。

## 一、元气不同辨

古人有言："用古方疗今病，譬之拆旧料改新房，不再经匠氏之手，其可用乎？"李氏指出其原因，"当天地初开，气化浓密，则受气常强，及其久也，气化渐薄，则受气常弱。故东汉之世，仲景处方，辄以两计；宋元而后，东垣、丹溪不过钱计而已"。李氏认为随着时间推移,大地之气由浓密逐渐稀薄,人之元气转薄,故用药补益应加量,泻下应减量。

中医学的气一元论认为,气是世界本源,是构成天地万物的基本元素。人为万物之灵,是自然的产物。气一元论,以"气"为中介将人与天地联系起来。天地人三才一体,统一于气。人的生命现象必然受天地自然界规律的影响,李氏的古今元气不同论正体现了天地人三才一体的思想。现代科技发展带来的环境污染等负面影响以及人为的乱砍滥伐等行为对环境造成的影响,导致我们居住的环境已大不如前,环境污染日益严重,自然环境的破坏必然打乱天地人三才一体的统一,导致人元气的虚弱。

因此我们应考虑到随着时代的变迁所产生的自然环境的变化,在临证之时做到"假令病宜用热,亦当先之以温;病宜用寒,亦当先之以清。纵有积宜消,必须先养胃气;纵有邪宜祛,必须随时逐散,不得过剂,以伤气血"。


## 二、富贵贫贱辨

张子和云:"其所用药,惟大攻大伐,其于病也,所在神奇。"薛立斋云:"其所用药,惟大温大补,其于病也,亦所在神奇。""何两公之用药相反,而收效若一耶?"李氏认为:"富贵之人多劳心,贫贱之人多劳力。富贵者膏粱自奉,贫贱者藜藿苟充。富贵者曲房广厦,贫贱者陋巷茅茨。劳心则中虚而筋柔骨脆,劳力则中实而骨劲筋强。膏粱自奉者脏腑恒娇,藜藿苟充者脏腑恒固。曲房广厦者,玄府疏而六淫易客,茅茨陋巷者,腠理密而外邪难干。故富贵之疾,宜于补正;贫贱之疾,利于攻邪。"

李氏的富贵贫贱治病有别论实质体现了中医按体质论治的精神。体质是治疗疾病的重要依据,在疾病的防治过程中,按体质论治既是因人制宜的重要内容,又是中医治疗的特色所在。临床所见同一种病变,同一种治法,但是对此人有效,对他人则不但无效,反而有害,其原因就在于病同而人不同。

人的体质在一生中并非是一成不变的,而是在后天各种因素的综合影响下不断变化着的。"富贵者膏粱自奉,贫贱者藜藿苟充","膏粱自奉者脏腑恒娇,藜藿苟充者脏腑恒固",正是说明了饮食营养是决定体质强弱的重要因素。《内经》正是认识到了饮食偏嗜对机体的危害,诸如"肥者令人内热,甘者令人中满"，"膏粱之变，足生大丁"等。在现实社会来说，合理的膳食结构，科学的饮食习惯，保持适当的营养水平，对维护和增强体质有很大影响。

"富贵之人多劳心，贫贱之人多劳力"，"劳心则中虚而筋柔骨脆，劳力则中实而骨劲筋强"，说明了劳动和运动对体质的影响。现代社会，随着科学技术的高度发展，体力劳动和脑力劳动的关系越来越密不可分。一般来说，劳逸适度，劳而不倦对体质的增强有积极的作用。但是过于繁重的体力劳动对体质必将产生不利的影响。而且，形体过度安逸，又可使机体气血运行迟缓，气机阻滞，脏腑功能减弱，正气不足。故当有劳有逸，劳逸适度。

"富贵者曲房广厦，贫贱者陋巷茅茨"，"曲房广厦者，玄府疏而六淫易客，茅茨陋巷者，腠理密而外邪难干"，说明了环境因素对体质的影响。中国幅员辽阔，人体体质的地区性差异颇为明显，早在《素问·异法方宜论》中就曾详细地论述过东西南北中各地人的体质特征。因此中医在诊断和治疗上强调"因地制宜"，所谓"善疗疾病者，必先别方土"。从临证中可以看到，在同样的致病因素下，常会发生不同的病理反应。虽同是一种疾病，又有许多不同证型，这些差异性常常是以体质因素为基点的。不同的体质产生了不同性质的代谢过程，因而又产生了不同的机体反应，这就决定了临床上疾病的症状表现、病机病理诸方面的差别。

李氏的富贵贫贱治病有别论，论述了饮食、劳动、环境三个方面的后天因素对体质的影响，并提出了依据体质不同而论治的观点，为我们今天诊治个体化问题及贯彻诊治个体化原则提供了理论指导。

## 三、不失人情辨

李氏不失人情论中指出："大约人情之类有三，一曰病人之情；二曰旁人之情；三曰医人之情。"在病人之情中，论述了脏气、好恶、交际、调治四个"不同"及无主、过慎、得失、缓急、成心、隐讳六种"为害"，由此引出在治疗中应因人而宜，即"病人之情，不可不察也"。旁人之情，提出了旁人在议论病情和荐医等方面对诊病所带来的影响。医人之情则讨论了由医生自身性格、喜好、利害关系、水平等因素对诊病产生的不同影响。此章从病人、旁人、医人三个角度论述了人的主观因素对疾病诊断、治疗的影响。"圣人以不失人情为戒，欲令学者思之慎之",确实值得我们今天的医生思之慎之。我们今天所说的"因人制宜"指的是根据病人年龄、性别、体质、生活习惯等不同特点,来制定适宜的治法和方药原则,正是李氏所论"病人之情"。而李氏的医人之情,即便佞、阿谀、欺诈、孟浪、谗妒、贪幸、庸浅、观望八种习气,也确实值得我们学医之人引以为戒。正如《备急千金要方·大医精诚》所言:"凡大医治病,必当安神立志,无欲无求,先发大慈恻隐之心,誓愿普救含灵之苦。"

李氏病人之情、旁人之情、医人之情三情并查,充分体现了中医治疗疾病的整体观念和辨证论治在实际应用上的原则性和灵活性。

## 四、讨 论

人是自然界的产物,禀天地之气生,依四时之法成。自然界天地阴阳之气的运动变化与人体的生理和病理息息相通,密切相关。人的体质等个体差异对疾病的发生发展和变化也有明显的影响。故中医学认为,从某种程度上讲,疾病的发生、发展,就是天、地、人等诸多因素共同作用的结果。《医门法律》中说:"凡治病,不察五方风气,服食居处各不相同,一概而施治,药不中窍,医之过也。"李氏在以上篇章中不同角度的论述正是集中体现了这种中医因时、因地、因人三因制宜的辨证观。为我们今天探病求本,审察环境之变化、人的个体差异,以及在此基础上确定治法提供了重要的参考依据。

(《中医药学刊》,2002 年第 20 卷第 6 期)

 ## 《医宗必读》对《内经》"知人事"思想的发挥

辽宁中医学院 谷 峰 李海权

《内经》的理论体系受到中国古代"天、地、人"三才观的影响,强调为医应

"上知天文，下知地理，中知人事"（《素问·著至教论》）。所谓"人事"，主要指人的自然状况和社会状况，包括人的性别、年龄、体质、性情、喜好、生活阅历及人际关系等诸多方面的内容。《内经》对"人事"的关注，在治疗学上则体现为"以人为本，治疗个体化"，渗透着深刻的社会医学思想。中医学以《内经》为宗，后世的临床医家多受此启迪。本文试述明代李中梓《医宗必读》对《内经》"知人事"思想的发挥。

李中梓是我国明末著名医学家，精研《内经》理论，所著《内经知要》对后世影响极大。《医宗必读》则集李中梓理论研究和临床实践之精华，被视为李中梓的代表作。该书第一卷以医论为主，其中"古今元气不同论""富贵贫贱治病有别论""不失人情论""行方智圆心小胆大论"，均可视为发挥《内经》"知人事"思想的精彩之作。

## 一、"古今元气不同论"

"古今元气不同论"反对以古方疗今病，认为古往今来，"气化渐薄"，"受气常弱"，人之元气渐衰。"东汉之世，仲景处方辄以两计"，"宋元而后，东垣、丹溪不过钱计而已"，"今去朱、李之世又五百年，元气转薄乃必然之理，所以抵当、承气日就减削；补中、归脾日就增多"。李中梓被后世评价为明"温补学派"的代表人物之一，与他以上的观点，关系密切。"古今元气不同"，反映了李中梓对社会疾病谱发展变化的一种解释，随着社会的发展，人类体质的特点及影响人类健康的主要因素，也会发生变化。这种先进的医学观点，在《内经》中已有所体现。《素问·汤液醪醴论》曰："夫上古作汤液，故为而弗服也。中古之世，道德稍衰，邪气时至，服之万全"，"当今之世，必齐毒药攻其中，镵石针艾治其外也"，讲的是人体的疾病随着社会的演变而日趋复杂、严重，治疗手段亦随之由汤液醪醴变为效力更强的药、针等。《素问·移精变气论篇》亦曰："往古人居禽兽之间……此恬惔之世，邪不能深入也……故可移精祝由而已。当今之世不然……贼风数至，虚邪朝夕……小病必甚，大病必死，故祝由不能已也。"亦强调古代的祝由术已不适合今天日趋严重的病情。《内经》的这些理论从实践中总结而来，至李中梓所处明代，亦有指导意义，并为李中梓所重视。李中梓参悟《经》旨，结合时事，认为"世人之病，十有九虚"，临证

"多事调养专防克伐,多事温补痛戒寒凉"。

## 二、"富贵贫贱治病有别论"

"富贵贫贱治病有别论"言张子和用药多攻伐,薛立斋遣方偏温补,立意不同,而多有疗效。李中梓分析其原因,认为张子和所疗多贫贱之人,贫贱之人"多劳力","劳力则中实而骨劲筋强","脏腑恒固",故任受攻伐;而薛立斋所疗多富贵,富贵之人"多劳心","劳心则中虚而筋柔骨脆","脏腑恒娇",故任受补益。这种认识则直指因富贵贫贱所导致的病人的体质差别。李中梓在行文中引用了《素问·征四失论》的话:"不适贫富贵贱之居,坐之厚薄,形之寒温,不适饮食之宜,不别人之勇怯,不知比类,足以自乱,不足以自明。"另外,《素问·解精微论》也有类似的思想,如"请问其所以然者,卑贱富贵,人之形体所从"。李中梓熟读《内经》,融会贯通,进一步谈道:"子和一生岂无补剂成功,立斋一生宁无攻剂获效?"主张贫贱亦有宜补,富贵亦有宜攻,总当"以方宜为辨,禀受为别,老壮为衡,虚实为度,不得胶于居养一途"。可见他临证遣方,并不拘泥于死理论,而是审察"人事",观其体质与病情,随证施治。

"古今元气不同论"以纵向的对比,"富贵贫贱治病有别论"以横向的参较,其实都是说明治疗疾病应以病人的病情为根本,既不可墨守古方,拘于定法,亦不可不辨体质,同病同法。《素问·汤液醪醴论》提出的"病为本,工为标",或可找到一种注解。

## 三、"不失人情论"

"不失人情论"亦是李中梓的经验之谈,与稍长于李氏的另一位明代大医家张景岳在《类经·脉色类》中所言相类。《素问·方盛衰论》曰:"不失人情",李中梓等发挥《经》旨,将此"人情"又分为三,即与医疗活动相关的"病人""傍人"及"医人"。在《内经》中便有"不失人情"之例。如《素问·疏五过论》诊病当辨病人之"脱营""失精"。《灵枢·师传》告诫医生须"入国问俗,入家问讳,上堂问礼,临病人问所便",尤其提到对"骄恣纵欲"的"王公大人","禁之则逆其志,顺之则加其病",作为医生,该怎么办呢?《经》中曰:"告之以其败，语之以其善，导之以其所便，开之以其所苦，虽有无道之人，恶有不听者乎？"而《素问·五脏别论》对"拘于鬼神"者则发出无奈之叹。李中梓所述病人之情，实涉及病人的体质、性情、喜好、贫富、生活际遇、就医时的心态等诸多方面，医生不可不察。如"医不能严，不能动神"，亦可致"病不能移"（《素问·疏五过论》）。李中梓特别提到有的病人"故隐病状，试医以脉"，可见此类案例古已有之，李中梓并不像有些医家那样故弄玄虚，明言"自古神圣，未有舍望、闻、问而独凭一脉者"，实得《素问·征四失论》"卒持寸口，何病能中，妄言作名，为粗所穷"之意。李中梓为人及为医之严谨，由此可见。

李中梓所言"傍人"，主要是在病人身边出谋划策，分析病情，推荐医生的亲朋。这些人或不明医理，或心存偏见，或贪图私利，常常给正常的医疗活动带来干扰。"致怀奇之士，拂衣而去，使深危之病，坐而待亡。"

"医人之情"则详细描述了"庸医"及缺乏医德的医生们种种不良行为。可见，医疗活动中的"人事"，不仅仅是病人之事，实涉及与医疗活动有关的诸多个人及社会状况。

## 四、"行方智圆心小胆大论"

"行方智圆心小胆大论"主要是对医生提出要求。李中梓引孙思邈"行欲方而智欲圆，心欲小而胆欲大"，强调医生应谨守医德，是谓行方；详察病人的体质，所处的社会环境和自然环境，是谓智圆；诊法宜详，辨证须细，慎下结论，是谓心小；诊之确切，遣用方药"析理详明，勿持两可"，不畏峻剂，是谓胆大。《素问·征四失论》曰："所以不十全者，精神不专，志意不理，外内相失，故时疑殆。"行方、智圆、心小则可用药不疑。

《内经》中有关医事教育的内容，主要集中在《素问》的第七十五至第八十一篇，主要强调医生要明于医理，并不失"病人之情"，即医生应"从容人事"（《素问·疏五过论》）。而李中梓不仅对此多有继承发挥，亦对医生的医德及行医规范提出了更多的要求。时至今日，虽年移代革，《内经》及李中梓所敲的警钟，恐怕对今日的医疗工作者亦有重要的现实意义。

# 《医宗必读》治疗老年病学术思想探讨

广西中医学院第一附属医院　　李忠业

明代医家李中梓所著《医宗必读》为一部汇集医理、药学、方书、证候诊治与病案的医学著作,为学习中医内科学必读参考书之一。笔者研读本书,收益颇多,尤其李氏对老年疾患的治疗独具匠心,于临证多有启发。

## 一、立足脾肾,重在补土

脾肾为人身之根本。李氏谓:"善为医者,必责其根本,而本有先天、后天之辨,先天之本在肾,肾应北方之水,水为天一之源,脾为中宫之土,土为万物之母。"肾为元气之根,人身之阴阳皆起始于肾,受之于先天禀赋,故为先天之本;人之始生赖水谷以奉养,"饮入于胃,游溢精气,上输于脾,脾气散精",水谷之精微通过中焦脾胃之升降出入滋养五脏六腑与四肢百骸,如同大地之生长万物,先天亦需后天之填补与奉养,因而,脾肾均为人身生息之根本。综观《医宗必读》,不难看出书中对老年虚痨、痢疾、咳嗽、中风、淋证、便秘以及反胃噎膈等病证的治疗,无一不是从脾、肾入手。并推崇王应震"见痰休治痰,见血休治血,无汗不发汗,有热莫攻热,喘生毋耗气,精遗勿涩泄,明得个中趣,方是医中杰"之论,认为"澄其源而流自清,灌其根而枝乃茂"。如治黄贞之父,下血甚多,面色萎黄,发热倦怠,盗汗遗精。中梓诊后曰:脾虚不能统血,肾虚不能闭藏,法当以补中益气五剂并一而进之。十日汗止,二十日血止,再以六味地黄丸间服,一月而安。治疗大法特别强调"补肾理脾,法当兼行",立足于脾肾而重在补土。李氏认为:"有此身必资谷气,谷入于胃,洒陈于六腑而气至,和调于五脏而血生,而人资之以为生者也。"对年高之人在脾肾并治之机犹重理脾,符合老年人阳明脉衰、天癸竭的生理功能特点,是法取自然,顺应天理,其调理脾肾又重在理脾的治疗思想与刘河间关于少年治肾、中年调肝、老年扶脾之思路有相同之处,在临床上对调治老年病有指导意义,特别是对目前研究较为"热门"的亚健康状态的调治更为重要。反观今日诸多治疗方药,采取中医理论中的片言只语,不思人体在老年阶段当以扶助脾胃、资生息为主,却是突出补肾,的确是本末倒置,弊端丛生,无益于老人之调养与治疗。

## 二、注重养胃,专防纠伐

目前临床上受西医抗感染、杀毒灭菌、抗肿瘤等治疗方法的影响,临证之际多见一味攻伐,反复使用清热解毒、活血化瘀法治疗,但《医宗必读》在老年病的治疗中主张调养胃气,反对"惟知尽剂,不顾本元"者。李氏认为"中本虚衰,而复攻其积,元气不愈竭乎","胃气一败,百药难施"。正因如此,对元气薄弱者,宜"多事调养,专防纠伐,多事温补,痛戒寒凉,假令病宜用热,亦当先之以温,病宜用寒,亦当先之以清,纵有积宜消,必须先养胃气……不得过剂"。此论切实可法,虽非专对老年病而言,但于老年病的治疗更有其指导意义。夫暮年之辈,大多脾胃虚弱,不耐大寒大热,亦难任猛攻峻补,特别是大队滋阴之药,有碍脾胃运化,在攻与补的决断之际注重调养温补。如方春和案,患噎三月,日进粉饮一钟,腐浆半钟,且吐其半,六脉细软,此虚寒之候也。中梓用理中汤加人乳、姜汁、白蜜、半夏,一剂便减,十剂而日进糜粥,更以十全大补加竹沥、姜汁四十剂,诸症皆愈。本案疏方审慎,选药精当,先以理中扶助脾胃生气,后取十全大补益虚收功,体现了李中梓治疗老年病注重养胃的思想。又如杜完三夫人,淋沥两载,靡药不尝,卒无少效。中梓诊之,见其两尺沉数,为有瘀血停留,法当攻下,因在高年,不敢轻投,但于补养气血之中,加琥珀、牛膝以数十剂收功。而夫人躁急求功,再剂不效,辄欲更端,遂致痼疾。此类问题时下更是屡见不鲜,如胸痹心痛为本虚标实之候,但病人受某些不实宣传之误导,喜用活血化瘀成药,或医生将中药西用,不论其脾胃功能如何,非活血化瘀不成其治,一日三餐,经年累月,常服不断。更有甚者,临证之际,往往未闻其言先有浓烈之冰片味扑鼻而来,其脾胃之气岂有不伤之理,正气难复,气化不行,痰瘀焉可得化,此非药力不达,而是人之愚昧,当此之时应思留得一分胃气才有一分生机,临证务须警戒!

## 三、气血兼治,扶阳益阴

在《医宗必读》的治疗案例中,对高龄病人的治疗,李氏特别重视气血兼治,尤其倡导扶阳益阴的观点。李氏以自然界万物生发之理形象比喻水火阴阳的关系,"人身之水火即阴阳也,即气血也,无阳则阴无以生,无阴则阳无以化,然物不生于阴而生于阳,譬如春夏生而秋冬杀也,向阳之草木易荣,潜阴之花卉善萎也,故气血俱要而补气在补血之先,阴阳并需而养阳在滋阴之上",以补气引导补血,以温阳催化滋阴,扶阳益阴的治疗思想体现于疑难重症的救治之中。如治吴门周氏案:"其人荒于酒色,忽然头痛发热,医以羌活汤散之,汗出不止,昏晕不醒,灸关元十壮而醒,四君子加姜桂日服三剂,至三日少康,分拆家产,劳而且怒,复发厥,用好参一两、熟附二钱、煨姜十片煎服稍醒,但一转侧即厥,一日之间计厥七次,服参三两,至明日以羊肉羹、糯米粥与之尚厥二三次,至五日而厥定,向余泣曰:蒙再生不知有痊愈之日否。余曰:脉有根蒂,但元气虚极,非三载调摄不能康也。幸其格信余,遵守用药两月之间服参四斤,三年之内进剂六百贴,丸药七十余斤,方得步履如初。"李氏扶阳益阴之思想与《内经》中"阳气者若天与日,失其所则折寿而不彰"的思想一致。人之有阳若天之有日,天失其所则日不明,人失其所则阳不固,日不明则天境暝昧,阳不固则人寿夭折。又如同卷中另一案,顾氏丙辰年患发热、困倦、目昏、耳鸣,脚软不能行,大便燥结,手足麻痹,腰胯疼痛,诊之曰肾虚不能上交,心虚不能下济,且尺脉迟软,力勉其用八味丸、十全大补汤加龙眼肉三十枚,五十余日精神渐旺,肌肉渐充,致书鸣感。一日多饮虎骨酒,大便仍结,医者皆云八味丸非久服之药,十全大补宜去肉桂,反用知母、玄参佐之,服之数月遂致不起。此即俗医"汲汲于滋阴,战战于温补"之果,由不明阴阳之理所致。补气养血、滋阴温阳为临床常用之法,几乎贯穿于老年人各科疾病的调治,人人得而用之,但在具体遣方用药之时,如能认真领会《医宗必读》中扶阳益阴、补气为先、温阳为上的治疗思想将受益匪浅。

## 四、扶正为主,兼顾其标

《医宗必读》中认为:"新病年壮者多实,久病年衰者多虚。"故治疗老年病以补脾肾为主,兼顾标证。李氏认为:"在老人虚人,皆以温养脾肺为主,稍稍治标可也。若欲速愈而亟攻其邪,因而危困者多矣。"这里提出的对老年体虚之人治本为主的思想确属精湛,有启后学。案如钱台石年近六旬,昏倦不能言，鼻塞，二便闭。服顺气疏风化痰之剂，已濒于危，迎中梓诊之，六脉洪大，按之搏指，曰：至虚反有盛候也，宜补中为主，佐以祛风化痰，方可回生。乃以大剂补中益气，加秦艽、钩藤、防风、竹沥。再剂而神爽，加减调治五十日始愈。从此案可概见李氏擅长治本顾标之大略，至于案中所载妄用祛邪，不顾本虚，此在老年病的治疗中并非少见。如毛孺翁，痢如鱼脑，肠鸣切痛，闻食则呕，所服皆芩、连、木香、菖蒲、藿香、橘红、芍药而已。后有进四君子汤者，疑而未果。招中梓兼夜往，诊得脉虽洪大，按之无力，候至右尺，倍觉濡软，曰：命门火衰，不能生土，亟须参附，可以回阳。孺翁曰：但用参术可愈否？中梓曰：若无桂附，虽进参术，无益于病，且脾土大虚，虚则补母非补火乎。遂用人参五钱，熟附钱半，炮姜一钱，白术三钱，连进三剂，吐止食粥，再以补中益气加姜附十四剂而痊。《医宗必读》治本为主、兼顾其标的治疗思想在当今治疗老年人心脑血管疾病时尤其重要，不论是胸痹心痛、心衰心悸还是眩晕、中风，其根本原因均在于本虚，特别是肾气亏损、脾胃衰败始终为主导因素，治疗之时绝对与青壮年不同，始终应以扶正固本为主，稍稍治标可也。如果按图索骥，强调发时治本，缓时治标，一味以活血祛痰之法为主，多是以消耗本元为代价，往往事倍功半。在其他系统的疾病中亦有类似之处。如对哮病的治疗，以往《中医内科学》教材中在发作期均以攻邪为主，分寒热论治，但周仲瑛教授主编的《中医内科学》哮病辨证论治中，发作期增加虚哮证治，确实符合临床实际。笔者体会到，哮病病人，特别是中老年者，虚哮者多，上述扶正为主、兼顾其标的治疗思想对指导临床治疗是非常实用的。

　　李中梓在学术上继承张元素、李东垣、张景岳等易水学派诸家思想，师取众长，持论公允，不偏不倚，明确提出"肾为先天本""脾为后天本"和"气血俱要，补气在补血之先""阴阳并需，而养阳在滋阴之上"等论断，对于调治老年性疾病有较高的学术价值。《医宗必读》所载诸老年病案例均是在上述思想指导下有方有守，以缓图之，如以上述及之真中风案以补中益气加减调治 50 日始愈；虚痨案以补中益气和六味地黄并服月余而安；吴门周氏案守方调治 3 年始复元如初。这种调治老年病以缓图之的方法亦应效法，临证之际，应嘱病人不可求之过急，医者自当心中有数，且不可随波逐流，取媚于人。

# 李中梓辨治喘证学术思想探析

天津中医药大学　　刘晓芳　秦玉龙

李中梓,明清之际著名医家,精研《内经》,认为书中论喘"其因众多,究不越于火逆上而气不降也。挟虚者亦有数条,非子母情牵,即仇雠肆虐,害乎肺金之气,使天道不能下济而光明者,孰非火之咎耶?"又针对"世俗一见喘家,纯行破气"之弊,提出"因虚而死者十九,因实而死者十一",故极重视喘证的辨证施治。李氏云:"虽然,火则一而虚实则分。丹溪曰:虚火可补,参芪之属;实火可泻,芩连之属。"故论治喘证宗丹溪之法先分虚实。

## 一、邪实为主,急祛其邪

**1. 痰凝胶固,直捣巢窠**　顾明华,10 年哮喘,遍治无功。李中梓诊其两寸俱涩,余部俱实,半载之间,吐 5 次而下 7 次,更以补中之剂加鸡子、秋石,期年而愈。

病人脉"两寸俱涩,余部俱实",李氏认为"涩者痰凝之象,实者气壅之征","涩而坚大,为有实热",寸脉俱涩,则痰凝胶固于肺,其病 10 年,痰必根深蒂固。脉现气壅之征,但纯行破气,胶痰难除,故遍治无功。辨证属虚实夹杂,以实为主,法当补泻兼施,急祛胶痰,兼顾正气。若急祛其邪,则当给邪以出路,故半年间吐下数次。一因病久,一因多吐多下,均损正气,更以补中之剂调理,以祛邪扶正。鸡子性平,为血肉有情之品,以补气血。为防单纯补气而化燥伤阴,故用秋石润泽三焦,且秋石入肺肾二经,能"消咳逆痰稠",经慢慢调理,故期年而愈。

**2. 风与痰俱,散邪为先**　王邃初,年望 60,患哮喘 20 年。李中梓诊其脉尚有神,右寸浮滑,故以杏仁、防风、甘草、桔梗、白芥子、麻黄,3 剂而病状减。又以丹溪治哮丸与之,日进六君子汤,连服经年而愈。

患者虽年高病久,但李氏诊其"脉尚有神",故必先祛其邪,唯"右寸浮滑","浮滑风痰",右寸候肺,此风痰在肺,故先祛风化痰。方中用麻黄、杏仁、甘草即《局方》三拗汤以宣肺解表祛风,其"治感冒风邪,鼻塞声重,语音不出……咳嗽多痰，胸满气短"。李氏叙证虽简，但由此方证治可逆推出病人临床表现。加防风则"泻肺金，疗诸风，开结气"，以助药力，白芥子利气疏痰，桔梗则"载诸药入肺"，共奏祛风化痰之功。待其缓解后，以丹溪治哮丸，"用鸡子略敲，壳损膜不损，浸于尿缸内，三四日夜取出，煮熟食之……盖鸡子能去风痰"。用六君子汤健脾化痰，以善其后。

**3. 木火刑金，清肝利肺** 张饮光，发热干咳，呼吸喘急。始用苏子降气，不应，乃服八味丸，喘益急，李中梓视其两颊俱赤，诊其六脉数大。以逍遥散加牡丹皮 30 g、薏苡仁 15 g、佩兰 9 g，连进两剂，喘吸顿止。以地黄丸料用麦冬、五味子煎膏及龟胶为丸，至 10 斤而康。

患者"两颊俱赤"，"左颊候肝，右颊候肺"，赤属热证，又"六脉数大"，辨证属肺肝蕴热。木火刑金，故发热干咳，其本在肝气犯肺，但始用苏子降气汤，未能对证，后又改用八味丸，使蕴热更重而喘益甚。李氏指出："辨喘证为尤急也。巢氏、严氏只言实热，独王海藏云：肺气果盛则清肃下行，岂复为喘？皆以火烁真气，气衰而喘。所谓盛者，非肺气也，肺中之火也……气郁者疏之。"故用逍遥散以疏肝解郁。佩兰能"开胃解郁"，助逍遥散以平肝木。用大剂牡丹皮"苦能泻阴火，辛能疏结气"，"治一切冷热气血凝滞"，导血中之气而无壅塞之虞，薏苡仁"善祛肺热"。全方共奏清肝利肺之功。喘止之后，因恐肝木火蕴日久伤阴，用麦味地黄丸与龟胶益肺之源以生肾水，善后收功。

## 二、虚实夹杂，标本兼治

**1. 上盛下虚，补下安上** 朱宁宇，喘息多痰，可坐不可卧，可俯不可仰，李中梓诊其两尺独大而软，遂以地黄丸 30 g，桔梗 9 g，枳壳 6 g，甘草 3 g，半夏 3 g，煎汤送下，不数剂而安。

此案病机为上盛下虚，李氏认为："肾主阴气，故喘出于肾，阴伤阳胜，故病肺。"病人两尺独大而软乃肾虚之征，"阴虚而火来乘金者，壮水为亟，六味地黄丸"，补肾治本。不能以时卧者乃邪盛之象，痰气阻肺则喘息不宁，"理气疏风，勿忘根本，为善治也"，故用桔梗、枳壳、甘草、半夏煎汤送服地黄丸。桔梗清肺热，又"为舟楫之剂，引诸药上至高之分以成功，肺经要药也。风证、郁证、肺证，皆不可缺"；枳壳"破至高之气，除咳逆停痰"，以行气除满；半夏"消痰燥湿,开胃健脾,咳逆呕吐……可也",以降逆化痰;甘草"补脾以和中,润肺而疗痿"。诸药共享以行肺气、消痰积、补肾虚,上下同治,故不数剂而安。

**2. 中气不足,健脾化痰** 杨文若,痰喘极楚,善饥不能食,且形体肥胖,服清气化痰丸。李中梓认为其"翻受药害矣",并以六君子汤加苍术、南星、姜汁,数剂而痰喘止。

《素问·阴阳别论》曰:"二阳之病发心脾……其传为息贲。"李中梓谓:"二阳者阳明也,为胃与大肠也。心脾为子母,故胃腑病必传于脾脏,脾受伤,必窃母气以自救,则心亦病也。土不能生金,而心火复刑之,则肺伤,故息上贲而喘急。"患者形体肥胖,总属形盛气衰,善饥而不能食,为胃强脾弱之征,脾弱则失其健运而生痰湿,"脾为生痰之源,肺为贮痰之器",以致痰喘不能食,其本在脾。仲景强调"病痰饮者,当以温药和之",自用清气化痰丸苦寒伐脾,雪上加霜。李氏则以六君子汤补气健脾,中气旺则痰易除,亦能运化水谷以充身;苍术"燥湿消痰"为湿家要剂,南星入肝脾二经而"祛风痰",姜汁亦"能开痰"。诸药开痰醒脾,共助六君子汤鼓舞中气,使痰消气复而喘止。

**3. 肺虚感邪,补气散风** 王征明,喘咳吐血10余年,李中梓诊其脉浮而濡,方用薄荷7.5 g,人参、麦冬各9 g,桔梗、苏子、甘草各3 g,橘红、茯苓各2.4 g,两剂效,3个月而除根。

《素问·咳论》曰:"肺咳之状,咳而喘息有音,甚则唾血。"李氏注云:"唾血者随咳而出,其病在于肺。"患者喘咳吐血日久,肺气更虚,肺虚而卫阳不固则易招风邪,其脉浮,昭示外邪袭表,"浮之为义,如木之浮水面也……在时为秋,在人为肺",浮而柔细为濡,肺虚甚之象,正虚邪侵则当扶正祛邪。方用薄荷除风热,止痰嗽,其"气味俱薄,浮而上升,故能清理高巅,解散风热"。苏子亦能散风,且消痰定喘。人参补肺气,使正旺则能胜邪。麦冬"得西方之正色,故清肺多功",既能退肺中伏火以治吐血,又可佐制人参温燥。茯苓"保肺定咳喘",与人参相须为用,培土以绝生痰之源。橘皮"清痰理气,却无峻烈之嫌",去白者为橘红,"疏通专掌",而偏于理气。桔梗既能清肺,又能载诸药上行。甘草"有裨金官,故咳嗽、咽痛、肺痿均治也"。全方散中有补,扶助正气以利驱邪外出,故2剂风去而喘咳减,复经3个月调理则病愈。

## 三、喘脱危证，回阳固脱

宋敬夫令爱，中气素虚，食少神倦，仲春忽然喘急，厥逆不知人，将死。李中梓曰："非大温大补，奚以极其积虚。"故用人参 30 g，熟附子 9 g，煎成加醇酒饮之。1 剂苏，10 剂愈，服用人参至 7 斤(3.5 kg)而病起。

《素问·阳明脉解》云："或喘而死者，或喘而生者，何也？岐伯曰：厥逆连脏则死，连经则生。"病人中气素虚，"病在脾，愈在秋，秋不愈，甚于春"。春患喘急，厥逆不知人，辨证属肺气欲竭、心肾阳衰的喘脱危象，故当亟亟以益气固阳救脱为先。方用大剂人参以补元气，其"得阳和之气，能回元气于垂亡"，使气足则神安。熟附子能补元阳，益气力，"以其禀雄壮之资，而有斩关夺将之势，能引人参辈并行于十二经，以追复其失散之元阳"，醇酒"善行药势"，以助参附回阳之功，故 1 剂起效，10 剂则愈。由于病人积虚日久，以"人参味甘，合五行之正，性温得四气之和。虚人服之，譬如阳春一至，万物发生。昔贤嘉其功魁群草，良非虚语。虚劳赖之，如饥渴之饮食"，缓缓服之而病起。

喘证往往病程较长，夹虚夹实，病情复杂，故变通不可不急。李中梓治喘诸法，确有真知灼见，诚如尤侗所云："李先生之治病多任意而不拘法，一方出，人或相与骇之，然投之辄中，十不失一。"临证先辨标本虚实，更重视瘥后调摄，经验老到，值得后世师法。

# 李中梓之《内经知要》

云南中医学院　　王蓓蓓

## 一、重视推崇《内经》

李氏一生精熟《内经》。《内经》是中国古代医学文献的经典之一，它形成于战国时代,积累了历代医家的临床医学精华,是古代劳动人民与疾病斗争的经验总结,也是历代医家所必读的一部医学巨著。《内经》分别从阴阳五行、脏腑、病因、病机、诊法、治则、摄生、刺法等方面,进行比较系统的论述,初步建立了一套较为完整系统的医学理论体系。李中梓认为《内经》乃三坟之一,其内容"上穷天纪,下极地理,远取诸物,近取诸身,更相问难,阐发玄微,垂不朽之弘慈,开生民之寿域。第其理道渊深,文辞古雅,非谙熟精思,鲜有得其解者"(《医宗必读·读〈内经〉论》),认为从事医学者应勤求精究,故在《医宗必读》卷首即设《读〈内经〉论》,并指出,只有"精深儒典,洞彻玄宗,通于性命之故,达于文章之微,广征医籍,博访先知,思维与问学交参,精气与《灵》《素》相遇,将默通有熊氏于灵兰之室,伯高、少俞对扬问难,究极义理",如此才能担负关乎病者性命的神圣使命。李氏又深感《内经》理奥趣深,非一般医家所能解,且卷帙浩繁不易卒读,遂从《素问》《灵枢》中精选重要篇章内容及临床切用的经文,编成《内经知要》二卷,使《内经》的内容更加精实简要,后人学起来更加容易。

## 二、《内经知要》

李氏依据《内经》理论体系予以分类,从中精选重要篇章内容及临床切用的经文,参考杨上善、王冰、滑寿、张景岳等人的注释,做了必要的校勘和大量的注释工作,又在每章之末,以"愚按"标志加上按语,编成《内经知要》。明崇祯十五年(1642),《内经知要》以《李士材医书二种》形式出版,其注释文字,立论审慎平正,说理透彻,阐发己意处,亦言简意赅。《内经知要》将《内经》按原文辑录,内容分成二卷。上卷有道生、阴阳、色诊、脉诊、藏象5篇。下卷有经络、治则和病能3篇。二卷共计8篇。首列道生类,体现了《内经》人与自然的统一观及未病先防的思想;次列阴阳类,以明指导思想;再以藏象、经络类,阐明生理病理;色诊、脉诊、病态、治则类,则反映辨证论治的内容。虽仅8类,然生理、病理、诊断、治疗无所不包,基本上体现了中医理论体系的概况,深得《内经》之旨。

本书自问世后,历代不断重刊,有木刻本、石印本、铅印本、影印本多种版本形式。从卷数看,可以分为二卷本和十卷本两大体系。二卷本占多数,主要有清代乾隆二十九年(1764)扫叶山房刻本(简称乾隆本)、乾隆间长洲薛氏扫叶庄刻本(简称薛本)、道光五年(1825)赵氏重校刻本、光绪九年(1883)上洋江左书林本(简称江左本)、光绪十一年(1885)苏州绿慎堂王氏刊本(简称王本)、光绪十六年(1890)云阳周氏医室藏板重刊本(简称周本)，以及崇德堂、文兴堂刊本；民国时期有1933年商务印书馆排印谢氏重订本(简称谢本)及普新书局、广益书局的石印本、上海世界书局影印本；中华人民共和国成立后主要有人民卫生出版社影印本。十卷本有两种，即日本宽文二年(1662)武村市兵卫刻本(简称日刻本)、正德五年(1715)刻本。

## 三、注经特点

在《内经知要》中，李氏大量采用"以经释经"的方法进行注释，力求辞义精确，符合《内经》原旨。有些以本经自证，《内经》前后文之间常有互相发明之处，抓住这些互相发明的词语进行释义，既能节省笔墨，还能揭示前后文之间的关联性，从而帮助读者从整体上理解文意。《内经知要》所引《素问》《灵枢》文字，有20多处，全有篇名查对。如：《道生篇》引《素问·上古天真论》中经文，来解释《素问·四气调神大论》中"惟圣人从之，故身无奇病，万物不失，生气不竭"。《阴阳篇》引《素问·天元纪大论》中经文，来解释《素问·阴阳应象大论》中"阳生阴长，阳杀阴藏"。又如，在《藏象篇》中引《灵枢·胀论》中经文，来解释《素问·灵兰秘典论》中"膻中者，臣使之官，喜乐出焉"。有些以他经证本经，李氏对道学修养很高，尤精于老、庄之学。他参考儒家、道家的经典作品，对《内经》加以注释评述，以显其本意。如以《道生篇》为例，引皋陶《漠》中的经文，来注释《素问·上古天真论》的"适嗜欲于世俗之间，无恚嗔之心，行不欲离于世，被服章，举不欲观于俗"；引《文始经》《胎息经》中的经文，来注释《素问·上古天真论》的"将从上古合同于道，亦可使益寿而有极时"；引《中和集》中的经文，来注释《素问·阴阳应象大论》的"从欲快志于虚无之守，故寿命无穷，与天地终"；引《荀子》中的经文，来注释《素问·四气调神大论》的"夜卧早起，无厌于日"。李氏引用这些道家、儒家的经典来诠释《内经》，从而使《内经》之旨曲畅旁通。

# 四、在注释中加以发挥

李中梓在《内经知要》的注释中，敢于提出自己的见解，训疑释义，颇有见地。如："壮火之气衰，少火之气壮，壮火食气，气食少火。"（"火者，阳气也。天非此火不能发育万物，人非此火不能生养命根，是以物生必本于阳。但阳和之火则生物，亢烈之火则害物，故火太过则气反衰，火和平则气乃壮"）（《内经知要·阴阳》）李氏将《内经》中的经典理论加以发挥，把少火看作是一种正常的具有生气的火，是维持人体正常生理活动所必需的；把壮火看作是一种亢奋的病理之火，能损耗正气，影响人体的正常生理功能，从而使后学者能更好地理解。

又如："三焦者，中渎之府也，水道出焉，属膀胱，是孤之府也。"（"中渎者，身中之沟渎也。水之入于口而出于便者，必历三焦，故曰中渎之府，水道出焉。在本篇曰属膀胱，在《血气形志篇》曰少阳与心主为表里，盖在下者为阴，属膀胱而合肾水，在上者为阳，合胞络而通心火，三焦所以际上极下，象同六合，而无所不包也。十二脏中惟三焦独大，诸脏无与匹者，故称孤府。《难经》及叔和、启玄皆以三焦有名无形，已为误矣。陈无择创言三焦有形如脂膜，更属不经"）（《内经知要·藏象》）"三焦"历来备受争议，李氏针对"三焦"考订异同，汇选各家言论，并亮出自己观点。

再如，《调经篇》云："因饮食劳倦，损伤脾胃，始受热中，末传寒中。"（"始受者，病初起也。末传者，久而不愈也。初起病时，元气未虚，邪气方实，实者多热，及病之久，邪气日退，正气日虚，虚者多寒。古人立法，于始受热中者，实则泻其子。夫肺金为脾土之子而实主气，气有余便是火，故凡破气清火之剂皆所以泻其子也，于末传寒中者，虚则补其母。夫少火为脾土之母而实主营运三焦，熟腐五谷，故凡温中益火之剂皆所以补其母也。每见近世不辨虚实，一遇脾病，如胀满、如停滞、如作痛、如发热之类，概以清火疏气之药投之，虚虚之祸可胜数哉"）（《内经知要·病能》）李氏在文中结合临床，详细解释"始受热中，末传寒中"的医理，提出"始受热中者，实则泻其子""末传寒中者，虚则补其母"的治疗法则，并纠世人之错。

通过这些例子，我们可以看出，《内经知要》很好地解释了《内经》原文，并在此基础上加入自己的临床经验，使后人更加容易理解和学习《内经》。

《内经知要》所选内容少而精，可概括中医学的基础理论，又分类清楚，注释简要，为研究《内经》各家所推崇。清代医家薛雪称赞此书说："惟《内经知要》比余向日所辑《医经原旨》，尤觉近人。以其仅得上下两卷，至简至要，方便时师之不及。用功于鸡声灯影者，亦可以稍有准则于其胸中也。"（《内经知要·序》）1764 年经薛雪重校加按，更为流行。

（《中华中医药学会第十二届全国内经学术研讨会学术论文集》，2012 年）

# 李中梓治未病思想探析

广州中医药大学　　彭玉莹　李小丽
广东省中西医结合医院　　田　宁

李中梓为明末清初温补学派代表医家，学术成就卓著，著述颇丰，有重脾肾、调脾胃、调水火阴阳、三因制宜、重养生及医德医风等学术特色，被后世称为"士材学派"。李士材兼各家所长而不偏执，立论平正，重视"治未病"理念，对后世中医理论发展与实践有深远影响，对今人践行现代医学健康管理有现实意义。

## 一、"治未病"思想内涵

"治未病"思想源自《内经》，是中医学的精髓及中医预防医学的集中体现。《素问·四气调神大论》云："圣人不治已病治未病，不治已乱治未乱。"《灵枢·逆顺肥瘦》载："上工刺其未生者也，其次刺其未盛者也，其次刺其已衰者也。"意即治病应从疾病未发生、刚萌芽、邪气未盛时开始。《素问·热论》云："病热少愈，食肉则复，多食则遗，此其禁也。"又提出在疾病恢复期可通过调理饮食以防复发。可知，中医"治未病"包括未病、欲病、已病及病后 4 个阶段的治疗，即未病先防、欲病救萌、既病防变、瘥后防复，尤其注重未病先防。此思想十分契合现代预防医学理念及当今"以预防为主、防治重心前移"的社会医学模式,具有先进性及科学性。

## 二、李中梓"治未病"思想特点

李士材极为推崇《内经》,临证数十载,主张"居恒无病之时,便当早为之",论著中蕴藏丰富的"治未病"思想。李氏一生对儒、释、道均有涉猎,又精于老庄之学,其未病先防之思想有着鲜明的道家养生、释家调心特色,对欲病、已病、病后状态的调养亦独具匠心,值得进一步挖掘。

**1. 未病先防,始于养生**

(1)节劳养精:李士材在《医宗必读》曰"五脏皆有精,精者人之本也"。指出人身之精分藏于五脏之中,在肝为血,在心为脉,在脾为营,在肺为气,在肾为精,是维持五脏及人体功能活动的基础。精充足,则百疾不生;精不足者,则百证蜂起。故李士材认为人身之养生,以养精为要,精气宜封藏,不宜妄泄,提出节劳养精的养生理念。节劳包括节制房劳、目劳、耳劳、心劳和体劳。《删补颐生微论·先天根本论》云:"男女交接必扰其肾,外虽不漏,精已离宫。""心劳于思,精以思耗;目劳于视,精以视耗;耳劳于听,精以听耗;体劳于力,精以力耗,随事而节之,则精与日积矣。"指出"眼、耳、鼻、舌、身、意"六根的过度运用,皆会损耗先后天精气。过度房劳损耗先天肾精,思虑过度、体力过劳以及情志过激、饮酒过度会耗损后天精气,因为"精志过激者,精以相火妄动而耗;过饮酒者,则精随血动而薄"。因此,李士材提出"贵寡欲、贵节劳、贵息怒、宜戒酒、淡食五谷"的5种养精方法,通过少思寡欲、节制劳欲、调畅情志、戒酒、食用恬淡之味,尤其推荐服用芡实类味甘淡、药食两用的五谷,以蓄养脾肾精气。

(2)饮食养胃:李士材认为"人之有脾胃,犹兵家之有饷道也,饷道一绝,万众立散,脾胃一败,百病难施"。说明脾胃在人体生命活动中至关重要,如同运送军粮饷道,如果脾胃功能受损,元气必耗伤,药石治疗亦难以奏效。故李士材在养生过程中极为重视脾胃功能,主张饮食养胃,并从食物的性质、进食的过程、食后的活动等角度,提醒世人要养成良好的饮食习惯。《删补颐生微论·后天根本论》云:"饮食到胃,俱以温和为妙。不问冷物热物,但细嚼缓咽，自然温矣……食饱之后，解带摸腹，伸腰徐行，作喷以通其秘，用呵以去其滞，令饮食下行，方可就坐。"即食物宜温和，不宜过冷过热以免伤胃；进食时应细嚼慢咽，以防呛咳；进食后不宜马上坐卧，而应按摩腹部，缓慢步行，去除积滞，令食物下行后才坐卧，以免引发中满、痔疮等。李中梓还提出调理脾虚六法："宁少毋食多，宁饥毋食饱，宁迟毋食速，宁热毋食冷，宁零毋食顿，宁软毋食硬。"指出对于脾胃功能稍弱的人群，尤其老幼体弱或病后脾虚者进食宜少、宜慢、宜热、宜软，勿暴食、饱食而加重脾胃负担。其饮食养胃之法具有实用性及先进性，对现代饮食健康有着重要的指导意义。

（3）起居调摄：《内经知要·道生》曰："四时者，阴阳之行也；不知奉若天时，非尊生之典也。故春夏养阳，秋冬养阴，以从其根。根者，人本于天，天本于道，道本自然，此皆治未病之方，养生者所切亟也。"意思是人应顺应自然规律而养生防病。故李士材养生注重起居调摄，推荐四时调摄法。在起居方面，春季宜早睡早起，不骤然除去冬衣，不当风而吹，不露宿潮湿之地，宜穿暖衣，适当运动微微出汗，以免受风寒而泄泻。夏季宜晚睡早起，不贪风贪凉，不大渴引饮，不赤足行走，以免招寒湿之气，宜腹部保暖，常烧苍术、艾草以燥湿，常擦涌泉以祛湿。秋季当早睡早起，勿受露重之凉，宜心情调畅，保养筋骨。冬季当早睡晚起，勿劳累过度，勿背部受寒，不宜多汗，宜常泡脚，足部保暖。此外，李士材总结前贤经验，还提供了15种日常养生方法："发宜多梳，面宜多擦，胸宜常护，目宜常运，耳宜常凝，口宜常闭，齿宜常叩，气宜常提，津宜常咽，浊宜常呼，背宜常暖，腹宜常摩，囊宜常里，肢节宜常摇动，皮肤宜常干沐。"从衣、食、住、行等多方面进行调养，以达到未病先防、却病延年的效果。

（4）运气调心：《内经知要·道生》载"气入身来谓之生，神去离形谓之死，知神气者可以长生。气有先天、后天之别，后天者，呼吸往来之气也。"说明神气乃生命之根蒂，养生者，不可不养神气。李士材极为重视养神气，汲取道家"虚静"的思想精华，主张通过运气调心而养生。李士材强调养神者需"调心"，谨守道家"致虚极，守静笃"的思想，提倡恬淡虚无，少思寡欲，清静无为，顺应自然，不过分追求物质享受，淡泊名利声色，对烦恼淡然处之。养气则主张通过导引气功而达到"运气调息"的效果，推崇世人练习"十六字诀""六字诀"等养生功法。十六字诀即"一吸便提，气气归脐，一提便咽，水火相见"，最早载于明代冷谦的《修龄要指》，是中国道家内丹学基本功法，也是较为简便的调息功法。用舌环搅上下腭后,舌抵上腭,待口中津液生成后,连声咽下津液;随即用鼻吸清气一口,意想送到腹部丹田中,而后意守丹田,为一吸。随即轻轻提肛像忍大便样,用意念使吸入之气归脐,(呼气)经脊背、肾门直至后顶至枕关透入脑海。六字诀即"呵、呼、呬、嘘、嘻、吹",是以练呼气为主的呼吸吐纳功法,六字分别对应不同的脏器,通过口呼配合默念"嘘、呵、呬、吹、嘻"字音,念呼字治脾,呬字治肺,嘘字治肝,嘻字治胆,吹字治肾。李士材认为周而复始练习上述功法,可调节脏腑阴阳,久之便能精神强旺,百病不生。现代研究表明,长期锻炼"十六字诀"可降低机体的应急反应,提高机体的适应能力,降低血压的应急反应,有助于血压的调控。坚持练习"六字诀"功法不仅能改善机体亚健康状态,还可有效锻炼呼吸器官,促进机体代谢,提高肺功能。

**2. 欲病已病,重调体质** 李士材在《医宗必读·行方智圆心小胆大论》中言:"人禀赋有厚薄,年岁有老少,身形有肥瘦,性情有缓急,境地有贵贱,风气有柔强,天时有寒热,昼夜有重轻,气色有吉凶,声音有高下,受病有久新,运气有太过不及。"说明各人体质、性格、筋骨、年龄、饮食、心境不同,患病亦有浅深之别,故李士材临证强调因人制宜,尤其注重体质调理。体质偏颇是疾病发生的内在依据,体质不同,疾病的性质、身体对药物敏感程度以及适宜服用的药物亦不相同。结合体质的类型对疾病及早干预,遣方用药时充分考虑体质的影响,可达到欲病救萌、既病防变之效。如《医宗必读·不失人情论》所言:"五脏各有所偏,七情各有所胜。阳脏者宜凉,阴脏者宜热;耐毒者缓剂无功,不耐毒者峻剂有害。此脏气之不同也。"阳气旺体质的人宜服性味偏凉之药,阴气盛的体质的人宜服性味偏温之药;对于能耐受药物偏性的人,用性味缓和的药物治疗效果不大,对于不能耐受药物偏性的人,用性味猛烈的药物治疗就容易损伤正气。此外,李士材强调"不适贫富贵贱之居,坐之薄厚,形之寒温,不适饮食之宜,不别人之勇怯,不知此类,足以自乱,不足以自明",认为人所处的地位、环境、饮食习惯、所受的教育程度不同,患病趋向亦有不同,"富贵者多劳心,贫贱者多劳力",提出"劳心者宜补,劳力者宜攻"的治疗原则。

**3. 病后调养,甘温调中** 李士材对疾病后期、病后康复期总以调养为原则,重在甘温调中。《删补颐生微论·明治论》有云:"三法者,初中末也。一曰初法……三曰末法，当用宽缓，药性平善，广服无毒，取其安中补益，缘病久邪去，正气日微也。"指出病后恢复期，此时病久邪气已去，正气虚弱，当用药性平和之品，治疗以和中益气为主。如积聚多起病缓慢，病程久，逐渐发展成有形之积。李士材则遵循《素问·六元正纪大论》"大积大聚，其可犯也，衰其大半而止"，提出分期治疗积聚，主张末期邪气侵凌，正气消弱，以补益为主。他认为去积及半时，应纯以甘温调养，使脾气健运，则余积不攻自走。医案中记载久患痞积者、久痢者或用参、附大温大补而愈，或调理以参、芪、香、砂以甘温调中，补脾益气。

## 三、结　语

李中梓的"治未病"思想内涵丰富，未病先防、既病防变、瘥后防复的核心主要从调理、调养入手，继承并发展了《内经》的"治未病"内容，颇具特色与优势。当今社会生活节奏快，压力大，饮食结构改变，生活规律紊乱，亚健康状态、"三高"、肥胖等慢性疾病发病率逐年上升；老龄化严重，疾病谱日趋复杂，亚健康管理、慢病管理愈显重要，而其治疗的关键在于预防。"节劳养精、饮食养胃、起居调摄、运气调心"的养生理念，从调情志、调饮食、调起居等生活习惯进行调整，配合导引功法进而强身健体，对现代亚健康管理有指导作用。于欲病已病阶段，重视体质调理更充实了《内经》"因人制宜"的内容，有利于疾病的治疗及预后。可知，李中梓的"治未病"思想具有先进性及实用性，挖掘其中内涵对现代医学健康管理有参考价值及现实意义。

（《中医药导报》，2019 年第 25 卷第 11 期）

临床证治探讨

　　李中梓学术上竭力主张先后天论，强调脾肾并重，故其临床诊治多从脾肾入手，重视先后二天的调理。李中梓指出："善为医者，必责其根本，而本有先天、后天之辨。先天之本在肾，肾应北方之水，水为天一之源；后天之本在脾，脾为中宫之土，土为万物之母。"人是一个有机的整体，先天肾阴、肾阳不足，可影响机体的发育和生殖功能，生命活动就不能正常进行。人之始生赖于水谷以奉养，"饮入于胃，游溢精气，上输于脾，脾气散精"，水谷之精微通过中焦脾之升降出入滋养五脏六腑与四肢百骸，如同大地之生长万物，先天亦需后天之填补与奉养。

　　对肾的治疗，李中梓主张分水与火。水不足而引起火旺的，用六味丸，即"壮水之主，以制阳光"；火不足而导致水盛的，用八味丸，即"益火之源，以消阴翳"。脾的治疗，分饮食、劳倦两途。饮食伤者，为虚中有实，用枳术丸消而补之；劳倦伤者，乃属纯虚，用补中益气汤升而补之。李氏认为虚劳、肿胀、反胃噎膈、痢疾、泄泻、痰饮等病，其本源都在脾或肾。至于虚劳证伤及肺脾两脏时，李中梓主张补脾保肺两法兼行。如果燥热甚，能食而不泻者，润肺当急，而补脾之药亦不可缺；倘虚羸甚，食少泻多，虽咳嗽不宁，以补脾为急，而清润之品宜戒矣。李氏认为脾有生肺本能，肺无扶脾之功，所以补脾之药，尤要于保肺。如果虚劳证伤及脾肾两脏时，李氏主张补肾理脾两法兼行。

　　至于水火阴阳论、古今元气厚薄论等，究其本源，李氏均落实于脾肾二脏。"人身之水火，即阴阳也，即气血也。无阳则阴无以生，无阴则阳无以化，然物不生于阴而生于阳，譬如春夏生而秋冬杀也，向阳之草木易荣，潜阴之花卉善萎也。"由此，扶阳益阴，补气为先，温阳为上，以脾肾为立足点，即成李中梓临床诊治之常法。

# 浅论李中梓的治疗观

河北医科大学中医学院　　陈志杰

## 一、治病求本、脾肾并重

李中梓《医宗必读·肾为先天本脾为后天本论》认为："《经》曰，治病必求于本。本之为言根也、源也。世未有无源之流，无根之木，澄其源而流自清，灌其根而枝乃茂，自然之经也。故善为医者，必责根本。"同时又指出人体"先天之本在肾""后天之本在脾"。李氏认为，治病求本，即要掌握生命之本。而生命之本，不外乎先天之本与后天之本两个方面。先天之本在肾，肾为脏腑之本，十二脉之根，呼吸之本，三焦之源，内寄元精元气，五脏六腑之精均藏于肾。肾精充盛，则脏腑之精充足。而元气又是诸气之本，无论脏腑之气，经脉之气，均以元气为根。故要保全生命，必须保护先天肾中精气。与此同时，后天脾胃同样是十分重要的。他说："饷道一绝，万众立散；胃气一败，百药难施。一有此身，必资谷气，谷气入胃，洒陈于六腑而气至，和调于五脏而血生，而人资之以为生者也。故曰后天之本在脾。"人在生长过程中，需时刻依赖水谷之气的不断资养，五脏六腑由于水谷之气的不断资养才得以发挥其功能作用。而水谷之气的化生有赖于脾胃，故脾在人体生命活动过程中至关重要。

由于脾肾在人体生命活动过程中至关重要，故李氏在治疗时，十分重视先后二天亏损的调治。李氏接受李东垣、赵献可、薛己诸家之说，从脾肾先后二天入手。故其在《医宗必读·肾为先天本脾为后天本论》中说："治先天根本，则有水火之分，水不足者，用六味丸壮水之主，以制阳光；火不足者，用八味丸益火之源，以消阴翳。治后天根本，则有饮食劳倦之分，饮食伤者，枳术丸主之。劳倦伤者，补中益气汤主之。"六味、八味二方，本为赵献可善用补肾命水火之剂，而枳术丸、补中益气汤又是李东垣补脾胃之剂。薛氏宗二家之说，先后天并重，李氏对此十分赞赏，故说："每见立斋治症，多用前方，不知者妄议其偏，惟明于求本之说，而后可以窥立斋之微耳。"因此，其治病宗薛氏之法，取方于六味、八味、枳术、补中益气诸方之间，效果显著。李中梓治病脾肾并重,可谓是在虚损病证的治疗中求得其本而集前人诸家理论与经验之大成者。

## 二、肝肾同治

李中梓运用《易经》哲学思想,根据《内经》医学理论,参考历代医家的认识,并结合自己的临床经验,在其《医宗必读》中提出著名的"乙癸同源,肝肾同治"的理论观点。他阐述道:"相火有二,乃肾与肝。肾应北方壬癸,于卦为坎,于象为龙,龙潜海底,龙起而火随之。肝应东方甲乙,于卦为震,于象为雷,雷藏泽中。雷起而火随之。泽也,海也,莫非下也。故曰乙癸同源。"乙癸同源揭示了肝肾两脏在生理、病理上的密切关系。肝肾同属下焦,肝藏血而肾藏精,精血可互化,肝主疏泄而肾主闭藏,肝为水之子而肾为木之母,所以肝肾在生理上存在着互相资生、病理上互相影响的关系。由于肝肾同源的关系,所以提出应肾肝同治,对此他说:"东方之木,无虚不可补,补肾即所以补肝,北方之水,无实不可泻,泻肝所以泻肾。""夫一补一泻,气血攸分;即泻即补,水木同府。"他举例说:"然木即无虚,又言补肝者,肝气不可犯,肝血当自养也。血不足者濡之,水之属也。壮水之源,木赖以荣。"即肝阴不足,肝阳上亢,可以用滋补肾水的方法滋养肝木,达到平肝潜阳的目的;又如"水即无实,又言泻肾者,肾阳不可亏,而肾气不可亢也。气有余者伐之,木之属也。伐木之干,水赖以安",即肾气的闭藏太过,通过疏泄肝木的方法,达到治疗的目的。可见,肝肾同治在处理肝肾两脏关系发生病变时有重要意义。

## 三、三因制宜

李氏主张治疗时应因人、因地、因时制宜。

**1. 因人制宜** 李中梓在《医宗必读·富贵贫贱治病有别论》论中指出:"大抵富贵之人多劳心,贫贱之人多劳力。劳心则中虚而筋柔骨脆,劳力则中实而骨劲筋强。富贵者膏粱自奉,贫贱者藜藿苟充。膏粱自奉者脏腑恒娇,藜藿苟充者脏腑恒固,曲房广厦者,玄府疏而六淫易客,茅茨陋巷者,腠理密而外邪难干。"可见,由于富贵贫贱、操业性质、饮食条件、居处环境不同,形成人体的个体差异。个体上的差异会对疾病的发生、发展乃至预后产生重要影响，故治法应有区别。如李氏云："故富贵之疾宜于补正，贫贱之疾利于攻邪。"即根据个体的不同而采取相应的治疗措施。"不失人情论"也有同样论述："五脏各有所偏，七情各有所胜，阳脏者宜凉，阴脏者宜热，耐毒者缓剂无功，不耐毒者峻剂有害，此脏气之不同也。"此外，"风土论"还论述了地域不同导致个体体质差异。总之，这些都说明临床上要充分考虑个体因素对疾病的影响，具体病人具体分析，才能得到理想的治疗效果。

**2. 因时制宜** "古今元气不同论"强调："用古方疗今病，譬之拆旧料改新房，不在经匠氏之手，其可用乎？是有察于古今元气之不同也。"即随着时代的变迁，时间的推移，人类所居处的自然环境也发生着相应的改变。其云："当天地初开，气化浓密，则受气常强，及其久也，气化渐薄，则受气常弱。"既然古强今弱，所以治疗用药分量也应是古重今轻："东汉之世，仲景处方，辄以两计；宋元而后，东垣、丹溪，不过钱计而已。今去朱李之世，又五百年，元气转薄，所以抵当承气，日就减削，补中归脾，日就增多。"这种"古今元气不同，治亦不同"的思维可扩展到"四时气候不同，治亦不同"，即根据不同气候变化特点，来考虑治疗用药的原则，也就是中医治则中的"因时制宜"。此外，李氏主张随四季变化规律择时用药也体现了因时制宜。

**3. 因地制宜** "风土论"云："盖闻一病而治不相同者，地势使然也。"可见由于所处地域的不同，地势高低、气候条件及生活习惯各异，人的生理活动和病变特点也不尽相同，所以治疗用药应根据当地环境及生活习惯而有所变化。李氏举例说："东方之域……令人发热而阴伤。其民黑色而疏理，其病皆为痈疡，宜培土之基以御风邪，其治以砭石……西方之域……其病也，皆因七情、饮食、男女之过，其治宜毒药峻攻……北方之域……其病多寒中，宜益火之源，以消阴翳，其治宜灸焫……南方之域……故病挛痹，宜壮水之主，以制阳光，其治宜微针……中方之域……故病多痿弱气逆寒热也，当扶木之主，以制土邪，其治宜导引按跷。"由此可见，地域的差异导致个人体质和疾病类型的不同。故治疗时要重视地域因素对疾病造成的影响，根据具体情况考虑相宜的治疗方案。

李氏因时、因地、因人制宜的治疗法则，充分体现了中医治病的整体观念和辨证论治在实际应用中的原则性和灵活性。

**4. 注重心理因素**　李氏在治疗时注重心理因素，强调善于观察病人的心理对于疾病的治疗大有裨益。他在"不失人情论"中详细阐述了病人之情、医人之情和旁人之情，其中病人之情即对病人的各种心理特征进行了描述。他指出"性好吉者危言见非，意多忧者慰安云伪，未信者忠告难行，善疑者深言则忌""境遇不偶，营求未遂，深情牵挂，良药难医""有情急者遭迟病，更医而致杂投；有性缓者遭急病，濡滞而成难挽""有讳疾不言，有隐情难告，甚而故隐病状，试医以脉"等病人心理在临证治疗时必须考虑。同时李氏又结合女性在当时社会的卑下地位和女性的性格特点指出其得病多由情志致病，他说："凡病皆始于七情，而后六气之邪乘虚来犯。"故治疗必须参考病人心理因素。

此外，李氏还主张不以一定之方应无穷之变，而是要在临证时灵活处方；在谈及治风时，推崇"治风先治血，血行风自灭"的思想；在虚实的治疗上，则强调"病在于表，毋攻其里，病在于里，毋虚其表"及"虚证如家贫室内空虚，铢铢累积，非旦夕间事，故无速法；实证如寇盗在家，开门急逐，贼去即止，故无缓法"；在气血阴阳的补益上则主张补气先于补血，养阳在滋阴之上；对积聚治疗采取攻补兼施的措施等。李氏的这些治疗观点对于现今的临床实践仍有极高的参考价值，值得我们继承并发扬。

（《中华中医药学会第九届中医医史文献学术研讨会论文集萃》，2006 年）

# 李中梓《医宗必读》治泻九法之发挥

南京中医药大学　　江　星

泄泻是临床常见的病症，以排便次数增加和粪便有量与质的改变为特点，其病因较多，外感寒热湿邪、内伤饮食及情志、脏腑功能失调，均可导致泄泻，且病机复杂多变，常有兼加或转化，但脾病湿盛是泄泻发生的关键病机。临床辨证首先辨其虚实缓急。急性者，以寒湿、湿热、伤食泄泻多见，以实证为主;久泻者以肝气乘脾、脾胃虚弱、肾阳虚衰多见,以虚证为主。治疗上总以运脾祛湿为主。李中梓在《医宗必读·泄泻》中提出了著名的治泻九法,全面系统地论述了泄泻的治法,是泄泻治疗学上的里程碑。

## 一、淡渗法

淡渗即淡能渗泄,利水渗湿。"使湿从小便而去,如农人治涝,导其下流,虽处卑隘,不忧巨浸。《经》云:治湿不利小便,非其治也。又云:在下者,引而竭之是也。"泄泻来势急暴,水湿聚于肠道,洞泻而下,惟有分流水湿,从前阴分利,利小便而实大便,适用于病势急骤,泄泻清稀,甚至下利清水,小便不利,水肿,头身困重,舌苔白腻,脉濡缓的湿邪困脾证。针对这种病症,临床上可以采用胃苓汤加减治疗,方中猪苓、泽泻、白术、茯苓、薏苡仁淡渗利湿;苍术燥湿健脾,降浊和胃;厚朴行气化湿,消胀除满;陈皮行气化滞,醒脾和胃;炙甘草、生姜、大枣调和脾胃,以助健运;桂枝温通助气化。如水湿壅盛而肿甚者,加大腹皮、桑白皮以行气利水;表证明显,可加麻黄、苏叶以解表宣肺;寒湿重而兼形寒肢冷者,桂枝易肉桂,加干姜、吴茱萸以温寒散湿。

## 二、升提法

升提即补气健脾,升阳举陷。"气属于阳,性本上升,胃气注迫,辄尔下陷,升柴羌葛之类,鼓舞胃气上腾,则注下自止。又如地上淖泽,风之即干,故风药多燥,且湿为土病,风为木病,木可胜土,风亦胜湿,所谓下者举之是也。"胃气注迫,引起脾气下陷,用升提的药,使胃气上升,则泄泻可止。适用于脘腹重坠,久泄不止,甚或脱肛,气短懒言,神疲乏力,头晕目眩,面色无华,食少,舌淡苔白,脉缓或弱的脾虚气陷证。治疗可采用补中益气汤加减,方中黄芪补中益气,升阳举陷;人参、白术、炙甘草甘温补中,补气健脾;升麻、柴胡轻清升散,升举下陷之清阳。气虚日久,常损及血,故配伍当归养血和营;清阳不升,则浊阴不降,故可配伍陈皮调理气机;久泻不愈,加莲子肉、肉豆蔻等,以增强涩肠止泻之功;如兼有头痛者,轻者加蔓荆子,重者加川芎,以助升阳止痛之力；兼有腹痛者，加白芍药以缓急止痛；发热心烦较甚者，加黄柏、生地等以泻下焦之阴火；若外感风寒，兼恶寒头痛者，加苏叶、防风等以扶正祛邪。

## 三、清凉法

清凉即以寒凉之药清解里热。"热淫所至，暴注下迫，苦寒诸剂，用涤燔蒸，犹当溽暑伊郁之时，而商飚飒然倏动，则炎熇如失矣，所谓热者清之是也。"热邪内迫，清阳不升，大肠传导失司，下利臭秽，需用苦寒之品清泄里热。适用于泄泻腹痛，泻下急迫，气味臭秽，肛门灼热，烦热口渴，小便短黄，舌质红，苔黄腻，脉滑数或濡数的湿热蕴脾证。可选用葛根黄芩黄连汤加减治疗，达到外解肌表之邪、内清胃肠之热的目的。方中葛根外解肌表之邪，内清阳明之热，并升发脾胃清阳而止泻升津，使表解里和；黄芩、黄连苦寒清热，坚阴止利；甘草甘缓和中，调和诸药；木香理气化湿；车前草、苦参清热除湿，利水止泻。如腹痛者，加炒白芍药以缓急止痛；兼呕吐者，加半夏、竹茹以降逆止呕；夹食滞者，加焦山楂、焦神曲以消食；如湿邪偏重者，加藿香、厚朴、茯苓、猪苓、泽泻以健脾祛湿。

## 四、疏利法

疏利即疏理气机，消积化滞。"痰凝气滞，食积水停，皆令人泻，随证祛逐，勿使稽留。《经》云实者泻之，又云通因通用是也。"无积不成利，痰凝、气滞、食积、水停等均可以导致泄泻，此时可使用通利的方法化积止利。以食积致泻为例，临床表现为腹痛肠鸣，泻下粪便臭如败卵，泻后痛减，脘腹胀满，嗳腐酸臭，不思饮食致舌苔垢浊或厚腻，脉滑的食滞肠胃证。治疗可运用保和丸加减消食和胃，清热利湿。方中神曲、山楂、莱菔子消食和胃；半夏、陈皮和胃降逆；茯苓健脾祛湿；连翘解郁清热；可加谷芽、麦芽增强消食功效。若食积较重，脘腹胀满，可因势利导，通因通用，用枳实导滞丸，用大黄、枳实推荡积滞，使邪去则正自安；食积化热可加黄连清热燥湿止泻；兼脾虚可加白术、扁豆健脾祛湿。

## 五、甘缓法

甘缓即甘能缓中,急者缓之。"泻利不已,急而下趋,愈趋愈下,泻何由止?甘能缓中,善禁急速,且稼穑作甘,甘为土味,所谓急者缓之是也。"在治疗脾虚肝强之痛泻时可运用此法,临床上能见到泄泻不止,泻必腹痛,舌苔薄白,脉两关不调,弦而缓等症状。方选痛泻要方加减抑肝扶脾,缓急止痛。方中白术甘苦而温,补脾燥湿以扶土虚;白芍苦、酸、甘、微寒,养血柔肝,缓急止痛,兼敛脾阴,于土中泻木;陈皮辛苦而温,理气燥湿,醒脾和胃;防风专入肝脾,疏脾升阳,助白术祛湿止泻,合白芍使其敛而勿过,疏泻复常。如水湿下注,泄泻呈水样,加茯苓、车前子以利湿止泻;如脾虚较甚,神疲乏力,纳呆,加党参、茯苓、扁豆、鸡内金等益气健脾开胃;中焦虚寒,脘腹寒痛,加干姜、吴茱萸以温中祛寒;脾胃气滞,脘腹胀满,加厚朴、木香以理气行滞;气虚下陷,久泻不止,加炒升麻以升阳止泻;舌苔黄腻者,湿久郁热,可加黄连以清热。

## 六、酸收法

酸收即酸能收敛,涩肠止泻。"泻下有日,则气散而不收,无能统摄,注泻何时而已?酸之一味,能助收肃之权。《经》云:散者收之是也。"泄泻日久,往往导致统摄无能,精气耗散而不收,见滑脱不禁,当以涩肠止泻为主,辅以温补脾肾。临床表现为大便滑脱不禁,日夜无度,甚则脱肛坠下,脐腹疼痛,倦怠食少,舌淡苔白,脉迟细。方选真人养脏汤加减应用。方中重用罂粟壳,罂粟壳性酸涩而能固脱止泻;肉豆蔻涩肠止泻,温中散寒,行气止痛;肉桂辛热益火壮阳,温肾暖脾,以消散阴寒邪气;人参、白术、炙甘草甘温益气,健脾补中;当归、白芍养血和血;木香芳香醒脾,行气止痛;甘草调和诸药。如中气下陷而兼脱肛坠下者,可加黄芪、升麻、柴胡;脾肾虚寒较甚,而见洞泻无度,完谷不化者,可加炮附子、干姜、补骨脂。

## 七、燥脾法

燥脾即燥能胜湿,健脾化湿。"土德无惭,水邪不滥,故泻皆成于土湿,湿皆本于脾虚，仓廪得职，水谷善分，虚而不培，湿淫转甚。《经》云：虚者补之是也。"脾虚失健则运化失常，清浊不分，湿邪内生，若不燥湿培土，则湿邪缠绵难去，故健脾燥湿实为治本之法，以大便时溏时泻，迁延反复，食少，食后脘闷不舒，稍进油腻食物，则大便次数明显增加，面色萎黄，神疲倦怠，舌质淡，苔白，脉弱为临床表现。方用参苓白术散加减健脾益气，化湿止泻。方中人参擅补脾胃之气；白术补气健脾燥湿；茯苓健脾利水渗湿；山药益气补脾；莲子肉补脾涩肠；扁豆健脾化湿；薏苡仁健脾利湿；桔梗宣开肺气，通利水道，并载诸药上行而成培土生金之功；砂仁化湿醒脾，行气和胃；大枣煎汤调药，补益脾胃。若脾阳虚衰，阴寒内盛，可用理中丸以温中散寒；若久泻不止，中气下陷，或兼有脱肛者，可用补中益气汤以健脾止泻，升阳举陷；纳差食少者，加炒麦芽、焦山楂、炒神曲等以消食和胃；咯痰色白量多者，加半夏、陈皮等以燥湿化痰。

## 八、温肾法

温肾即少火生气，温肾暖脾。"肾主二便，封藏之本，况虽属水，真阳寓焉！少火生气，火为土母，此火一衰，何以运行三焦，熟腐五谷乎？故积虚者必挟寒，脾虚者必补母。《经》曰：寒者温之是也。"肾主二便，为封藏之本，内寄命火真阳，肾阳虚衰，命门之火不能上温脾土，脾失健运，大肠失固，故应温肾暖脾，涩肠止泻。临床表现为黎明之前脐腹作痛，肠鸣即泻，完谷不化，腹部喜暖，泻后则安，形寒肢冷，腰膝酸软，舌淡苔白，脉沉细。方选四神丸加减温肾健脾，固涩止泻。方中补骨脂辛苦而温，补肾助阳，温脾止泻，犹善补命门之火以散寒邪；肉豆蔻涩肠止泻，温中行气；吴茱萸辛热温中散寒；五味子收敛固涩以助止泻；生姜温胃散寒；大枣补脾益胃以助运化。若脐腹冷痛，可加附子理中丸温中健脾；若年老体衰，久泻不止，脱肛，可加黄芪、党参、白术、升麻益气升阳。

## 九、固涩法

固涩即健脾固脱，涩肠止泻。"注泄日久，幽门道滑，虽投温补，未克奏功,须行涩剂,则变化不愆,揆度合节,所谓滑者涩之是也。"泄泻日久,脾肾阳虚,不能统摄,需用固涩之剂配合温补之法才可止泻。临床症状为泄泻日久,形寒肢冷,面白舌淡,脉细。方用乌梅丸加减。方中附子、干姜、蜀姜、细辛、桂枝温补脾肾,振奋中阳;乌梅酸收固肠以止泻;黄连、黄柏清肠化湿,厚肠止泻;人参、当归补气和血以扶正。若大便滑脱不禁较重,可加肉豆蔻等涩肠止泻。

(《河北中医》,2007 年第 29 卷第 2 期)

# 《医宗必读》治喘十三法简析

重庆第二卫生学校　　　周天寒

《医宗必读》为明代李中梓所著,全书内容简要,选方实用,在医学门径中较有影响,尤其是对喘证的论述更为全面,治疗也较为完备,故本文就李氏治喘十三法,试简析于后。

**1. 散寒平喘法**　李氏认为,火衰为冬寒,寒为阴邪,主乎迟缓,寒病则气衰息微,肺气上逆而喘。治宜疏风散寒,宣肺平喘。治寒热失时,暴嗽喘急,鼻塞痰壅,用三拗汤;治肺风痰喘,用华盖散。

**2. 清热平喘法**　邪热闭肺,熏灼肺津,痰热壅阻,肺失肃降,迫气上逆而为喘。治宜清热平喘。药用二冬、二母、甘、桔、栀、芩等,或用麻杏石甘汤亦效。

**3. 清暑平喘法**　暑为阳邪,具有耗气伤津的特点。暑邪伤肺,常致肺气上逆,气道不利,发为喘证。治宜清暑平喘。兼表邪用香薷汤;偏里热用白虎汤。

**4. 利湿平喘法**　李氏认为,淫气害脾,脾运失常,水湿内停,上渍于肺是导致湿喘的根本原因,此种喘证,当利其水,使湿去喘平,方予渗湿汤。

**5. 泻火平喘法**　李氏指出,火盛为夏热,热为阳邪,主乎急数,热病则气盛气粗而喘,病在肺,治宜清之,用泻火平喘法,方予白虎汤加瓜蒌、枳壳、黄芩等。

**6. 消痈定喘法** 适用于肺痈所引起的喘证。此病多因热毒瘀血壅结于肺所致，以咳喘胸痛，咳痰量多腥臭，甚则咳吐脓血为特征。治疗宜清热解毒，排脓定喘。药用薏苡仁、甘草、桔梗、贝母、防风、金银花、橘红、麦冬等。

**7. 利水平喘法** 因于肺胀所致的喘促，常与水气内停、肺气不降关系密切，临床以喘促、咳嗽、水肿为特征。治宜利水散邪。若咳而上气，喘而躁烦，目如脱状，脉浮大者，用越婢加半夏汤；脉浮而心下有水者，用小青龙加石膏汤。

**8. 解郁平喘法** 李氏认为，七情气郁，上逆为喘，病在肝肺，肝为血海，血瘀在脉搏，木病则气上，致使肺气不降，发为喘逆。治宜疏之，法当疏肝解郁，降气平喘，方予四七汤。

**9. 涤饮平喘法** 适用于水饮内停，上逆迫肺，肺气不降所致的喘逆。李氏主张首用吐法。若吐之不愈，症见喘满甚剧，心下痞坚，面色黧黑，烦渴，脉沉紧等邪实正虚，阳为阴遏之证，又宜行水散结，涤饮平喘，方用木防己汤。

**10. 祛痰平喘法** 因于痰浊阻肺，肺气壅滞，失于宣降所引起的喘逆，临床以喘咳痰多，恶心呕吐，舌苔白腻，脉滑等为特征。李氏主张用消法治之，以祛痰平喘为急务，方予二陈汤。

**11. 益气平喘法** 李氏认为，疲劳过度，则阳气动于阴分，故上奔于肺而喘，若秋脉不及，则为肺金亏虚，肺主气，肺虚则气无所主，故呼吸少气而喘，治宜补气为先，气足则喘平，方予六君子汤、补中益气汤。

**12. 滋阴平喘法** 肾主纳气，肾水不足，虚火上越则动，动则虚气上逆而喘。治宜壮水为急，法当滋阴平喘，方予六味地黄丸。肺肾阴虚者，用麦味地黄丸治之。

**13. 温阳定喘法** 肺为气之主，肾为气之根，肺肾同司气之出纳。若肾之阳气不足，摄纳无权，以致呼多吸少，气逆上奔而为喘，故《证治准绳》说："真元耗损，喘生于肾气之上奔。"治宜导龙入海，法当温肾纳气，导气归肾，方予八味地黄丸。若兼水邪泛滥，症见遍身肿胀，小便不利，痰气喘急者，治疗又当温阳行水，纳气平喘，方用济生肾气丸。

综观以上治喘之法，足见李氏对喘证的治法有真知灼见。强调七情六气皆可致喘是李氏对喘证病因的重要发挥，重视辨证论治是李氏治喘的主要特色，善用补泻二法是李氏治喘的根本途径。本文就李氏治喘之法，试作引玉之谈,意在阐扬李氏治喘的主要特点,以期引起同道重视。

(《河北中医杂志》,1986 年第 1 期)

# 论李中梓治癃闭七法

江苏省中医院　　施荣伟

癃闭,是以小便量少,排尿困难,甚至小便闭塞不通为主症的一种病症。其中小便不畅,点滴而短少,病势较缓者称为癃;小便闭塞,点滴不通,病势较急者称为闭。类似于现代医学中各种原因引起的尿潴留及无尿症。明末清初的著名医家李中梓在他的主要著作《医宗必读》中写道:"闭与癃,二证也。新病为溺闭,盖点滴难通也;久病为溺癃,盖屡出而短少也。"并且记载了其治疗癃闭的 7 种方法,现结合中医临床对其 7 种方法做一浅要分析。

## 一、清金润肺

李氏曰:"膀胱为州都之官,津液藏焉,气化则能出矣。夫主气化者,太阴肺经也。若使肺燥不能生水,则气化不及州都,法当清金润肺,车前子、紫菀、麦门冬、茯苓、桑皮之类。"此证治相当于癃闭的肺热壅盛证,肺为华盖,位置最高,肺主气,司一身之气化,通调水道,为水之上源,燥热之邪易于侵犯,使得肺热壅盛,失于肃降,肺燥而不能生水,无以下输膀胱而导致癃闭,出现小便不畅或点滴不通,咽干,烦渴欲饮,或有咳嗽,舌红,苔薄黄,脉数等症状。此当责之于肺,所以治以清金润肺,用车前子、紫菀、麦冬、茯苓、桑白皮之类。

## 二、燥脾健胃

李氏曰:"脾湿不运,而精不上升,故肺不能生水,法当燥脾健胃,苍术、白术、茯苓、半夏之类。"脾胃为后天之本，气血生化之源。水谷精微生化依赖于脾胃，其升降也依赖于脾胃。如果脾失健运，失于转输，不能升清降浊，也可导致癃闭，出现中焦寒湿阻滞的症状，此当责之于脾胃，以燥脾健胃为常法。燥脾以祛除湿邪，健胃使受纳正常而有助于脾的转输，用苍术、白术、茯苓、半夏之类。在临床上单独用燥脾健胃法治疗癃闭并不常见，因为此种病人常常伴有中气下陷的表现，多配合使用李东垣的补中益气汤。

## 三、滋肾涤热

李氏曰："肾水燥热，膀胱不利，法当滋肾涤热，知母、黄柏、茯苓、泽泻、通草之类。"此证治相当于癃闭的膀胱湿热证，出现小便点滴不通，或量少而短赤灼热，或伴有口干咽燥，潮热盗汗，手足心热，舌质红，苔黄腻，脉数。对于这种下焦湿热壅滞，肾燥而膀胱气化不利者，李氏用涤热燥湿法，使水热不致互结，所谓"无阴则阳无以化"，因此兼以滋肾养阴，以防热伤肾水。药用知母、黄柏、茯苓、泽泻、通草之类。现在临床常用八正散来治疗膀胱湿热之癃闭，与李氏的滋肾涤热法有相似之处。

李氏曰："滋肾泻膀胱，名为正治；清金润燥，名为隔二之治；健胃燥脾，名为隔三之治。"说明其治肾，既可以隔二治肺，赖母补子虚，又可隔三治脾，以助金母，肺金实水源，从而使虚则补其母，最终归于求治脾肾，既体现了五行相生的关系，又融合了先后天理论。

## 四、淡渗分利

李氏曰："有水液只渗大肠，小腑因而燥竭，宜以淡渗之品茯苓、猪苓、泽泻、通草之类。"李氏认为水液内渗大肠，甚至泄泻不止，州都因而燥竭，无液可贮，无尿可出，宜以淡渗分利，渗前实后，药用淡渗之品，如茯苓、猪苓、泽泻、通草。李氏用此淡渗之品，分流水湿，前后分利，使水走膀胱而小便自利，既利小便又实大便，一举两得。此种癃闭是标，大肠失司，泄泻不止是本，故在临床中一般不会单独用此法，而是在治疗泄泻不止的主方中适当配伍淡渗之品为妥。

## 五、疏理气机

李氏曰:"或有气滞,不能通调水道,下输膀胱者,顺气为急,枳实、木通、橘红之类。"《灵枢·经脉》指出:"肝足厥阴之脉……是主肝所生病者……遗尿癃闭。"从经脉走向来看,肝经绕阴器,抵少腹,气机顺畅,气化功能才能正常。气机郁滞则膀胱气化不利,常常导致癃闭,出现多烦善怒,小便不通,或通而不爽,情志抑郁,胁肋胀满,舌红,苔黄,脉弦,以顺理气机为急,药用枳实、木通、橘红之类。临床中若肝气郁滞,症状严重者,可用六磨汤以增加其疏肝理气的作用;若气郁化火者,可加牡丹皮、栀子以清肝泻火。

## 六、苦寒清热

李氏曰:"有实热者,非与纯阴之剂,则阳无以化。上焦热者,栀子、黄芩;中焦热者,黄连、芍药;下焦热者,黄柏、知母。"实热内蕴三焦,也可使气化受碍,导致癃闭。治疗若非纯阴之剂,则热终不得清,而阳无以化,小便不得利。投以苦寒之品,并分三焦论治,上焦热者,重在清心肺,用栀子、黄芩;中焦热者,重在治脾胃,用黄连、芍药;下焦热者,则用黄柏、知母。此法并非是一个独立的治法,而是李氏用三焦理论对热性癃闭治疗的一个小结,它包含了上面治疗膀胱湿热癃闭的滋肾涤热法,因此两种方法有交叉之处。

## 七、温补脾肾

李氏曰:"有大虚者,非与温补之剂,则水不能行,如金匮肾气丸及补中益气汤是也。"李氏认为癃闭之病,小便不出,水邪内侵,常会侮脾土而克命门火,所以非温肾扶土不可。如果出现小便不通或点滴不爽,排出无力,面色㿠白,神气怯弱,畏寒肢冷,腰膝冷或酸软无力等肾阳不足的临床表现者,可用金匮肾气丸;如果出现小腹胀满,时欲小便而不得出,或量少而不畅,神疲乏力,食欲不振,气短而语声低微等脾气不升,中气下陷表现者,可用补中益气汤。此法与现代临床两种证型的治疗较吻合,即肾阳衰惫证用金匮肾气丸,脾气不升证用补中益气汤。

对于癃闭的治疗,现代医学分肾前性、肾性和肾后性,明确诊断后用中医辨证论治尤为重要。李中梓治疗癃闭的 7 种方法,已不单单是理论探索,而是实践的总结,虽然与现代临床癃闭不完全一致,但为我们治疗癃闭还是提供了一些思路,值得借鉴。

# 李中梓类中风辨治八法

重庆医药高等专科学校　　　周天寒

类中风多指风从内生而非外中风邪的中风病症(《医经溯洄集·中风辨》),而李中梓《医宗必读》则指火中、虚中、湿中、寒中、暑中、气中、食中、恶中八种类似中风的病证,临床表现类似中风,而实非中风,诚如李氏所说:"类中风者,有类乎中风,实非中风也,或以风为他证,或以他证为风。"治疗各具特点,不可混淆,若"投治混淆,伤生必矣"。

## 一、清心泻火治火中

火为阳邪,其性炎上。心位居胸中,在五行属火,为阳中之阳,故火热致病,心先受之。火中的发生,多由"将息失宜,心火暴盛,热气拂郁心神"所致。临床表现以"心神昏冒,筋骨不用,卒倒无知"为特征,常伴言语不利,口眼歪斜,面赤,烦渴,便秘等。治宜清心泻火,宣窍宁神。方用凉膈散、牛黄清心丸。若属肾阴不足,虚火上炎者,宜滋阴降火,用六味地黄丸。火热灼津为痰而致痰多者,症见"痰多,口眼歪斜,手足麻痹",治宜豁痰通络,方用贝母瓜蒌散(贝母、瓜蒌、南星、荆芥、防风、羌活、黄柏、黄芩、黄连、白术、陈皮、半夏、薄荷、灵仙、花粉、甘草)。

## 二、益气填精治虚中

虚中的发生，多由素体虚弱，过于劳作，耗气伤脾，痰气壅滞，上蒙清窍，横窜经络所致。故李氏归纳虚中的病因病机是"过于劳役，耗损真元，脾胃虚衰，痰生气壅"，故治疗主张益气为主。虚中临床症见卒然昏倒，伴见面色㿠白，鼻息轻微，亦有身不仆倒但言语蹇涩，口眼歪斜，半身不遂者。治宜健脾益气，方用六君子汤；虚而下陷者用补中益气汤。如见手撒口开症，急需大剂量参芪益气固脱。若因房劳过度，精气耗损而致虚中者，治宜益气填精，方用六味地黄丸合生脉散。

## 三、除湿健脾治湿中

湿邪为病，有内湿外湿之分，故李氏说："内中湿者，脾土本虚，不能制湿，或食生冷水湿之物，或厚味醇酒，停于三焦，注于肌肉，则湿从内中矣。"可见内湿多由脾失健运，水湿停聚而生。外湿多由于气候潮湿，涉水淋雨，居处潮湿，则"湿从外中矣"。内湿和外湿虽有不同，在发病过程中却常相互影响。伤于外湿，湿邪困脾，不能健运，则湿从内生；而脾阳虚损，水湿不化，亦易招致外湿侵袭。故李氏强调湿中的治疗，当紧紧抓住除湿健脾这一原则。湿中因于内湿者，症见胸闷脘痞，小便不利，大便不爽，或腹泻尿少。治宜健脾除湿，调畅气机。方用渗湿汤（苍术、白术、茯苓、陈皮、泽泻、猪苓、香附、川芎、砂仁、厚朴、甘草）。湿中因于外湿者，症见"头重体痛，四肢倦怠，腿膝肿痛，身重浮肿"。治宜祛风胜湿，宣痹止痛。方用除湿羌活汤（苍术、藁本、羌活、防风、升麻、柴胡）。

## 四、温里散寒治寒中

寒中是由于暴中寒邪所致。寒为阴邪，易伤阳气，若素体阳气不足，卫外不固，寒邪乘虚直中，致清阳不升，清窍蒙蔽，或寒凝经脉，气血运行不畅，引起"身体强直，口噤不语，四肢战掉，卒然眩晕"等寒中证，治宜温里散寒，方用姜附汤（干姜、附子），或附子麻黄汤（麻黄、白术、人参、甘草、附子、干姜）。若神志不清可先用苏合香丸温通开窍，散寒化浊。

## 五、清暑开窍治暑中

暑为阳邪，其性炎热，易于伤津耗气。若"行役于长途，或务农于赤日"，感受暑热之邪，蒙蔽清窍，发为暑中。症见"面垢闷倒，昏不知人，冷汗自出，手足微冷，或吐或泻，或喘或满，或渴"。治宜急将病人移至凉爽通风之处，给服清暑、解热、开窍药剂，并可配合针灸、刮痧等疗法。李氏主张先用苏合香丸或来复丹（硝石、硫黄、玄精石各 30 g，五灵脂、青皮、陈皮各 60 g。醋煮米糊为丸，梧桐子大，每服 30 粒）灌下。或研蒜水灌之；或用皂角刮去黑皮，烧过存性，取皂角灰 30 g 与甘草末 18 g，和匀，每服 3 g，先开其窍。待病人苏醒后再辨证用药。属阴证者，用香薷饮或大顺散；属阳证者，用苍术白虎汤。

## 六、理气降逆治气中

李氏认为，气中是"七情内伤，气逆为病"的证候。多由七情气结，或怒动肝气，气逆上行，清窍被扰所致。症见突然仆倒，昏迷不省人事，牙关紧闭，手足拘挛等。治宜理气散结，降逆开闭。方用八味顺气散（白术、白茯苓、青皮、白芷、橘红、乌药、人参、甘草），或木香顺气散（白豆蔻、丁香、檀香、木香、藿香、甘草、砂仁）。李氏指出：本证似与中风相似，但风中身温，气中身冷，风中脉浮应人迎，气中脉沉应气口。以此区别中风与气中的不同，对临床具有一定的指导意义。治疗上"以气药治风犹可，以风药治气则不可"，临证须注意。

## 七、消食化滞治食中

食中又名中食，多由醉饱过度，或感风寒，或兼气恼，以致食滞于中，胃气不行，升降不通，气逆上壅，清窍闭塞所致。症见"突然厥逆昏迷，口不能言，肢不能举"，常伴脘腹胀满，脉滑实等，治以消食导滞，和胃开闭为主。先以姜盐汤探吐，继用藿香正气丸或八味顺气散疏邪化滞，理气和胃。尔后若无他症，当以苍术、白术、陈皮、厚朴、甘草之类调之。

## 八、调气开窍治恶中

恶中又名中恶，即古人所谓中邪恶鬼祟致病者，多因冒犯不正之气，或"登冢入庙，吊死问丧，飞尸鬼掣"，致痰气阻中，心胸窒塞，心窍被扰。症见"卒厥客忤，手足逆冷，肌肤粟起，头面清黑，精神不宁，或错言妄语，牙闭口紧，昏晕不知人"。治宜调气化痰，解郁开窍。先用苏合香丸灌之，待苏醒后，继服调气平胃散（木香、乌药、白豆蔻、檀香、砂仁、藿香、苍术、厚朴、陈皮、甘草）。

（《中医药导报》，2008 年第 14 卷第 10 期）

# 李中梓治痰

四川省重庆第二卫校　　周天寒

痰证是指津液在体内运化输布失常，蓄积停留于人体某些部位的一类病症。前人有根据本证病因的不同分为风痰、热痰、湿痰、酒痰、食痰的，也有根据痰浊性质及停蓄时间分为顽痰、宿痰、伏痰、痰核的。李中梓所著《医宗必读》则按五脏分，指出："痰有五……在脾经者，名曰湿痰；在肺经者，名曰燥痰；在肝经者，名曰风痰；在心经者，名曰热痰；在肾经者，名曰寒痰。"这种分类方法，由于切合临床，因此沿用至今。兹根据李氏对痰证的分类证治及特点，简述如下。

## 一、在脾为湿痰，治宜燥湿祛痰

李氏指出："在脾经者，名曰湿痰。"脾主运化，有输布水谷精微和运化水湿之能，性喜燥恶湿。若湿邪困脾或脾虚失健，运化失职，致使津液内停，水湿蓄留，聚而成痰，或久嗜酒肉肥甘多湿之品，则湿聚不化，也可成为痰浊，发为痰证。临床以"脉缓，面黄，肢体沉重，嗜卧不起，腹胀食滞，其痰滑而易出"为特征，治宜燥湿祛痰。李氏主张根据虚实兼夹，灵活选方，大抵属脾胃不和者，用二陈汤（半夏、橘红、白茯苓、炙甘草）；属湿痰咳嗽者，用白术丸（南星、半夏、白术）；偏虚者，用六君子汤（人参、白术、茯苓、半夏、橘红、炙甘草）；系酒伤所致者，加白豆蔻、干葛；挟食者，用保和丸（山楂、半夏、橘红、神曲、麦芽、白茯苓、连翘、莱菔子、黄连）；挟暑者，用消暑丸（半夏、生甘草、茯苓、姜汁）；挟惊者，用妙应丸（甘遂、大戟、白芥子）加朱砂、全蝎。

## 二、在肺为燥痰，治宜润燥利气

《医宗必读·痰饮》篇云："在肺经者，名曰燥痰，又名气痰。"肺为娇脏不耐邪侵。肺主气，司呼吸，为气机出入升降之枢，以清肃下降为顺。若外邪侵袭，壅遏肺气，致气机不利，津液停聚或燥热伤津，炼液为痰，形成痰证。临床以"脉涩，面白，气上喘促，洒淅寒热，悲愁不乐，其痰涩而难出"为特征，治宜润燥利气。若属气壅之痰，方予利金汤（桔梗、贝母、陈皮、茯苓、甘草、枳壳）；属肺燥之痰，方用润肺饮（贝母、天花粉、桔梗、甘草、麦冬、橘红、茯苓、知母、生地）。

## 三、在肝为风痰，治宜祛风化痰

李氏指出："在肝经者，名曰风痰。"盖肝为刚脏，主藏血，体阴而用阳，性如风木，易于动风。若情志不遂，致肝气不得疏泄，窒碍气机，气滞痰生，或肝郁化火生风，灼津为痰，风痰内盛而发病。临床以"脉弦，面青，四肢满闷，便溺秘涩，时有躁怒，其痰青而多泡"为特征。治宜祛风化痰，方用水煮金花丸（南星、半夏、天麻、雄黄、白面）或防风丸（朱砂、天麻、炙甘草、防风、川芎）。若膈上风痰甚，又宜改用川芎丸（薄荷叶、川芎、桔梗、甘草、细辛、防风）消风化痰，清上利膈。

## 四、在心为热痰，治宜清热化痰

李氏曰："在心经者，名曰热痰。"盖心为五脏六腑之大主，属君火之脏，主血脉，藏神志，为人体生命活动的中心，为精神意识思维活动的中枢。若平素痰热内蕴，复因外感六淫之邪，或情志抑郁，五志化火，灼津成痰，均可形成痰热证。临床以"脉洪，面赤，烦热心痛，口干唇燥，时多喜笑，其痰坚而成块"为特征。治宜清化热痰。方予小黄丸（南星、半夏、黄芩）或天麻汤（天花粉、黄连、竹叶）。

## 五、在肾为寒痰，治宜温阳化痰

李氏指出："在肾经者，名曰寒痰。"肾为先天之本，内寓元阴元阳，藏精主水，只宜固藏，不宜泄露。若禀赋素虚，久病失调，或劳损过度，或房室不节，致肾阳亏虚，失于蒸腾，气不行水，津液停聚，聚而成痰，形成寒痰之证。临床以"脉沉，面黑，小便急痛，足寒而逆，心多恐怖，其痰有黑点而多稀"为特征。治宜温阳化痰。方用姜桂丸（南星、半夏、官桂、生姜）。偏肾阳亏虚，同服八味地黄丸；若系脾肾虚寒，兼痰多食少者，又宜用胡椒理中丸（款冬花、胡椒、炙甘草、荜茇、良姜、细辛、陈皮、干姜、白术）。

李氏医案举例：

**案 1** 刑部主政徐凌如，劳且怒后，神气昏倦，汗出如浴，语言错乱，危困之极，迎余疗之，诊其脉大而滑且软。此气虚有痰也，用补中益气汤料，并四贴为一剂，用参至一两，加熟附子一钱，熟半夏三钱，四日而稍醒，更以六君子加姜汁一钟，服数日，兼进八味丸，调理两月而康。

**【按】**痰证有虚实之别，寒热之异，本案劳倦内伤，病在脾肾，辨为气虚有痰。气虚为本，痰浊为标，据"治病求本"之理，故用补中益气丸、六君子汤益气健脾，燥湿化痰，先理其脾。正如李氏所说："治痰先补脾，脾复健运之常，而痰自化矣。"《明医杂著》云："痰之本，水也，原于肾；痰之动，湿也，主于脾。"脾气既虚，肾阳亦衰，故用八味丸温肾助脾，调理善后。气虚有痰不能速效，故立方不变，久服而取效。

**案 2** 郡侯王敬如,患痰嗽,辄服清气化痰丸,渐至气促不能食。余曰:高年脾土不足,故有是证,若服前丸,则脾土益虚矣。投以六君子汤加煨姜三钱,益智仁一钱五分,十剂而痰清,更以前方炼蜜为丸约服一斤,饮食乃进。

**【按】**李氏认为,脾为湿土,喜温燥而恶寒润。本案过服清凉苦寒之剂,致伤脾土,脾失健运,水湿不化,发为痰湿证。故用六君子汤加煨姜、益智仁温脾益气,燥湿化痰,使脾健湿化,痰去咳止。清代张秉成在《成方便读》中说:"脾为生痰之源,肺为贮痰之器。"故李氏指出:"治痰不理脾胃,非其治也。"本案始终以治脾为主,其意即在于此。

**案 3** 文学朱文哉,遍体如虫螫,口舌糜烂,朝起必见二鬼执盘餐以献,向余怵曰:余年三十,高堂有垂白之亲,二鬼旦暮相侵,决无生理,倘邀如天动,得以不死,即今日之秦越人矣。余诊之,寸脉乍大乍小,意其为鬼祟,细察两关弦滑且大,遂断定为痰饮之疴,投滚痰丸三钱,虽微有所下,而病患如旧。更以小胃丹二钱与之,下痰积及水十余碗,遍体之痛减半,至明早鬼亦不见矣。更以人参三钱、白术二钱,煎汤服小胃丹三钱。大泻十余行,约有二十碗,病若失矣。乃以六君子为丸,服四斤而痊。

**【按】**古人有"怪病多痰"之说,李氏根据脉弦滑且大,断为痰饮之病,豁痰开窍,泻下逐饮,又固护胃气,效如桴鼓。

# 探析李中梓治疗脾肾的思路与方法

长春中医药大学　　谭胜男　高　蕾　王　军

李中梓生于明末清初,字士材,号念莪,是士材学派的创始人。李氏早年习儒问道,因为亲人患疾病被误治,自己又常患病,遂弃文从医。其中《医宗必读》为其代表作之一,是综合性医著。李中梓师从于李东垣,其先后天脾肾论的思想同时受温补学派薛立斋、张景岳等人的影响,认为脾肾互赞,相辅相成,在《删补颐生微论》设有"先天根本论"和"后天根本论"专篇。本文拟《医宗必读》中医案 4 则分析李中梓"肾为先天之本、脾为后天之本"理论的临证经验。

## 一、肾津不足之便秘

**病案摘要** 少宰蒋恬庵,服五加皮酒,遂患大便秘结,四日以来,腹中胀闷,服大黄一钱,通后复结。余曰:肾气衰少,津液不充,误行疏利,是助其燥矣。以六味丸料煎成,加人乳一钟,白蜜五钱,二剂后即通,十日而康复矣。

**病案分析** 便秘一症最早出现于《内经·素问》,被称为"后不利""大便难"。至明代的《广嗣纪要》首次提出了"便秘"的病名,并一直沿用至今。《素问·至真要大论》言"太阴司天……大便难……病本于肾",提出了便秘与肾的关系。《景岳全书》云:"肾为胃之关,开窍于二阴,所以便之开闭,皆肾脏所主。"李中梓在《医宗必读》云:"肾主五液,津液盛则大便和,若过于辛热厚味,则火邪伏于血中,耗散真阴,津液亏少,故大便燥结。"本案中蒋少宰服用五加皮酒,因五加皮本辛温,有缩便之效,又泡入酒中,更增加了其温燥之性,患者自身肾气亏虚,过于辛热更耗伤阴液,故表现为大便秘结。本案乃阴液亏虚之证,大黄本为峻下苦寒之品,用后虽有微效却治标不治本。李中梓本着治病求本的原则,以六味丸滋肾元,津液充盛,胃气来复则大便和。素体本虚,丸剂可以防止润肠通便之力太过,加入甘平的白蜜既能润肠通便也作缓缓之意。

便秘病位在大肠,所谓"魄门亦为五脏使",便秘与五脏盛衰亦密切相关。李中梓治病抓住主要病机,认为便秘之证,若直接用通利之药只会缓解一时症状。李中梓从补先天肾之根本的角度使腹中胀闷的症状随之消散,为临床治疗便秘提供了新思路。

## 二、火不暖土之不能食

**病案摘要** 文学倪念岚,累劳积郁,胸膈饱闷,不能饮食,服消食之剂不效,改而理气,又改而行痰,又改而开郁,又改而清火,半载之间,药百余剂,而病势日增，惶惧不知所出，始来求治于余。余先简其方案，次诊其六脉，喟然叹曰：脉大而软，两尺如丝，明是火衰不能生土，反以伐气寒凉投之，何异于人既入井，而又下石乎？遂以六君子汤加益智仁、干姜、肉桂各一钱，十剂而少苏，然食甚少也。余劝以加附子一钱，兼用八味丸调补，凡百余日而复其居处之常。

**病案分析**　李东垣云："脾胃俱旺，能食而肥；脾胃俱虚，不能食而瘦。"李中梓之论脾胃多遵从东垣之法，故作"不能食皆作虚论"。本案倪文学长年积劳成疾，劳则耗气，故见胸膈饱闷，不能饮食。曾就诊于其他医生，予以理气化痰开郁之品，或清火之品，均不奏效，反而病势加剧，足以见本证并非实证。《难经》有云："上部无脉，下部有脉，虽困无能为害。所以然者，譬如人之有尺，树之有根。"人有尺脉，虽病但仍有生机。本案李中梓先生诊其脉，见脉大而软，尺脉细如丝，断为肾火虚衰，不能温煦脾土，加之曾用寒凉行气之药，反会使病情加重。故李中梓先生用六君子汤以健运脾气，缓解患者不可饮食的急症。因就医误用寒凉攻伐之药，导致中焦虚寒，故佐以益智仁、姜桂温中散寒。服 10 剂后，症状改善但仍饮食甚少，说明胃气来复，但本在火不暖土，因而李中梓兼以八味丸加附子以温补相火，脾肾同调，百日后而如常。

本案治疗过程中体现了急则治标，缓则治本的治疗原则。李中梓在治疗过程中，先简化方药，注重脉证合参，紧抓病因病机，遵从仲景先师"观其脉证，知犯何逆，随症治之"的治疗原则，体现其"病不辨则无以治，治不辨则无以痊"的辨治大法。

## 三、脾肾厥逆之中风

**病案摘要**　徽商汪华泉，忽然昏仆，遗尿手撒，汗出如珠，众皆以绝证既见，决无生理。余曰：手撒脾绝，遗尿肾绝，法在不治，惟大进参、附，或冀万一。遂以人参三两，熟附五钱，煎浓灌下，至晚而汗减；复煎人参二两，芪、术、附各五钱，是夜服尽，身体稍稍能动。再以参附膏加生姜、竹沥盏许，连进三日，神气渐爽。嗣后以理中、补中等汤，调养二百日而安。

**病案分析**　关于"中风"一病的记载，始见于《内经》，其症状根据发病的不同阶段而有着不同的记载。对卒中、昏迷有仆击、大厥、薄厥等描述，对半身不遂又有偏枯、偏风、身偏不用、痹风等不同的名称。张仲景在《金匮要略·中风历节》中所言："夫风之为病，当半身不遂，或但臂不遂者，此为痹。邪在于络，肌肤不仁；邪在于经，即重不胜；邪在于腑，即不识人；邪入于脏，舌即难言，口吐涎。"其描述的中风与我们熟知的中风大致相同，严重者累及脏腑，出现手撒肢冷、不省人事的症状。自清代王清任提出中风半身不遂、偏身麻木是由于"气虚血瘀"所致后，现今对脑CT诊断为脑血栓形成者多以益气活血化瘀治疗。然治病必求于本，脾在五行属土，居中央以养四脏，其充在肌，肾者封藏之本，司二便，因此出现手撒遗尿之症，故李中梓称之为"脾绝、肾绝"。李中梓以益气回阳固脱为主要治疗之法，用人参大补元气之功，用熟附的温肾回阳救逆之效煎以浓汤来急救欲绝之象；汗减后复以黄芪调畅三焦之气机，以白术得中宫冲和之气，土旺则健运，故四肢能动；用参附膏温肾回阳的同时兼以生姜、竹沥温化痰涎以化痰开窍，神清气爽；之所以患病乃是素体虚弱，因此，愈后理中、补中之方以顾护中焦。

本案为中风昏仆厥逆证，是标急于本，当以参附急治其标，标解则缓治于本，诸药合用回阳救逆。李中梓在用药以及剂量上非常考究，用参附煎浓汤，见汗减随之减轻了参的用量，加之芪术以顾护中土，再调动气血，循循图之。

# 四、脾土运化无权之痰饮

**病案摘要**　刑部主政徐凌如，劳且怒后，神气昏倦，汗出如浴，语言错乱，危困之极，迎余疗之。诊其脉大而滑且软，此气虚有痰也。用补中益气汤料，并四帖为一剂，用参至一两，加熟附子一钱，熟半夏三钱。四日而稍苏，更以六君子加姜汁一钟，服数日，兼进八味丸，调理两月而康。

**医案分析**　《素问·经脉别论》："脾气散精，上归于肺，通调水道，下输膀胱，水精四布，五经并行。"清代黄元御在其《四圣心源》中所论："升降之权，在阴阳之间，是谓中气，脾升则肝肾亦升，故水木不郁，胃降则心肺亦降，故火金不滞，火降则水不上寒，水升则火不上热。平人下温而上清，以中气之善运。"《素问·阴阳应象大论》云："清气在下，则生飧泄，浊气在上，则生䐜胀。此阴阳反作，病之逆从也。"可见，脾胃病责之于升降失调。脾胃乃人体升降相因的枢纽，徐案因劳又发怒导致肝木乘脾土，脾虚而清阳不升、浊阴不降发生

"神气昏倦"；气虚导致津液失于固摄，汗在五行属心，心主神志才会出现神志异常、语言错乱。李中梓观其脉证大而滑软，判定患者乃气虚有痰之象。李中梓在书中提过"劳倦伤者，补中益气主之"，方中先用补中益气补脾脏升清降浊，佐以人参、熟附回阳固脱，其中人参用至一两急回元气于垂亡；脾为五脏之母，性喜温燥而恶寒湿，遂加以半夏取其燥湿化痰之性。四日稍苏后，用六君子补气化痰健脾，兼进服八味丸补益先天肾气，既顾护中焦同时又补益先天根本。

本案虽然为津液不固扰乱心神，但不见危机昏厥之象，主在顾护脾土之本，李中梓在补益脾气的同时注重顾护肾气，防止火不暖土之象影响病情的预后。在治疗疾病过程中，不可局限于疾病本身，见汗止汗，神乱安神，而是应该结合患者自身体质、患病诱因以及病情缓急来治疗。

## 五、小　结

李中梓在《医宗必读》中强调"善为医者，必责根本，而本有先后天之辨"，同时又指出："独举脾、肾者，水为万物之元，土为万物之母，二脏安和，一身皆治，百疾不生。"上述 4 则病案虽然治疗的疾病各异，但均体现了李中梓非常注重脉证结合，见病知源，辨清疾病的标本虚实，既调摄先天，又顾护后天。李中梓对于病症的分析治疗见解独到，值得后世学习效法。

（《长春中医药大学学报》，2022 年第 38 卷第 4 期）

# 李中梓外感热病学术思想探讨

上海中医药大学　　韩　冰　程磐基

李中梓在外感热病方面于总结前人学术思想基础上，又融入自己的见解及经验，成《伤寒括要》。该书是在其著《伤寒授珠》基础上"删繁去复，提要钩玄,兼采众家之注,加以融炼发挥"而成,反映了李氏外感热病学术思想。本文就其外感热病学术思想做初步探讨。

## 一、伤寒总括外感热病

李氏认为伤寒乃一切外感热病的统称,即后世所谓的广义伤寒。除冬月感而即病之正伤寒外,将温病等统一于伤寒名下。他在《伤寒括要·伤寒十六证》篇将广义伤寒细分为 10 余种病症,如"冬月即病"者有四:一为伤寒,是寒伤营,表现为脉浮紧,头痛发热,无汗恶寒等症状;二为伤风,是风伤卫,表现为脉浮缓,头痛发热,有汗恶风;三为伤寒见风,为既伤于寒,复感风邪,表现为恶寒不躁,其脉浮缓;四为伤风见寒,属既伤于风,复感寒邪,表现为恶风烦躁,其脉浮紧。伤寒见风和伤风见寒可以理解为伤寒的兼变证。"冬伤于寒,病发于春"者有五:一为温病,由冬受寒邪,交春乃发,表现为发热头疼,不恶寒而渴,脉浮数;二为温疟,由冬受寒邪,复感春寒,表现为脉阴阳俱盛,寒热往来;三为风温,由冬受寒邪,复感春风,表现为头疼身热,自汗身重,默默欲眠,语涩鼻鼾,四肢不收,尺寸俱浮。而发汗后,身犹灼热者,亦名风温;四为温疫,由冬受寒邪,复感春温时行之气;五为温毒,冬受寒邪,春有非时之热,复感其邪,或有发斑者。此外,还论述了"热病者,冬伤于寒,至夏乃发,头疼身热恶寒,其脉洪盛。伤暑者,暑热为邪,自汗烦渴,身热脉虚。伤湿者,感受湿邪,身重而痛,自汗微热,两足逆冷,四肢沉重,胸腹满闷。风湿者,既受湿气,复感风邪,肢体重痛,额汗脉浮",以及先受风后感寒的刚痉和先受风复感湿的柔痉等。

《伤寒论·伤寒例》指出:"中而即病者,名曰伤寒;不即病者,寒毒藏于肌肤,至春变为温病,至夏变为暑病。"却唯独不提"至秋为凉病"。李氏认为,现实中存在"秋病有似伤寒者",是由"夏月纳凉之邪,或时行不正之气,或秋令凉气之邪"所致。《伤寒例》不提至秋为凉病,是由于寒邪藏于肌肤,若春夏不发,至秋月更不会发。盖"寒水之气,与火为仇,遇仇不发,已为火胜,而长夏湿土,又制水邪,况逢金令,金得寒而愈坚……"而"秋病有似伤寒"的论述是李氏在《伤寒例》基础上的发挥。

以上论述大多源自《伤寒论·伤寒例》,李氏根据自己的理解从病因病机角度阐释了 5 种温病的发病机制，比《伤寒例》仅从脉象角度论述明白易懂。此外，李氏收录了伤暑、伤湿、风湿等汉代以后外感热病的理论，并提出了"秋病有似伤寒"的观点，是对《伤寒论·伤寒例》的重要补充。

## 二、对传变规律的认识

李氏对六经病的传变规律也有自己的理解和主张，他批评时医的教条做法："在一二日，不问属虚、属实，便汗之。在三四日，不问在经、在腑，便和之。在五六日，不问在表、在里，便下之。"认为六经顺序传变是"言其常"，至于"其变"则"寒邪伤人，原无定体。或自太阳始，日传一经，六日传至厥阴而愈者；或不罢而留滞一经者；或间经而传者；或但传二三经而止者；或始终只在一经者"等，不一而足。

李氏认为成无己的"再传"和"过经"学说是错误的。成氏认为一至六日，自太阳至厥阴，七日经尽当愈；不愈者七至十二日再自太阳至厥阴，十三日经尽则愈，此为再传。十三日不愈者，谓之过经。李氏认为这是对仲景"其不两感于寒，更不传经，不加异气者，至七日太阳病衰，头痛少愈""太阳病，头痛至七日以上自愈者，以行其经尽故也。若欲作再经者，针足阳明，使经不传则愈"等条文的误解。指出病邪自太阳入厥阴，是论其常，犹如人自户外登堂而入室，不会自厥阴剧出太阳。"若论其变，或间经，或越经，或始终一经，不可以次第拘，不可以日数限也。大抵传至厥阴，为传经已尽，不复再传。""六经传尽，无出而再传之理。"仲景"所谓过经，或言过太阳经成里证者，或泛言过经者"，并无"十三日不解，谓之过经"，及"再传经尽，谓之过经"的说法。

## 三、注重外感热病诊法

李氏诊治外感热病注重诊法。《伤寒括要》论及察色、察目、察鼻、察口唇、察舌、察耳等多种诊法，如察鼻法中有对鼻色的细致观察："微黑者水气，黄者小便难，白者气虚，赤者肺热，鲜明者留饮。"察舌法中对黑苔的体会尤深：黑苔有津为寒。夏月黑苔可治，冬月黑苔难治。黑苔刮不去，易生刺裂者死。再如察耳法，李氏强调"耳聋肿痛，属少阳可治；耳聋舌卷唇青，属厥阴难治",审证辨病尤重脉诊的思想可见一斑。

此外,对于临床脉证不符的情况,李氏在《伤寒括要》设专篇论述。将前人和自己的经验总结为"从症不从脉"和"从脉不从症"。凡症状体征提示某病而唯脉不符,则从症不从脉。如脉浮为表本宜汗,若脉浮大,心下硬有热,则属脏,宜攻不宜汗。脉促为阳本宜清,若脉促而厥冷,则宜温之。凡某病唯某症状不符,则从脉不从症。如"表症宜汗,此其常也,然发热头痛,脉反沉,身体疼痛,当救其里,用四逆汤。里症宜下,此其常也,日晡发热属阳明,脉浮者宜汗,用桂枝汤……"反映了李氏临证注重诊法的特点。

## 四、注重辨证与鉴别诊断

李氏强调审证求因,辨证论治,重视因人因地制宜及鉴别诊断。反对时医拘于日数辨治伤寒的做法,认为"必审脉验症,辨名定经,确然无疑,然后投剂……譬之善射,莫不中的矣"。批评孟浪时医,呼吁临证要认真仔细,"凡看伤寒,自顶至踵,最易详察,一有不到,错误匪轻"。李氏《伤寒括要》设"类伤寒六症""内伤外感辨""阳厥阴厥辨"等篇更是专为鉴别诊断而设。

"类伤寒六症"是李氏认为与伤寒类似而有必要鉴别的6种内伤证候,分别为痰证、食积、虚烦、脚气、瘀血、内痈。这些病症或发热,或头痛,某些症状与伤寒类似,但其他大部分症状都不同。如痰证,发寒热,但头不痛,项不强;虚烦,烦躁发热,但身不痛,头不痛,不恶寒,不浮紧。只要审查仔细,不难鉴别。

"内伤外感辨",李氏简要介绍了内伤外感两大类病症的提纲性症状、体征、脉象等,以示区别,使后学者不惑。如:"外感则人迎大于气口,内伤则气口大于人迎。外感则寒热齐作而无间,内伤则寒热间作而不齐……外证病显在鼻,故鼻塞不利,而壅盛有力;内伤病显在口,故口不知味,而腹中不和。"这些观点是继承自李东垣的内伤外感辨思想。

此外,李中梓在《医宗必读·痢疾》篇对痢疾的病因病机、内伤外感的鉴别等论述也很精辟。他认为外感湿热为病,则为实为热;内伤寒湿为病,则虚为寒。"胀满恶食,急痛惧按者,实也;烦渴引饮,喜冷畏热者,热也;脉强而实者,实也;脉数而滑者,热也;外此,则靡非虚寒矣。"对于时医仅以口渴、腹痛、小便黄赤等为依据而诊断为实热，李氏认为不确，"不知凡系泻痢，必亡津液，液亡于下，则津涸于上，安得不渴……不知痢出于脏，肠胃必伤，脓血剥肤，安得不痛"？

李中梓在《伤寒括要·太阳脉似少阴少阴证似太阳辨》篇还讨论了以脉沉发热为主症的一类外感热病。他认为脉沉发热，有头痛者，属太阳病，只是这里的脉沉是因为太阳病兼有里虚寒，故治脉沉宜救里。同样是脉沉发热，但无头痛者，属少阴病，但这种发热是寒邪在表，皮肤郁闭为热，并非里热，故治发热当温表，宜麻黄细辛附子汤。如此细致的鉴别诊断，足见其临床治验的丰富和治学态度的严谨。

# 五、外感热病证治经验

## （一）六经病证治

李氏认为六经的实质是经络，所以他在论述六经证治时，强调临床表现与经络的关系，以经络立论解释临床表现。认为六经乃指足六经病症，并用标本中气学说阐发六经病。

**1. 足太阳膀胱经**　标病：头项痛，腰脊强，恶心拘急，体痛，骨节痛，发热，恶寒，代表方为麻黄汤、桂枝汤及大青龙汤。本病：脉浮，发热烦渴，小便不利，宜五苓散。

**2. 足阳明胃经**　标病：目痛鼻干，不眠，头额痛，身微热恶寒，脉洪长，宜葛根汤解肌。本病：身热渴饮，汗出恶热，脉洪数，宜白虎汤。此外还有潮热，自汗，谵语，恶热，腹满硬痛，喘急，脉沉数的正阳明腑病，宜调胃承气汤下之。

**3. 足少阳胆经**　不分标本病，宜从中和解，其症：头角痛，目眩，胸胁痛，耳聋，寒热，呕，口苦，胸满，脉弦数，宜小柴胡汤。

**4. 足太阴脾经**　标病：身热腹痛，咽干手足温，或自利不渴，宜柴胡桂枝汤。本病：小便赤，大便闭，宜桂枝大黄汤。还有寒邪直中本经证，初起不热不渴，头不痛，怕寒，胸腹满痛，或吐泻，手足冷，小便清或呕呃，宜理中汤。

**5. 足少阴肾经**　以本病、标本俱病为主，本病有如下几种：热邪传入少阴,引衣蜷卧,恶寒,口燥咽干,谵语,口渴,便闭,脉沉有力,大承气汤急下之;阴极发躁,阴躁欲坐泥水井中,虽欲饮而不受,面赤足冷,脉沉或脉虽大,按之如无,宜四逆合生脉散;少阴寒邪直中,病初起,头不痛,口不渴,身不热,便厥冷蜷卧,腹痛吐泻,或战栗,面如刀刮,脉沉细,宜四逆汤;夹阴中寒,无热恶寒,面青,小腹绞痛,足冷脉沉,蜷卧不渴,或吐利昏沉,手足甲青,冷过肘膝,胀满不受药,宜人参四逆汤温补之。标本俱病两种:本经自受夹阴伤寒,初起身热,面赤足冷,宜麻黄附子细辛汤;虚阳伏阴,身热烦躁,面赤足冷,脉数大无力,宜加减五积散。

**6. 足厥阴肝经**　热邪在经,标病为:寒热似疟,脉浮缓,治宜柴胡桂枝麻黄各半汤。热邪传入厥阴,本病为:烦满囊拳,消渴舌卷,谵语便闭,手足乍温乍冷,脉沉有力,大承气汤急下之。寒邪直中,本病为:病初起不热渴,不头痛,怕寒,厥冷,或小腹至阴痛,或吐泻体痛,呕涎沫,唇面手足甲俱青,冷过肘膝等,宜茱萸四逆汤急温之。

## (二) 温病证治

李氏在《伤寒括要》卷下论述了大头瘟、风温、伤湿、湿温、温疟、中暑、中暍证治,效法《伤寒论》有论有方。李氏认为大头瘟为"天行疫毒邪犯高巅"所致,治疗宜"分别三阳经"。发于太阳者,荆芥败毒散;发于阳明者,通圣消毒散;发于少阳者,小柴胡汤加荆芥、黄芩、黄连;三阳俱受邪者,普济消毒饮。认为:伤湿"身重痛,小便不利,与太阳伤寒类似,但脉沉细为异耳","一身尽痛,日晡发热,风湿也。麻黄杏仁薏仁甘草汤。头汗出,背强,欲得被覆向火者,寒湿,理中汤合胃苓汤。关节痛而烦,脉沉细,当利小便,甘草附子汤"。"中暍"出自《金匮要略·痉湿暍病脉证并治》,王肯堂《证治准绳·诸中门》认为"中暍者,乃阴寒之证,法当补阳气为主,少佐以解暑……"似专指阴暑。李中梓认为:"纳凉于广厦凉亭,乘风挥扇,多食冰冷瓜果,静而得之,名曰中暑。奔役于赤日炎威之中,负重远行,不得休息,动而得之,名为中暍。"治法上阴证乃阳气被遏,法当辛温;阳证为热火熏灼,法当清凉,不可混同。对时行疫症"春感寒邪,升麻葛根汤;夏感凉邪,调中汤;秋感热邪,苍术白虎汤,冬感温邪,葳蕤汤……"

### （三）类伤寒证治

李中梓认为,张仲景将百合、狐惑、目赤黑、阴阳毒等五证归入一篇,集中讨论,是因为五证"皆奇症也"。李氏逐个分析归纳了五证的证治,对阴阳毒以方测证,提出了不同于历代医家的观点。李氏认为朱肱、庞安时等医家所论的阳毒为阳证之甚,阴毒乃阴证之重的观点是错误的,因为"二证均用升麻鳖甲汤已不可解。在阳毒之热,反加蜀椒;在阴毒之寒,反去蜀椒,则更不可解矣"。李氏认为仲景论阳毒只说目赤、咽疼、吐脓血,不足以断定此为火甚;论阴毒也只说面青、咽疼、身如被杖,并不言其如何阴极。况且从仲景给出的原方药物组成来看,不过升麻、甘草、鳖甲、当归、蜀椒、雄黄而已,治疗阳甚阴极力有不逮。在此基础上,李中梓提出"仲景所谓阳毒者,感天地恶毒之异气,入于阳经则为阳毒,入于阴经则为阴毒,故其立方,但用解毒之品"的观点。

李氏在《医宗必读》对部分外感热病做了专篇专论,如疟疾,李氏认为《内经》论疟疾比较翔实全面,病因病机为"夏伤于暑,汗出腠开,当风浴水,凄沧之寒,伏于皮肤,及遇秋风,新凉束之,表邪不能外越,阴欲入而阳拒之,阳欲出而阴遏之,阴阳相搏,而疟作矣"。至于后世将疟疾细分为痰、食、饮、血、瘴、劳、牝七疟。李氏认为"此不过疟之兼证耳,非因而成疟者"。治法上,他认为脉证实而受攻者,攻邪为主;脉证虚不受攻者,补虚为主。"久疟必虚",如果一味用寒凉或攻伐药物必致为祸。如李氏指出,风疟宜柴胡、紫苏叶、细辛、白芷、羌活之类;温疟热多者小柴胡汤,寒多者小柴胡汤加桂枝;瘅疟盛暑发者,人参白虎汤;秋凉发者,小柴胡汤;湿疟,胃苓汤加羌活、紫苏;疟母,六君子汤加木香、肉桂、鳖甲等。

如咳嗽,李氏指出,感风者,桂枝汤加防风、杏仁、前胡、细辛;感寒者,二陈汤加紫苏、葛根、杏仁、桔梗;春月风寒,金沸草散;夏月喘嗽,黄连解毒汤;感湿咳嗽,白术酒等。

再如黄疸,阴黄用茵陈姜附汤、理中丸或八味丸;挟表发黄,桂枝加黄芪汤;挟里发黄,大黄硝石汤;谷疸,茯苓茵陈栀子汤;酒疸,葛花解酲汤加茵陈等。

## 六、解析补充外感热病方

《伤寒括要》共解析方剂 169 首,除《杂病凡五十六方》篇中某些前贤方以外,均为仲景原方,其特点是结合原文分析经方,以方论的形式解读仲景条文,有详有略。仲景原文难懂或对前人的解释有异议的则方论详细,原文简单易懂的则方论简略。如李氏解读桂枝去桂加茯苓白术汤,认为"头项强痛"看似表邪仍在,但已经汗下而诸症不解,可知此非表邪,心下满痛,小便不利,这是水饮的表现,所以去桂加苓术。

再如解读葛根芩连汤,李氏认为桂枝证,医反下,表未解,里又受伤,故予葛根芩连汤。"表未解者,散以葛根、甘草之甘;里受邪者,清以黄芩、黄连之苦。"再如茯苓四逆汤:"发汗,若下之,病仍不解,烦躁者,茯苓四逆汤主之。"李氏认为发汗则阳气外虚,下之则阴气内虚,阴阳俱虚,则生烦躁。既曰阴阳俱虚,独用气药者,盖为气药有生血之功也。

此外,李氏还主张不以一定之方应无穷之变,批评死守成规,不知灵活化裁的做法。

李氏在《伤寒括要·杂病凡五十六方》中补充收录了汉代以后诸前贤医家外感热病方或法,涉及伤寒、温病、时疫、类伤寒等,尤其是温病和时疫方,补充了《伤寒论》的不足,为温病学的发展奠定了基础。类伤寒方 14 首,温病方 12 首,时行瘟疫方 9 首,伤寒方 17 首,但所有方剂均非李氏自创。

## 七、小　结

李中梓对外感热病的学术思想主要体现于《伤寒括要》中,例如补充了外感热病望诊、舌诊等内容;重视伤寒、类伤寒等的鉴别诊断;以标本气化学说来理解六经等。这些成果反映了李氏研究外感热病的诸多见解和心得。这些见解颇符合临床实际,并得到了后世医家的认可,值得我们仔细揣摩并在临床上加以体会运用,使之更好地为现代医学服务。

(《上海中医药大学学报》,2012 年第 26 卷第 5 期)

# 李中梓治疗痹证学术思想浅析

浙江中医药大学　　雷　艳　王新昌

痹证是由于风寒湿等邪气闭阻经络，影响气血运行，导致肢体筋骨、关节、肌肉等处发生疼痛、重着、酸楚、麻木，或关节屈伸不利、僵硬、肿大、变形等症状的一种疾病。《素问·痹论》曰："风寒湿三气杂至，合而为痹也。其风气胜者为行痹，寒气胜者为痛痹，湿气胜者为着痹也。"痹者，闭也。风、寒、湿三气杂合，则壅闭经络，血气不行，则为痹也。

## 一、行痹——治风先治血，血行风自灭

风为百病之长，风邪常兼夹寒、湿等邪气合而伤人，侵袭人体经络，影响气血运行，发为痹证。风性善行而数变，故风胜者为行痹，行而不定，表现为游走性关节疼痛，痛无定处。俗名"走注""流火"。

李中梓《医宗必读·痹》提出："治行痹者散风为主，御寒利湿，仍不可废，大抵参以补血之剂，盖治风先治血，血行风自灭也。"因为行痹是风邪痹阻经络，与血气相搏，导致气血运行不畅，气血无法濡养经脉，不通则痛，不荣则痛。治疗风痹时，若在祛风的基础上加上补血、养血活血之品，使气血流通，风邪就随气血的运行而解。李中梓治疗行痹有良方，《医宗必读》载方8首，分别为防风汤、如意通圣散、桂心散、没药散、虎骨丸、十生丹、一粒金丹、乳香应痛丸。防风汤为治行痹之主方，由杏仁、当归、赤茯苓、防风、黄芩、秦艽、葛根、羌活、桂枝、甘草组成。方中防风、葛根、桂枝、羌活祛风散寒，解肌通络止痛，当归养血活血通络，赤茯苓泻热行水。如意通圣散主治走注疼痛，由当归、陈皮、麻黄、甘草、川芎、御米壳、丁香组成。方中当归养血活血通络，川芎为血中之气药，能活血行气，祛风止痛。桂心散中也有当归、川芎养血活血之品。没药散中没药能活血止痛。虎骨丸中五灵脂能活血化瘀止痛。十生丹中除当归、川芎外，更是加入何首乌补肝肾、益精血之品。一粒金丹和乳香应痛丸中都有五灵脂、乳香、没药，增强活血止痛之功。李氏治疗行痹遵循"治风先治血，血行风自灭"的原则，祛风散寒利湿，养血活血，共奏祛邪扶正之功。

## 二、痛痹——散寒疏风燥湿加补火之剂

寒邪凝滞,阳气不行,故疼痛剧烈,痛处固定,故寒胜者为痛痹。

李中梓《医宗必读·痹》提出:"治痛痹者,散寒为主,疏风燥湿,仍不可缺,大抵参以补火之剂,非大辛大温,不能释其凝寒之害也。"痛痹又称寒痹、骨痹,"痛苦切心,四肢拘急,关节浮肿",李氏以五积散主之。五积散由苍术、厚朴、干姜、枳壳、麻黄、陈皮、桔梗、半夏、白芷、茯苓、当归、川芎、甘草、肉桂、芍药组成。方中麻黄、白芷、干姜、肉桂均为大辛大温之品,麻黄、白芷散寒解表,祛风止痛,干姜、肉桂补火助阳,温中散寒。苍术、厚朴、半夏辛温燥湿化痰,茯苓健脾渗湿,当归、川芎养血活血,陈皮辛温理气健脾,枳壳、桔梗宣发肃降,调理气机,芍药、甘草缓急止痛。

## 三、着痹——利湿祛风解寒加补脾补气之剂

湿胜者为着痹,湿邪重浊黏滞,肢体困重不移,时关节疼痛,时麻木不仁,俗名"麻木"。李中梓《医宗必读·痹》提出:"治着痹者,利湿为主,祛风散寒,亦不可缺,大抵参以补脾补气之剂,盖土强可能胜湿,而气足自无顽麻也。"脾主运化水湿,湿邪阻滞,多发于肌肉四肢。着痹又称湿痹、肌痹,"留而不移,汗多,四肢缓弱,皮肤不仁,精神昏塞",李氏以神效黄芪汤主之。神效黄芪汤由黄芪、人参、白芍、炙甘草、蔓荆子、陈皮组成。方中黄芪甘温,补气健脾,利水消肿,人参为补脾补气要药,两者相伍,增强益气健脾之力。蔓荆子祛风散寒,白芍、甘草缓急止痛,陈皮理气健脾。

## 四、五脏痹——五痹汤加引经药

《素问·痹论》曰:"肺痹者,烦满喘而呕;心痹者,烦则心下鼓暴,上气而喘,嗌干善噫,厥气上则恐。肝痹者,夜卧则惊,多饮,数小便,上为引如怀。肾痹者,善胀,尻以代踵,脊以代头。脾痹者,四肢解惰,发咳,呕汁,上为大塞。"李氏治疗五脏痹,以五痹汤为主。五痹汤由人参、茯苓、当归、白芍、川

芎、五味子、白术、细辛、甘草组成。方中人参、茯苓补中益气，健脾渗湿，当归、川芎活血养血，行气止痛，白术健脾利湿，细辛祛风散寒，五味子敛肺止咳，白芍、甘草缓急止痛。李氏又云："肝痹加枣仁、柴胡；心痹加远志、茯神、麦门冬、犀角；脾痹加厚朴、枳实、砂仁、神曲；肺痹加半夏、紫菀、杏仁、麻黄；肾痹加独活、官桂、杜仲、牛膝、黄芪、萆薢。"筋痹不已，复感于邪，内舍于肝之肝痹，可见夜卧而惊，故加酸枣仁养血安神，柴胡入肝经，可引诸药达肝经、疏肝理气。脉痹不已，复感于邪，内舍于心之心痹，可见心烦、心气上逆而恐，故加远志、茯神宁心安神，麦冬甘寒滋阴，清心除烦，犀角清热定惊，四味药均入心经，可引诸药达心经。肌痹不已，复感于邪，内舍于脾之脾痹，可见胸膈痞满、呕吐吞酸，故加厚朴消痰燥湿，枳实行气理脾，砂仁和胃化湿，神曲健脾消食，四味药均入脾经，可引诸药达脾经。皮痹不已，复感于邪，内舍于肺之肺痹，可见烦满、咳喘而呕，故加半夏燥湿化痰、降逆止呕，麻黄宣肺平喘，杏仁、紫菀润肺止咳平喘，四味药均入肺经，可引诸药达肺经。骨痹不已，复感于邪，内舍于肾之肾痹，可见足挛急不能屈伸、身体伛偻不能伸直、小便不利，故加独活祛风祛湿止痛，官桂补火助阳，散寒止痛，杜仲、牛膝补肝肾、强筋骨，萆薢利湿去浊，祛风除痹，五味药均入肾经，可引诸药达肾经。

痹证由风寒湿三邪杂合而致，临床上很少见单独一邪侵袭，或风寒或风湿或寒湿或风寒湿，但有其中一邪偏重者，即《内经》所云："风气胜者为行痹，寒气胜者为痛痹，湿气胜者为着痹。"因此，李中梓在论治痹证时，能分清主次。治行痹，散风为主，兼以散寒利湿；治痛痹，散寒为主，兼以疏风燥湿；治着痹，利湿为主，兼以祛风解寒。同时参以补血、补火、补气、补脾之剂，祛邪兼扶正。治疗五脏痹时，根据各脏痹所致的症状，随证论治，可有良效。同时选取都是引经药，可引诸药达经，增强主方五痹汤的疗效。

（《黑龙江中医药》，2014 年第 5 期）

# 李中梓痿证诊疗思想探微

安徽中医药大学　　金子开　郭子为　张思雅
　　　　　　　　　吴　可　马文轩　姚长风

李中梓对于痿证的认知,在《内经》所述"五脏因肺热叶焦,发为痿躄"的基础上做了进一步发挥,认为"五脏之痿,皆因肺热最高"。在治则治法上,李中梓认为,"不独取阳明而何取哉?"并在张仲景、李东垣、朱丹溪等的治疗方法上进行了发挥与补充,倡导三因制宜,温补为善,标本择治,其学术思想具体体现如下。

## 一、博采众长,遍取各家

李中梓在《医宗必读》中博采众家理法,尤其对于痿证的理法方药,李中梓更是上承《内经》,下发各家,遍取诸家学术之长,而不偏执,可谓博观而约取,厚积而薄发。

**1. 悟各家之理**　李中梓在《医宗必读》中阐述了痿证的病因病机与治疗大法。如:"五脏因肺热叶焦,发为痿躄。""论痿者独取阳明何也。阳明者,五脏六腑之海,主润宗筋,宗筋主束骨而利关节也。"在大段引用《素问·痿论》原文之余,李中梓更是发挥经义,详尽注解。如"肺者,脏之长也,为心之盖也",李中梓注:"此言五脏之痿,皆因肺热最高,故为脏长,覆于心上,故为心盖。"因五脏痿证皆先责肺热,次传诸脏,故可知肺为脏之先受邪者,必居高位,为诸脏之长,且覆盖心上。李中梓以后文释前文,真正从整体把握经文,融会贯通。其又下发各家,吸取李东垣、朱丹溪之学。李中梓在阐述痿证病机时,多从李东垣《内外伤辨惑论》"内伤饮食劳役者,心肺之气先损,为热所伤",并由此着重发挥痿证的内伤病因,"失亡,不得,则悲哀动中而伤肺,气郁生火……故热而叶焦"。阐述痿证治疗方法方面,李中梓援引朱丹溪泻南补北法:"泻南方则肺金清,而东方不实,何胃伤之有?补北方则心火降,而西方不虚,何肺热之有?"李中梓认为泻南补北法实际就是用药攻中寓补,间接顾护了在痿证诊疗中有特殊意义的肺脾二脏,此法足以治疗大部分内伤致痿证。由此可见，李中梓不拘于时，真正透悟各家学说。

**2. 集诸师之方** 在痿证附方中，可见李中梓对于张仲景、李东垣、朱丹溪等的方药比较推崇，且尤为重视张仲景和朱丹溪的方药。李中梓善用张仲景之大承气汤论治痿证可谓创见，大承气汤本阳明腑实证主方，盖痿证多内伤劳役，体虚不堪攻伐。然李中梓辨治此痿案，认为痿证虽以实热壅体为标，内伤为本，然可用此方先下，后予以补虚即可，其大胆活用经方，足见其透读《伤寒论》，从病机角度理解经方，异病同治，运用于后世证治。论及朱丹溪方药时，则多理法结合，多处化用《丹溪心法·痿》的内容，如："挟湿热，健步丸加黄柏、苍术、黄芩或清燥汤。湿痰，二陈、二妙、竹沥、姜汁。"且对丹溪治痿名方之虎潜丸、补阴丸多有收录并临证化裁之，不拘一家，不泥成方之见，如此足以应对临证病情之千变万化，更能有效指导临床。

## 二、病机明晰，理法善备

李中梓在痿证论治过程中思路明晰，理法明确，最崇《内经》之言，发皇古义，下采各家，在痿证病因病机与治疗方法等方面对以后的临床应用具有指导意义。

**1. 病因病机** 李中梓对于痿证病因病机的阐述，多有发明。李中梓法宗《内经》"五脏因肺热叶焦，发为痿躄"之论，认为五脏虽各有痿证，然需独重手太阴肺经。手太阴肺经，为五脏之长，位居最高，故"言五脏之痿，皆因肺热最高"。李中梓认为痿证多由七情六淫等内伤因素所致，内伤气热是痿证的重要病机，有所失亡、不得等皆可致使气郁生火，故"气热则五脏之阴皆不足，此痿躄所以生于肺也。五脏虽异，总名痿躄"。

**2. 治疗方法** 李中梓秉承《内经》"治痿独取阳明"的治疗原则之余，进一步阐述，五脏虽各有痿，然应分而治之，但分治之余，不应遗忘足阳明胃经之固护。胃居中焦而运化水谷，胃受邪则血气少，难以润养宗筋，故宗筋纵弛，体痿不用。五脏痿皆因肺热，而肺金受邪，肝木无所制必侮其所胜，中焦脾胃皆受其克。《医宗必读·肾为先天本脾为后天本论》云："胃气一败，百药难施。"李中梓论治痿证尤其注重胃气的固护，其法同丹溪"泻南补北"之法，在间接调治脾胃之余，更附言"若胃虚减食者，当以芳香辛温之剂治之，若拘于泻南之说,则胃愈伤矣"。笔者认为,李中梓论治痿证理法尤其明晰,其进一步阐释了《内经》中手太阴肺、足阳明胃在痿证中扮演的特殊角色,环环相扣,不失古法之余博采后贤之说,堪为治痿之典范。

## 三、临证诊疗,独具匠心

**1. 不泥成方,三因制宜** 李中梓治疗痿证临证多有神效,最重要的原因是其注重临证辨治,不泥成方。如《里中医案》载:"苏淞道万玄圃,神气不充,两足酸软。服安神壮骨,服补肾养阴,服清热祛湿,卒不效也。"盖此案所载痿证,时医不经辨证,直予成方,故三易而无效也。李中梓辨治后云:"六脉冲和,独有中州涩而无力。"遂与补中益气汤加苍术,即日而愈。李中梓认为临证病机千变万化,不能以一定之法、一定之方应无穷之变,而应着眼病机,临证具体分析,活用前人之妙方,加减化裁,从这个角度来看,古方今用是可实现的。故此,李中梓对五脏痿的具体论治不予成方,而只给予此证相类之药,如"心气热则脉痿,铁粉、银箔、黄连……犀角之类"。先经辨证,再以此证相类之药组方并酌情加减化裁之,由此圆机活法,因病而制方,真正体现了中医的辨证论治精神。

李中梓临证亦极具宏观格局,注重三因制宜,其中尤以因人制宜、因时制宜而出彩。因人制宜:《医宗必读·富贵贫贱治病有别论》云:"大抵富贵之人多劳心,贫贱之人多劳力。"李中梓论治"崇明文学倪君俦"案中,四诊合参后予以十全大补汤加秦艽、熟附子,盖文学者,古之通儒典而仕者,其必劳心甚于劳力,故宜于补正,不宜妄加攻伐。此外,李中梓亦注重病人先天体质,《医宗必读·不失人情论》云:"阳脏者宜凉,阴脏者宜热,耐毒者缓剂无功,不耐毒者峻剂有害。"患者先天体质不同,易致之病亦不同,对于药物的耐受力亦不同,临证只有宏观考虑,充分掌握个体差异,才能有所成效。因时制宜:《医宗必读·痿》云:"若痿发为夏天,俗称疰夏,其原因有二,一为肾与膀胱,治宜清暑益气汤,一为脾湿伤肾,症见目昏花、耳聋鸣、腰膝无力,治宜当归、生地黄……"李中梓因时制宜,将夏日之痿责之于肾、脾、膀胱,而不死守"肺热叶焦"之说,多从外感立论,夏日暑湿困重犯体,唯清暑益气汤之升阳固表,当归、生地属滋阴活血药,堪治此夏日之痿,若一味补益阳明,不顾湿阻中焦,则愈补愈腻，易成痰饮，更重其病。此处足见李中梓对于痿证病机把握之灵活，考虑之周全。

**2. 温补为善，共治脾肾**　自元代朱丹溪学派"滋阴论"兴起，延至明代，世医未全解朱丹溪之意，举世皆用，逐渐发展成滥用苦寒伤脾的局面，为矫枉过正，以薛己为首的温补学派兴起。朱丹溪以"阳常有余，阴常不足"的阴阳对立论为滋阴派立论，而实际上，从朱丹溪学派至温补学派思想的发展历程来看，是从阴阳对立论逐渐走向阴阳一体论。李中梓作为明代温补学派的代表，虽然注重阴阳一体的平衡，指出阴阳"宜平不宜偏"，然在阴阳关系中更强调阳气的重要性。《内经知要·阴阳》云："阳气生旺，则阴血赖以长养；阳气衰杀，则阴血无由和调，此阴从阳之至理也。"阴血长养需得阳气煦旺推动，而阳气生发又需阴血滋养，由此阴阳方可平调、气血方可生发，人体阴平阳秘，得气血生养，则痿从何来？而在阴阳、气血两对矛盾中，李中梓更加注重气、阳，《医宗必读·水火阴阳论》云："故气血俱要，而补气在补血之先；阴阳并需，而养阳在滋阴之上。"阳气为人身至宝，阳生则长，旺则壮，衰则病则老，败则夭则亡。故无论防病治病均应以养阳为主，补气为要。在痿证的临床用药中，李中梓亦贯穿其重阳思想。李中梓极通药理，将药物的性味与自然界现象联系起来，《医宗必读·药性合四时论》云："药性之温者，于时为春，所以生万物者也，药性之热者，于时为夏，所以长万物者也。"春夏是一年中阳气最旺盛的季节，故温热之药最助长一身阳气，阳气得行，生机自发，则一身元气来复，虽大虚之证亦可回也。其藿香养胃汤重用藿香为君，白术、人参为臣，藿香甘温合中，芳香醒脾；白术、人参俱温和君子，燥湿健脾，大补元气，君臣相伍，中阳自可上升下降，充养一身；辅以温热之半夏、乌药、砂仁散寒降逆，其品皆以炒制，其火助温成热，使和中补虚之功更加显著，中州得固，气血生发无虞，痿不复存。

李中梓治疗痿证临证用药除注重温煦脾阳外，亦注重肾阳的固摄。在脾肾这对先天之本和后天之本的补养中，李中梓并重之，《医宗必读·虚痨》云："脾肾者，水为万物之元，土为万物之母，两脏安和，一身皆治，百疾不生。夫脾具土德，脾安则肾愈安也。肾兼水火，肾安则水不挟肝上泛而凌土湿，火能益土运行而化精微，故肾安则脾愈安也。"除此之外，李中梓进一步提出理脾不拘于辛燥升提，治肾不泥于滋腻呆滞。查其治疗骨痿诸方，温补肾阳不滥用桂枝、附子,而多以补阳益精之肉苁蓉、助阳坚骨之菟丝子等为主药。其自创之神龟滋阴丸由丹溪之大补阴丸加减化裁而来,去滋补腻滞之熟地,仍以四两龟甲为君,而仅加一两锁阳、枸杞子,半两干姜,法同六味丸加少量桂枝、附子为八味丸,意不在补火,而在生火,最具少火生气之妙。盖如吴谦云:"且形不足者,温之以气,则脾胃因虚寒而致病者固痊,即虚火不归其原者,亦纳之而归封蛰之本矣。"

**3. 标本择治,按施三法** 《医宗必读·辨治大法论》云:"标本先后者,受病为本,见证为标;五虚为本,五邪为标。"于痿证论治方面,李中梓极具出彩的一点便是以痿证为本,而以其余伴随症状为标,根据具体情况灵活标本择治。在"太学朱修之"案中,李中梓诊后查其"八年废痿,然六脉有力,饮食若常,此实热内蒸,心阳独亢",急则治其标,当急泻心火、除内热也。《删补颐生微论·明治论》云:"三法者,初中末也。一曰初法,当用峻猛,缘病新暴,感之轻,发之重,以峻猛之药亟去之。二曰中法,当用宽猛相济,缘病非新非久,须缓急得中,养正去邪,相兼治之。三曰末法,当用宽缓,药性平善,广服无毒,取其安中补益,缘病久邪去,正气日微也。"于此案的论治中,李中梓充分运用了三法:先以峻猛重剂承气汤攻下热结,救阴泻热,下六七服后,病人左足已能伸缩;次以承气汤合人参汤,并服黄连、黄芩、大黄共制之蜜丸,攻补并行,且于攻中寓补,一月之内,则数年之积滞尽去,四肢可舒展也;末以天冬、生地、人参之三才膏益肺脾肾,补气生津。盖虽因实热积滞成疾,且实热已祛,而久病必虚,积滞已去而内里空虚,当以药助长正气,善养调服,如此方可邪去正安。李中梓这种标本择治、临证明机并且分阶段灵活施治的痿证诊疗思路,是对痿证更深层次的理解,大大拓宽了补阳明的治疗方法,对当代痿证的临床治疗多有指导意义。

# 四、结　语

李中梓作为明代温补学派大家,论治痿证法宗《内经》《难经》,下启诸家,其临证尤重发挥辨证论治精神,不妄投成方,注重因时、因地、因人三因制宜。此外,李中梓针对痿证虚损的性质,以温补为善,善用温药补阳,并注重先后天之本脾肾的顾护。最具价值的是,李中梓论治痿证极具宏观格局,以痿证为本，其余伴随症状为标，标本择治，或以初法攻伐、中法既济、末法宽补三法分阶段论治痿证，更是对痿证深层次的把握。李中梓集诸家理论与经验之大成思想，对于既往医家思想又有更深层次的解读与创新，圆机活法，古法新用，由此对后世痿证诊疗产生了深远影响。

（《河南中医》，2021 年第 41 卷第 1 期）

# 李中梓治疗积聚思想探微

山东中医药大学　　郝强收

积聚病名的提出首见于《灵枢·五变》，在这一篇当中论述道："黄帝问于少俞曰，余闻百疾之始期也，必生于风雨寒暑，循毫毛而入腠理，或复还，或留止，或为风肿汗出，或为消瘅，或为寒热，或为留痹，或为积聚。"这里不仅提出了积聚的病名，并且提出了积聚形成的病因病机，认为是和消瘅、留痹一样是由于外感风雨寒暑等外邪留而不去，内传变化而成的。积聚在第 7 版《中医内科学》当中是这样定义的："积聚是腹内结块，或痛或胀的病证。分别言之，积属有形，结块固定不移，痛有定处，病在血分，是为脏病；聚属无形，包块聚散无常，痛无定处，病在气分，是为腑病。"积聚是位于腹中、结块性的疾病，并按其位置的固定不移和移动无常而分为积和聚。

## 一、病因病机

李中梓在积聚的病因病机的认识上沿用《内经》当中的理论，采纳在《灵枢·百病始生》当中提出的积聚之所以形成的病因和病机的详细论述，认为积等百病的病因都是"风雨寒暑、清湿、喜怒"等邪气的入侵。再加上人体本身的正气正好处于比较虚弱的状态不能有效地发挥抵御外邪和驱除外邪的功能，使邪气乘虚而入，导致了疾病的发生。《灵枢》将这种人体正气亏虚状态配合邪气入侵而导致疾病发生的病因称之为"虚邪",认为积聚的产生是由于虚邪:"留而不去,传舍于肠胃之外,募原之间,留着于脉,稽留而不去,息而成积。"李中梓还根据《内经》所言:"积之始生,得寒乃生,厥乃成积也。"认为"寒"在积聚的产生过程中具有重要作用,是导致积聚的重要因素。

李中梓还根据积聚形成的原因不同而分为食积、血积。认为食积的形成是因为饮食不当而导致损伤胃肠,致使胃肠破损,饮食汁液溢于肠外,同时还导致了胃肠血络破损,血液溢于腹中肠胃之外,饮食之汁液与瘀血相互搏结从而形成的。血积是人体由于过于劳力,损伤人体的血络,人体在内的血络破损,血液外溢,再加上寒邪的入侵,从而"血得寒沫,相聚肠外,乃成血积"。李中梓认为积聚的部位在于腹中肠胃之间,而形成积聚的原因一是因为正气的亏虚,不能正常地卫护机体;二是因为邪气的侵袭。由于正气亏虚不能够有力地防御外邪的入侵、驱邪外出,而导致邪气羁留而不去,传变入里,损伤人体肠胃血络,血络损伤溢于肠外,与寒气相合而积聚不散,导致积聚疾病的发生。

## 二、治疗原则

正是由于积聚的病因、病机是由于先有正气亏虚在前,又有邪气内侵而导致积聚的产生,并且寒气在积聚的形成过程中具有重要的作用。故而李中梓在治疗积聚的时候十分注意保护病人本身的正气,并且主张在治疗积聚培补人体正气的时候,采用温补的方法以补充人体的阳气,使阳气充足而有利于驱除与肠络外溢之血相互胶结的寒气,从而达到驱除邪气、治愈积聚的目的。李中梓认为"正气与邪气势不两立,若低昂然,一胜则一负。邪气日昌,正气日削,不攻去之,丧亡从及矣"。认为在积聚疾病整个病程当中是正气日益削弱,邪气日益猖獗的一个过程,如不尽快地将邪气驱除,则会导致疾病发展至不可收拾的地步,而导致病人的死亡。然而李氏又认为如果仅一味地采取攻逐邪气的方法而不采取补助正气之法,或者攻邪过于猛烈而不考虑病人的正气是否能够承受,则可能会加重病人的病情。如李氏治疗"张大羹子中虚有积"案当中,患者由于"攻积太过"而导致中气太虚,困顿不食,虽然李氏勉用补中汤,但"只可延时日耳,果月余毙",故李氏提出治疗积聚应该按照疾病发展的不同时期而采取不同的治疗原则，即初期、中期、末期三期分治法。

**1. 初期** 在积聚发病的初期，正气的亏虚尚不是十分的厉害，还比较充足，且邪气侵袭的部位还不是太深入，故而在这个阶段的病人的体质和病情都能够接受较猛烈的攻逐邪气的治疗方法和毒烈的药物，故而治疗之时可以应用气味猛烈的攻逐之药。

**2. 中期** 在疾病发展的中期正气的亏虚已经比较严重了，而且邪气已经深入到了较深的部位，比较难以驱逐。此时若单纯应用攻逐的方法治疗则病人的体质难以承受药物的毒烈之气；而如果不攻逐而采取补助正气的治疗方法则有闭门留寇之嫌。故而治疗之时李中梓主张应该："补中数日，然后攻伐，不问其积去多少，又与补中，待其神壮而复攻之，屡攻屡补，以平为期。"在其治疗"襄阳郡守于鉴如"案时，根据其脉象"脉浮大而长"诊断其为"脾有大积"，有积自当攻逐而去，但"然两尺按之软"为正气不足，不能耐受攻伐，必须先以补充正气，使人体的状态稍微好转以后，能够耐受攻逐之药的攻伐之时才能进行攻邪。故李中梓处方治疗："令服四君子汤七日。"待其正气得以扶助，恢复到可以忍受攻逐之药之时再"投以自制攻积丸三钱，但微下，更以四钱服之，下积十余次，皆黑而韧者"。此时李氏还不是彻底地完全放手进行攻邪，对病人的病情和体质状态进行检查，"察其形不倦"，于是再"又进四钱，于是腹大痛而所下甚多"，反复如此，"服四君子汤十日，又进丸药四钱，去积三次，又进二钱，而积下遂至六七碗许，脉大而虚，按之关部豁如矣。乃以补中益气调补一月全愈。"

**3. 末期** 在积聚的疾病发展末期，由于病魔的折磨，已经导致人体的正气已经亏虚至将近竭绝的地步了。此时如不赶快补充人体的正气，而应用药性猛烈的攻伐之剂的话无异于将病人加快地推向死神。故李中梓主张此时应该峻补人体正气。

在积聚的治疗原则上，李中梓还十分赞同《素问·六元正纪大论》所谓"大积大聚，其可犯也，衰其大半而止，过则死"的治疗原则。在积聚治疗之时，攻邪去其一半之时，就可以使用温补的方法扶助人体正气了。认为在邪气已经驱除了一大半的时候通过温补人体正气，使人体的脾胃功能正常，脾气健运，人体的正气能够发挥防御和驱邪功能，所剩下的积聚之邪气自会被驱除完毕。正如兵家一句话"穷寇莫追"。因为在积聚的后期如果一味地采取攻伐进攻的姿态进行治疗，必会造成正邪双方的势力都受到损害。而在积聚的后期本来正气都比较虚弱了，已经无法忍受峻猛药物的攻伐了。

如在治疗"亲家工部王汉梁"案当中，病人"攻下太多，遂泄泻不止，一昼夜计下一百余次。一月之间，肌体骨立，神气昏乱，舌不能言，已治终事，待毙而已"。由于前医在治疗之时过于应用攻伐的药物进行驱邪，而导致病人的正气被严重损伤到了将近脱绝的地步，中气严重衰竭，从而导致泄泻不止，这又加重了病人正气的脱失。这是前医治疗方法不当所造成的严重的事故，故李中梓谓"在证虽无活理"，根据这些症状已经是到了无可救药的地步了。经过李中梓认真地诊察，认为患者"在脉犹有生机，以真藏脉不见也"，认为此时为"大虚之候"，要想逆流挽舟，一方面要采取固涩的方法解决泄泻的问题使病人不再流失正气，另一方面要使用大剂且力量较强温补之剂峻补其正气。李中梓"一面用枯矾、龙骨、粟壳、樗根之类以固其肠；一面用人参二两、熟附五钱，以救其气。三日之间，服参半斤，进附二两，泻遂减半，舌转能言。更以补中益气加生附子、干姜，并五帖为一剂，一日饮尽。如是者一百日，精旺食进，泻减十九，然每日夜犹下四五行，两足痿废，以仙茅、巴戟等为丸，参附汤并进，计一百四十日，而步履如常，痃泻悉愈"。

## 三、对于现代治疗肿瘤类疾病的借鉴意义

积聚大致与今天现代医学当中的腹部肿瘤类疾病的表现类似，但是李氏所立之治疗积聚的法则则广泛适用于现代各种肿瘤的治疗当中。而无论是现代医学对于肿瘤治疗的方式和方法的指导思想还是中西医结合治疗肿瘤的指导思想，始终关注的都不是病人的本身体质如何，而是把主要的着眼点放在如何能够杀灭肿瘤细胞，何种药物能够更好地杀灭肿瘤细胞、抑制肿瘤细胞生长上，而很少真正从疾病的治疗开始就考虑到病人的体质如何、生活质量如何，往往是在西医应用化疗药物、放射疗法或中医大剂量长期应用破血逐瘀类中药以后，病人的体质变得极度衰弱、生活质量大大降低以后，才考虑到要给患者应用补充营养、增强免疫力和补助正气的药物进行调理，但此时往往已经到了无力回天的地步了。所以现在广泛流传的一句话就是一旦患了肿瘤，治疗还不如不进行治疗的预后好。正如先贤所云："有病不服药，

常得中医。"

所以笔者认为如今无论是在现代医学对肿瘤进行治疗的过程中还是中西医结合治疗肿瘤的过程中，以及在做肿瘤治疗的实验研究之时都应该借鉴李中梓所提倡的对此类疾病按初、中、末三期进行分期治疗思想，要把主要的用力点放在如何调动人体自身的能力来对抗疾病、治疗疾病以及如何能够从一开始治疗肿瘤疾病的时候就对人体的功能尽量予以保护，使在抑制肿瘤、杀灭肿瘤的时候使病人的身体尽量少受到伤害，使病人的生活质量达到一个令人满意的程度。

（《辽宁中医药大学学报》，2009 年第 11 卷第 1 期）

# 从李中梓治泻九法谈温补脾肾在慢性溃疡性结肠炎治疗中的应用

北京中医药大学东直门医院　　　　王梦媛　刘　艳　李佳楠
　　　　　　　　　　　　　　　　　洪燕秋　张书信　马建华

溃疡性结肠炎（UC）是一种免疫学介导的慢性、复发性炎症性肠病，主要侵及结肠黏膜，引起黏膜损伤和肠道组织学改变，临床以腹痛、血性腹泻、黏液脓血便、里急后重感为主要表现，可引起残疾、结肠切除术、大肠癌及血液病等危重疾病，且疾病发生率与 UC 的病程长短相关。UC 属于中医学"肠澼""大瘕泄""下利""痢疾""滞下""久利""休息痢""肠风"等范畴。近年来，UC 在我国的发病率呈上升趋势，西医多采用免疫抑制剂、生物制剂及糖皮质激素等对症治疗，而无根治性治疗方法，中医药对 UC 的治疗具有独特疗效和优势。慢性 UC 临床更为多见，可引起严重并发症，主要表现为久泻夹带黏液脓血、腹痛、形寒肢冷等脾肾阳虚、风湿阻滞证，治疗多采用温补脾肾阳气、祛风除湿止泻法。李中梓在《医宗必读·泄泻》中总结泄泻病机为"脾虚湿盛"，创立治泻九法，对后世医家治疗慢性 UC 起到指导作用。本文就李中梓治泻理论在慢性 UC 中的应用进行介绍。

## 一、李中梓治泻理论的核心内涵

李中梓的学术思想渊源于《内经》和《伤寒论》,兼及李东垣、薛己、张介宾、朱丹溪诸家之长。李中梓治学主张融合百家之长,对诸医家学术思想既有继承,又有发挥。

**1. 风湿寒热四气皆可致泄为病之标**　　李中梓精研《内经》五行及脏腑理论,注解《内经》关于泄泻的病机与病证内容,指出风、湿、寒、热皆能致泄,并用五行生克乘侮和五脏生理病理阐释四邪致泄的机制。如李中梓宗《内经》"春伤于风,夏生飧泄,邪气留连,乃为洞泄",解释风邪致泄的缘由是:"肝应于春,属木生风,春伤于风,肝受邪也。木旺则贼土,夏令助其湿,则生飧泄,飧泄者,下利清谷也。"李中梓认为"无湿则不泄",指出四邪中湿邪为泄泻的主要病因;"脾土强者,自能胜湿",又表明湿与脾土关系最密切。李中梓注解《素问·阴阳应象大论》"湿盛则濡泻"为"泻皆成于土湿,湿皆本于脾虚",阐明泄泻、湿、脾土三者之间的关系:"土强制水,湿邪不干,肠胃自固,土虚湿胜,濡泄到今。"湿邪困遏脾土,脾失健运,水谷津液交杂并走大肠而泄泻。

五行与自然界五气及人体五脏相对,风属木与肝相对,暑属火与心相对,湿属土与脾相对,燥属金与肺相对,寒属水与肾相对。李中梓借由《内经》"亢害承制"、五行生克乘侮理论指出风、寒、热三邪与湿邪相联系,其在《医宗必读·泄泻》中言:"土虚不能制湿,则风寒与热,皆得干之而为病。"强调脾虚为泄泻的发病核心。肝风乘脾土,肾寒侮脾土,此乃五行相克之病理表现;热多见于夏秋之际暑热、燥热之象,与五气暑燥相应,五脏属心肺,火为土之母,心火亢,母病及子,母实令子虚,则脾土虚。李东垣在《脾胃论·脾胃虚实传变论》中提出"火与元气不相立"的论点,指出"火胜则乘其土位",即"热中",且心火乘肺金,肺气虚,子不养母,脾土亦虚;金为土之子,子病及母,肺金燥热,子盗母气,脾土虚,此乃五行相生之病理表现。风、寒、热皆可令中焦脾土亏虚,脾阳虚,脾不胜湿,湿浊内生,湿性趋下,下走肠道,泄泻乃成。

**2. 先后天失调所致脾肾阳虚为病之本**　　李中梓综合诸家学术思想,继承李东垣补脾益胃阳之补土思想,薛己补肾阴之滋阴思想,注重脾肾同补,补肾分水火论治。其在《医宗必读·肾为先天本脾为后天本论》中提出"肾为先天之本，脾为后天之本"的观点，详细论述脾肾二脏的生理功能及病理改变，高度概括脾肾在人体生命活动中的重要地位。李中梓指出："肾是脏腑之本，十二脉之根，呼吸之本，三焦之源，而人资之以为始者也。故曰先天之本在肾。"肾藏精，是生命本原，肾藏元阴元阳，是机体阴阳之根本，肾之阴阳不足，影响机体生长发育，阴阳失调。李中梓又指出："人一出生必资谷气，谷气入胃，洒陈于六腑而气至，和调于五脏而血生，而人资之以为生者也。故曰后天之本在脾。"脾主运化，胃主受纳，皆为"仓廪之官"。脾主运化水谷精微，化生气血，营养全身，脾运化功能依赖脾阳推动作用，脾阳不足，运化水谷津液失职，体弱而补养不足。因此，肾是五脏六腑生成之本，脾是五脏六腑供养之本。

《素问·标本病传论》云："先病而后泄者，治其本；先泄而后生他病者，治其本。必先调之，乃治其他病。"强调治病首应求本。李中梓宗《内经》"治病必求于本"之旨，认为"善为医者，必责根本"，本者，根也，李中梓所言本即为脾肾二脏。脾肾相互资助、相互促进，并非各自独立。肾藏精，赖脾运化水谷精气以培育和补养，脾阳健运，赖肾阳温煦和推动，后天赖先天以生，先天靠后天以养，先后天并重。在治疗疾病方面，尤其治虚证时，李中梓提出一切虚证"独主脾肾"，以"虚"论治，脾肾同治。气血阴阳失调，系多脏受病，但脾肾为生机之系，与全身气血阴阳有关。在诊治过程中，当抓脾肾为治病根本。肾为先天之本，肾无实证，当"有补而无泻"；脾为后天之本，也是虚证为多，虽有实证"有积必消，当先养其胃气"。李中梓治病多温阳，喜用温热药物，温补脾肾阳气。

### 3. 治泻九法与慢性溃疡性结肠炎的联系

（1）治泻九法：李中梓治泻理论的核心概括为治泻九法，主要包括淡渗法、升提法、清凉法、疏利法、甘缓法、酸收法、燥脾法、温肾法及固涩法，是以《内经》理论为指导总结而成。淡渗法源自"在下者，引而竭之"；升提法源自"下者举之"；清凉法源自"热者寒之""温者清之"；疏利法源自"实者泻之""通因通用"；甘温法源自"急者缓之"；酸收法源自"散者收之"；燥脾法源自"虚者补之"；温肾法源自"虚者补之""寒者温之"；固涩法源自"滑者涩之"。李中梓治泻九法是前世医家治泻经验的总结，也是后世医者治泻的总纲。泄泻之疾多寒热并举、虚实交杂,临证应用灵活,既可一法治之,又可多法兼而治之。治泻九法广泛应用于炎症性肠病、肠易激综合征、细菌性痢疾、阿米巴痢疾、肠癌性腹泻等多种以腹泻为特征表现的疾病。

(2) 风、湿、虚为慢性 UC 的主要发病机制:慢性 UC 的病名在《内经》中称肠澼,古称滞下。《素问·阴阳应象大论》云:"湿胜则濡泻。"《素问·脉要精微论》云:"久风为飧泄。"强调水湿在泄泻发病中的重要性。李中梓继承《内经》理论精华,在《医宗必读·泄泻》中指出:"无湿则不泄,故曰湿多成五泄。"总结泄泻病机为"脾虚湿盛",治疗上注重对湿邪的分证治疗。慢性 UC 是一种慢性炎症性肠病,具有致癌、致残等危害,其疾病特点为寒热错杂、本虚标实,病位在肠,临床多表现为久泻夹带黏液脓血、腹痛、形寒肢冷等脾肾阳虚、风湿阻滞证,受脾、肾二脏影响,以风、湿为病之标,以脾肾阳虚为病之本。慢性 UC 以风、湿、虚为主要发病原因,脾肾阳虚、风湿阻滞为主要病机,这与李中梓风、湿、寒、热皆能致泄及一切虚证"独主脾肾"理论契合,临床诊治可参照李中梓治泻理论辨证施治。

(3) 治泻九法在 UC 中的综合应用:李中梓治泻九法广泛应用各阶段 UC。淡渗法即利小便以实大便而止泻,适用于以腹泻、小便不利为主要表现的 UC 轻症;升提法即健脾益气、升阳举陷而止泻,适用于以腹泻、腹部下坠为主要表现的 UC 中气下陷者;清凉法即清热化湿、凉血解毒,适用于以腹泻腹痛、里急后重、泻下急迫、大便黏滞、肛门灼热为主要表现的 UC 初发或急性发作者;疏利法即消积导滞,适用于以腹泻、实证腹胀为主要表现的实邪征象的各阶段 UC;甘缓法即甘缓和中、缓急止痛,适用于以腹泻腹痛、腹部重坠为主要表现的 UC;酸收法即酸收止泻,适用于以腹痛、下痢稀薄黏冻为主要表现的 UC 脾胃虚弱、寒热错杂、虚实难分者;燥脾法即健脾燥湿止泻,适用于以腹泻、大便稀溏、泻下白多赤少、腹痛绵绵、腹胀、纳差、乏力为主要表现的 UC 脾胃虚弱者;温肾法即温补脾肾、固涩止泻,适用于以泻痢日久夹有白色黏冻、五更泄、滑脱不禁、畏寒肢冷、面色㿠白、腰膝酸软为主要表现的 UC;固涩法即涩肠止泻、温补脾肾,适用于以大便滑脱不禁、脱肛坠下、下利脓血、小便不利、脐腹疼痛、喜温喜按为主要表现的 UC。

# 二、李中梓治泻九法之三法在慢性溃疡性结肠炎的应用

**1. 中气下陷、下者举之——升提法**　升提法即健脾益气、升阳举陷止泻法。李中梓"升提法"是李东垣"升阳益胃法"的继承。"升提法"言明《内经》"下者举之"之旨，该法旨在应用柴胡、升麻、荆芥、防风等风药治疗中气下陷症。李中梓运用风药的目的有二：一者升举清阳、注下自止。李中梓谓："气属于阳，性本上升，胃气注迫，辄尔下陷，升柴羌葛之类，鼓舞胃气上腾，则注下自止。"脾升胃降，气机乃顺；清气不升，反陷于下，则见泄泻；胃气不降，反逆于上，则见呃逆。李中梓所谓升阳，即为升脾阳，调畅气机。二是风药多燥，燥能胜湿。李中梓谓："风药多燥，且湿为土病，风为木药，木可胜土，风亦胜湿。"湿邪困脾，常致脾胃病，风药性燥五行属木，脾病五行属土，木可胜土，风药亦治湿邪困阻之脾病。

升提法适用于慢性 UC 久病不愈而致中气下陷者，临床以腹泻、腹中隐痛、大便稀溏、腹部下坠感为主要表现，治宜升阳举陷，方选补中益气汤加荆芥、防风等药物，取"下者举之"之意。补中益气汤中白术、黄芪、甘草补益中焦脾阳，配以升麻、荆芥、防风等风药升举下陷之清气，达到升阳止泻的目的。该法在 UC 的治疗中应用广泛。王存虎运用补中益气汤化裁治疗 UC，疗效确切。王敬元等在 UC 临床疗效的研究中，给予补中益气汤加四神丸治疗脾肾阳虚型 UC，有较好疗效。

**2. 脾虚湿盛、虚者补之——燥脾法**　燥脾法即健脾燥湿止泻之法。李中梓"燥脾法"与程明佑"健脾祛湿之法"异曲同工。"燥脾法"言明《内经》"虚者补之"之旨，该法旨在应用白术、黄芪、当归等补中气药物治疗脾阳虚弱及脾虚湿盛证。李中梓谓："土德无惭，水邪不滥，故泻皆成于土湿，湿皆本于脾虚，仓廪得职，水谷善分，虚而不培，湿淫转甚，《经》云虚者补之是也。"李中梓认为脾虚湿胜于泄泻中最为常见，多因饮食失调、劳倦内伤、久病缠绵导致脾胃虚弱，脾失健运，胃失受纳，水谷津液停滞，清浊不分，混杂而下而成泄泻。治疗上，李中梓提倡以补为法，分设"健脾"与"运脾"二法。若脾虚失健，运化失常，湿邪内生，当健脾化湿，方选参苓白术散之类；若脾为湿困，清浊不分，

当运脾胜湿,方如平胃散之属。二法既可分而治之,又可合而治之。

燥脾法适用于慢性 UC 脾胃虚弱者,临床以腹泻、大便稀溏夹有黏液、泻下白多赤少、腹痛绵绵、脘腹胀满、食少纳差、神疲乏力、少气懒言为主要表现,治以健脾和胃益气,方选参苓白术散或平胃散加减,取"虚者补之"之意。参苓白术散中人参、白术、山药健脾益气,茯苓、扁豆健脾祛湿,诸药共奏健脾燥湿功效;平胃散中苍术燥湿,陈皮、厚朴理气,甘草调和诸药,诸药共起运脾胜湿功效。张爱清采用参苓白术散联合美沙拉嗪治疗脾胃气虚型 UC,疗效确切。胡剑卓等应用四逆散合平胃散治疗 UC 取得较好疗效,且无明显不良反应。

**3. 肾阳虚衰、寒者温之——温肾法** 温肾法即温补脾肾、固涩止泻之法。李中梓"温肾法"与薛己"温补脾肾止五更泻之法"不谋而合。"温肾法"言明《内经》"虚者补之""寒者温之"之旨,该法旨在应用补骨脂、肉豆蔻等补肾阳药物,佐以白术、甘草等补脾阳药物治疗肾阳虚泄泻。李中梓谓:"肾主二便,封藏之本,况虽属水,真阳寓焉!少火生气,火为土母,此火一衰,何以运行三焦,熟腐五谷乎?故积虚者必挟寒,脾虚者必补母。《经》曰寒者温之是也。"李中梓认为肾主二便,有闭藏精气而不妄泄的功能,是生命活动之原动力。同时,李中梓认为"肾为先天之本,脾为后天之本",肾之精气依赖水谷精微的培育和充养,脾为土脏,肾为水脏,肾居真阳命门之火,资生脾土,使之腐熟水谷,成为生气之源,先后天互生互济,补肾又当补脾。

温肾法适用于慢性 UC 日久不愈或反复发作者,临床以泻痢日久夹有白色黏冻、五更泄泻、滑脱不禁、畏寒肢冷、面色㿠白、腹痛喜温喜按、腰膝酸软为主要表现,治以温肾固摄,方选四神丸、附子理中汤加减,取"虚者补之""寒者温之"之意。四神丸中补骨脂、肉豆蔻补肾阳,五味子味酸,收敛止泻,诸药共起温补肾阳功效;附子理中汤中附子性热,入脾肾二经,温补脾肾阳气,人参、甘草、干姜、白术健脾益气,诸药共起温补脾肾阳气功效。武赞仁等应用黄土汤合四神丸治疗 UC,明显改善脾肾阳虚型 UC 患者临床症状。

## 三、病案举隅

患者,男,72 岁,2019 年 11 月 4 日初诊。主诉:间断腹泻伴黏液脓血便 5 年。患者 5 年前无明显诱因出现大便次数增多,且不成形,夹有黏液脓血,伴腹痛及左下腹胀痛。刻下：大便次数增多，每日 6～7 次，稀溏不成形，伴黏液脓血，黏液多，脓血少，伴左下腹胀痛，无肛门灼烧感，无排便不尽及里急后重感，纳差，眠差，小便调。舌质淡白、舌体胖大边有齿痕、苔薄黄、脉细弦。查体：神清，精神一般，腹软，左下腹轻压痛。电子结肠镜检查：溃疡性结肠炎。西医诊断：溃疡性结肠炎（慢性持续型）；中医诊断：休息痢（脾虚湿盛证）。治法：健脾益气，清热化湿止泻。处方：参苓白术散加减，黄芪 20 g，党参 30 g，白术 15 g，茯苓 12 g，山药 30 g，白扁豆 15 g，黄柏 12 g，马齿苋、白花蛇舌草各 30 g，黄连 3 g，干姜 6 g，大腹皮 10 g。7 剂，每日 1 剂，水煎，分 2 次口服。嘱患者注意保暖，保持心情舒畅，忌食辛辣刺激性食物。（二诊 2019 年 11 月 11 日）：患者诉服药后大便次数较前减少，每日 4～5 次，脓血减少，精神渐佳，纳可，舌质胖、舌体胖大边有齿痕、苔薄黄、脉细弦。证治同前。处方：上方加鸡内金 9 g、香谷芽 30 g。7 剂，每日 1 剂，水煎，分 2 次口服。患者共服中药 2 个月，随访知患者大便成形，为软便，1～2 日 1 次，无脓血，少许黏液，无腹痛。

【按】本案患者病史 5 年，以间断腹泻伴黏液脓血便为主诉，结合舌脉，辨病为休息痢，辨证为脾虚湿盛证，西医诊断为溃疡性结肠炎（慢性持续型），治疗上参考李中梓治泻九法之燥脾法。本例患者系病久脾胃虚弱，脾失健运，湿浊内盛之故，以虚和湿的表现为主，当选健脾法以健脾燥湿。该患者除表现为腹泻外，还有黏液脓血便的临床症状，加之舌苔脉象，表明热象明显，治疗上还当清热化湿止泻。本例以参苓白术散加减为治，方中黄芪、党参、白术、山药健脾益气以治本，且山药还入肾经，具有补肾之功效，意在兼顾先天，患者无明显肾虚表现，无需特意增加补肾药物，一味山药足矣；茯苓、白扁豆健脾祛湿以除湿邪，改善腹泻及黏液症状；黄柏、马齿苋、白花蛇舌草、黄连清热泻火改善脓血症状；干姜温中散寒以恢复脾胃生气，恢复食欲；大腹皮下气宽中改善腹胀症状。二诊时患者诸症缓解，食欲渐佳，表明脾之功能渐强，增加鸡内金与香谷芽旨在强健脾胃、健脾消食。

## 四、结　语

慢性 UC 是一种病情复杂、病程较长、容易反复发作的炎症性肠病，具有致癌、致残等危害，以脾肾阳虚、风湿阻滞为主要发病机制，治疗当兼顾脾肾阳气、祛风除湿止泻。李中梓是明末著名医家,重视温补脾肾,创立治泻九法治疗泄泻,九法中升提法、燥脾法及温肾法广泛应用于慢性 UC 的治疗。运用李中梓治泻理论辨证治疗慢性 UC,为指导临床用药提供理论参考,对于中医治疗 UC 具有指导意义。

（《河北中医药学报》,2021 年第 36 卷第 1 期）

# 李中梓治疗泄泻学术思想探析

山东中医药大学　　李永乐　马　东　张　锐

## 一、脾虚湿盛是泄泻的基本病机

《素问·阴阳应象大论》云:"湿胜则濡泄。"李中梓注解为:"土强制水,湿邪不干,肠胃自固,土虚湿胜,濡泄至矣。"《素问·生气通天论》云:"春伤于风,夏生飧泄,邪气留连,乃为洞泄。"李氏注释为:"肝应于春,属木生风,春伤于风,肝受邪也。木旺则贼土,夏令助其湿,则生飧泄。飧泄者,下利清谷也,邪气久而不去,脾土大虚,水来侮之,则仓廪不藏而为洞泄。洞泄者,下利清水也。"《素问·气交变大论》进一步深刻指出:"岁水不及,湿乃大行,长气反用,其化乃速,暑雨数至……民病腹满身重,濡泄寒疡流水。"可见,《内经》已经认识到湿邪是泄泻的重要病因,而李中梓在《内经》的基础上又有所发挥。

金元时期,朱丹溪开始将湿邪作为泄泻的主要病因。《丹溪治法心要·泄泻》云:"有湿,有气虚,有水,有痰,有积。世俗类用涩药治痢与泄,若积久而虚者,或可行之;而初得者,必变他证,为祸不少。殊不知多因于湿。"《景岳全书》卷二十四《杂证谟·泄泻》亦云:"盖胃为水谷之海而脾主运化,使脾健胃和,则水谷腐熟而化气化血以行营卫,若饮食失节,起居不时,以致脾胃受伤则水反为湿,谷反为滞,精华之气不能输化,乃致合污下降而泻痢作矣。"虽然丹溪和景岳都认为湿邪是泄泻的重要病因,但未从理论上具体阐述湿邪导致泄泻的机制。

李中梓将湿邪作为泄泻的主要病因,并且从理论和实践上进一步加以深化和完善,阐明了泄泻、湿邪、脾土三者之间的辨证关系。李氏云:"无湿则不泄,故曰湿多成五泄。"又云:"泻皆成于土湿,湿皆本于脾虚。"并强调指出:"脾土强者,自能胜湿。""若土虚不能制湿,则风寒与热,皆得干之而为病。"正如沈金鳌在《杂病源流犀烛·泄泻源流》中所论:"惟曰湿盛则飧泄,乃独由于湿耳,不知风寒热虚,虽皆能为病,苟脾强无湿,四者均不得而干之,何自成泄? 是泄虽有风寒热虚之不同,要未有不原于湿者也。"

## 二、辨证求因,审因论治

虽然泄泻的基本病机是脾虚湿盛,脾为主脏,湿为主因,但往往挟风、挟寒、挟热、挟积、挟痰、挟瘀等,病变脏腑亦可涉及肝、肾等,而且常常与其他病症相关联,导致多重病因病机夹杂,形成复杂的因果关系。在治疗上如何处理这些复杂关系,《内经》已经制定了基本原则,即《素问·阴阳应象大论》所云:"审其阴阳,以别柔刚,阳病治阴,阴病治阳,定其血气,各守其乡。"这是疾病治疗之纲,要求准确地辨证求因,定位、定性论治,目的是治病求本。《素问·标本病传论》亦云:"先病而后泄者,治其本;先泄而后生他病者,治其本。"这里强调的依然是治病求本。李中梓对泄泻治疗的基本认识遵循了《内经》的这一原则,这在《医宗必读·疑似之证须辨明论》里得到了较集中的反映:"夫虚者补之,实者泻之,寒者温之,热者清之,虽在庸浅,当不大谬。至如至实有羸状,误补益疾,至虚有盛候,反泻含冤。阴证似乎阳,清之必毙;阳证似乎阴,温之转伤。"任何良方妙术的施用,都必须以正确诊断为前提,只有深刻把握住疾病本质,才能做到准确施治,也才能最大限度地取得疗效。这就充分反映了李氏在疾病的诊断治疗上是十分重视辨证求因,审因论治,治病求本的,而且正是以此为基础,来对泄泻治法进行总结提炼的。

## 三、李中梓治泻九法

**1. 在下者,引而竭之——渗利法** 李中梓云:"使湿从小便而出,如农人治涝,导其下流,虽处卑监,不忧巨浸。《经》云:治湿不利小便,非其治也。又云:在下者,引而竭之是也。"利小便以实大便是泄泻治疗的一大原则,然湿有内外之分,泻有新久之别。急性腹泻,泻下稀水样便,口渴尿少,多因外感湿邪,邪客小肠,小肠不能分清泌浊,以致水走大肠,暴泻如注,予淡渗之品以通利小肠,复其气化之职,小便利而泄泻止,代表方如五苓散、六一散等。慢性腹泻,湿邪之产生多由于脾虚不运,或阳虚不化,或气机阻滞,故淡渗之品可为辅而不宜为主,宜暂用而不宜久服。

**2. 下者举之——升提法** 李中梓云:"气属于阳,性本上升,胃气注迫,辄尔下陷,升柴羌葛之类,鼓舞胃气上腾,则注下自止。又知地上淖泽,风之即干,故风药多燥,且湿为土病,风为木病,木可胜土,风亦胜湿,所谓下者举之是也。"依李氏所论,升提包括两层意思:一是升腾鼓舞胃气,二是以风胜湿。升提法适用于脾胃虚弱,清气下陷,或脾胃之气为寒湿所困,谷气下流之证。盖胃为水谷之海,饮食入胃,经脾胃之运化,其精气上升而输于肺,若脾胃受损,则清气不升、浊气不降而成泄泻。升提法临床多与健脾、渗湿诸法配合应用。

**3. 热者清之——清凉法** 李中梓云:"热淫所至,暴注下迫,苦寒诸剂,用涤燔蒸,犹当溽暑伊郁之时,而商飚飒然倏动,则炎熇如失矣,所谓热者清之是也。"湿热之邪侵犯胃肠,而成暴注下迫,或腹泻便溏质黏,身热口渴,心烦尿赤,肛门灼热,舌红苔黄,脉数,当用苦寒之品,清热燥湿,坚阴止泻,药如黄芩、黄连、黄柏、苦参、马齿苋等,代表方如黄芩芍药汤、连朴饮等。

**4. 实者泻之,通因通用——疏利法** 李中梓云:"痰凝气滞,食积水停,皆令人泻,随证祛逐,勿使稽留。《经》云:实者泻之。又云:通因通用是也。"所谓疏利,就是针对痰食气水留滞的病机,通过疏利祛邪以使泻止的方法,邪气不同,用药各异。因食滞而腹泻腹胀、恶心厌食者,可用保和丸;食积郁热互结,大便泻而后重不爽者,宜小承气汤;寒积而泻,脘腹冷痛,舌苔厚浊者,可用温脾汤;痰凝气滞,症见胸脘痞闷,不思饮食,泄泻、便秘交替发作,苔腻,脉弦或滑,可予和中丸;肝气郁结,腹泻每因情志而诱发者,则当疏理肝气,应以柴胡疏肝散为基础方;症见腹泻日久不愈,大便溏薄,腹痛固定不移,舌质暗或有瘀斑,当活血化瘀,方如膈下逐瘀汤,偏寒而少腹冷痛者,宜少腹逐瘀汤。

**5. 急者缓之——甘缓法** 李中梓云："泻利不已，急而下趋，愈趋愈下，泄何由止？甘能缓中，善禁急速，且稼穑作甘，甘为土味，所谓急者缓之是也。"甘缓，就是以味甘补中之品，急固中焦，以缓卜趋暴注之势。甘缓法虽以补中为主，但与燥脾之法不同，其别有二：一是病情不同，甘缓法多用于急性泄泻，泻势较急，常水谷夹杂，其中虚因于暴泻；燥脾法多用于慢性腹泻，泻势较缓，便多溏薄，其泄泻因于脾虚。二是组方立意不同，甘缓多用味甘补中，守而不走之品，有急固决堤之意；燥脾多用辛甘苦燥之品，补脾而祛湿邪，寓泻于补，意在培土以运湿邪。胃风汤、理中汤之于急性泄泻皆寓甘缓之意。

**6. 散者收之——酸收法** 李中梓云："泻下有日，则气散而不收，无能统摄，注泄何时而已？酸之一味，能助收肃之权。《经》云：散者收之是也。"酸收法，临床意义有二：一是收敛正气，复其统摄之权；二是病延过久，速以断下，收关门之功。酸收法常与清凉、升提诸法并用，常用药物有诃子、乌梅、石榴皮、五倍子等。

**7. 虚者补之——燥脾法** 李中梓云："土德无惭，水邪不滥，故泻皆成于土湿，湿皆本于脾虚，仓廪得职，水谷善分，虚而不培，湿淫转甚。《经》云：虚者补之是也。"脾虚湿泻，多为慢性泄泻，常表现为大便溏泻，食少纳差，面色萎黄，方用燥湿健脾之品，参苓白术散、六君子汤为其代表方。

**8. 寒者温之——温肾法** 李中梓云："肾主二便，封藏之本，况虽属水，真阳寓焉！少火生气，火为土母，此火一衰，何以运行三焦，熟腐五谷乎？故积虚者必挟寒，脾虚者必补母。《经》曰：寒者温之是也。"可见，温肾法主要用于脾肾虚寒证。然虚寒证有新久之别，猝然而发，下利清谷，或伴呕吐，四肢不温，脉象沉细，为寒邪直中，阳气暴伤，治当温阳散寒，多用干姜、附子之类，方如四逆汤、真武汤等。若泻下日久，脾病及肾，大便溏薄，小便清长，畏寒肢冷，遇寒则发，舌淡脉弱，当温补脾肾，补火生土，方如四神丸、附子理中汤等。

**9. 滑者涩之——固涩法** 李中梓云："注泄日久，幽门道滑，虽投温补，未克奏功，须行涩剂，则变化不愆，揆度合节，所谓滑者涩之是也。"可见，固涩法主要针对泄泻日久，脾肾虚寒，邪少虚多，关门不固，滑脱不禁之证，所以临床常与燥脾法、温肾法配合运用，常用药物有赤石脂、禹余粮等，方如桃花汤、真人养脏汤等，前面酸收法所述诸品也都可用于固涩法。酸收与固涩，有同有异,当酸收诸品与温补脾肾法相配应用于滑脱不禁时即属固涩法,不同的是,酸收法还可与清凉、升提、疏利诸法配合,以收敛正气或速以断下。

综上所述,李中梓治泻九法是泄泻治疗的基本方法,若能将九法纵横捭阖,灵活运用,就能应临床无穷变化,一如李氏所言:"夫此九者,治泻之大法,业无遗蕴。至如先后缓急之权,岂能预设? 须临证之顷,圆机灵变,可以胥天下于寿域矣!"

(《河南中医》,2007 年第 27 卷第 11 期)

# 李中梓治疗心病学术思想探讨

上海中医药大学附属龙华医院　　　丛丽烨　王佑华　邓　兵

## 一、辨病位

病位,即疾病所在的部位。辨别病位是辨证论治的第一步。《素问·调经论》言:"五脏者,故得六腑与为表里,经络支节,各生虚实,其病所居,随而调之。"表明如果不能确定病位,则难以保证疗效。

"胃脘痛,今呼心痛也,其在蔽骨之下,所谓胃脘当心而痛。"胃脘痛因其与心痛部位相近,故极易混淆,因此需要仔细辨别。李中梓认为:"或满或胀,或不能食,或呕吐,或吞酸,或大便难,或泄泻,及面色浮黄,四肢倦怠,皆本病在胃也。"胃脘痛与饮食相关,常伴有胃部症状。而真心痛是心痛进一步发展的严重症状,在李中梓看来:"包络引邪,真犯心脏,谓之真心痛,必死不治。"因此在发作期要选取有效的药物进行治疗,缓解后进行辨证施治。

心悸分为惊悸和怔忡,李中梓认为"惊与悸,虽有分别,总皆心受伤也……惊者,卒然惊触,不自知也。悸者,本无所惊,心自动而不宁,即怔忡也",惊悸日久不愈亦可形成怔忡。

## 二、辨病因

导致人体发生疾病的原因称之为病因，又称作"致病因素"。病因包括六淫、七情、饮食、劳倦、外伤，以及痰饮、瘀血等。心痛的发生与很多因素有关，李中梓在《病机沙篆·心痛》中说："心主阳，又主阴血，故因邪而阳气郁抑者痛，阳虚而邪胜者亦痛；因邪而阴虚凝注者亦痛，阴虚而邪胜者亦痛。"认为心痛的发生与寒邪内侵有关，寒主收引，抑遏阳气，心阳虚衰，同时寒邪内侵而血液瘀滞发为本病。《医宗必读》卷八曰："其络与腑受邪，皆因怵惕思虑，伤神涸血，是以受如持虚。"他认为七情失调可致气血耗逆，心脉失畅从而发为心痛。同时他也认为痰积、瘀血、食积等皆可导致心痛。

心悸的病因诸多，李中梓认为"总不外于心伤而火动，火郁而生涎也。若夫虚实之分，气血之辨，痰与饮，寒与热，外伤天邪，内伤情志……"在对病因的阐述上他继承了前世医家的观点，如杨士瀛《仁斋直指方》中的"心血虚，神气失守，此惊悸之肇端也"；朱丹溪的怔忡惊悸主要为痰饮所致观点，"血虚有痰"；王肯堂《证治准绳》中"五脏有痰，皆能与包络之火合动而悸"的理念。

李中梓对病因是十分看重，《千金要方》中将心痛的病因分为九种："曰饮、曰食、曰气、曰血、曰冷、曰热、曰悸、曰虫、曰疰。"李中梓对此评价说"苟不能遍识病因，将何以为治耶"。

## 三、辨病机

病机是指能够涵盖各类疾病发生、发展和变化的机制，主要包括阴阳失调和邪正盛衰两个方面。病机之名，首见于《素问·至真要大论》中"审察病机，无失气宜"和"谨守病机，各司其属"。病机的理论基础早在《内经》中就已奠定了。心痛的主要病机为本虚标实，心脉痹阻，病位在心，与肝、肺、脾、肾等脏腑有关。《灵枢·厥病》曰："厥心痛，与背相控，善瘛，如从后触其心，伛偻者，肾心痛也……腹胀胸满，心尤痛甚，胃心痛也，痛如以锥针刺其心，心痛甚者，脾心痛也……色苍苍如死状，终日不得太息，肝心痛也……卧若徒居，心痛间，动作，痛益甚，色不变，肺心痛也。"李中梓对此评价："《内经》之论心痛,未有不兼五脏为病者。"

心悸的病理性质主要为虚、实两方面。李中梓认为:"所谓悸也,一属虚,一属饮。虚由阳气内虚,心神不足……饮由水停心下,侮其所胜。"

# 四、辨证论治

"辨证"一词是由张仲景首次提出,元代时滑寿首次提出了"论治"一词。辨证论治是认识疾病和解决疾病的过程,是理论和实践相结合的体现,是理法方药的具体应用。李中梓重视因证施治,灵活用药,尤重虚实异治。在分析前医"诸痛属实,痛无补法者;痛随利减者"等错误认识的基础上提出:"实实虚虚,损不足而益有余。如此死者,医杀之耳。"他认为必须要通过望、闻、问、切四诊疗法来详细辨别虚实,对证用药,认为"痛无补法,则杀人惨于利器矣"!提出"知其在气则顺之,在血则行之,郁之则开之,滞则逐之,火多实则或散或清,寒多虚则或温或补"的治疗总则。

**1. 灵活用药** 在心痛具体的治疗中,如肾心痛选用茴香、胡芦巴、肉桂、附子等温阳补肾药物,胃心痛采用香附、枳实、厚朴等宽胸理气药物,肺心痛选择紫菀、天冬、桔梗等宣肺止咳润燥药物。同时他说:"死血作痛,脉涩壮盛者,抵当丸……痰积作痛,南星安中汤。痰重者,加白螺蛳壳或海蛤壳煅存性一钱调服。心膈大痛,发厥呕逆,药不纳者,趁势以鹅毛探吐,痰尽而痛止。"可见李中梓在对待不同类型的心痛时对辨证用药、用法的重视。

"因阳气内弱,法当镇固。因水饮停留,法当疏通。"因水饮内停而导致的心悸,不论是否有其他致病邪气,李中梓认为应当先治水。"盖以水停心下,无所不入。侵于肺为喘,传于胃为呕……故治不可缓也。"《伤寒论》曰:"伤寒厥而心下悸者,宜先治水。"因此,李中梓提出:"夫莫重于厥,犹先治水,况其他乎。"

在心悸的辨证论治中,李中梓按惊悸与怔忡分别论治。悸,"阳气内虚,心神不足,内动为悸,宜人参、白术、黄芪、甘草、茯神以养心气;阴气内虚,火即妄动而悸,宜参、麦、生地、归身、龙眼以养心血。心君畏水不能自安,故惕惕而悸,宜茯苓、白术、半夏、橘红、茯神以清其痰饮"。怔忡,"有所忧虑便怔忡者,属虚,归脾汤主之。汗吐下后,正气内虚,以致怔忡者,宜参、芪、术、草之类以补其耗散之气血。有时作时止者,痰因火动也,温胆汤加黄连。"

**2. 外施针灸**　在心痛的治疗中,李中梓继承了《灵枢·厥病》中的"肾心痛也,先取京骨、昆仑,发狂不已,取然谷……胃心痛也,取之大都、太白……脾心痛也,取之然谷、太溪"等,以及《灵枢·杂病》"心痛引腰脊,欲呕,取足少阴。心痛,腹胀啬啬然,大便不利,取足太阴"等针灸疗法。这一点在心悸的治疗中也有体现,"心中虚惕,神思不安,胆俞、心俞、内关、通里。怔忡健忘不寐,手少阴心虚,内关针五分灸三壮,神门针三分灸二七壮,少海针一分。"

## 五、李中梓对现代心血管疾病治疗的启示

**1. 从火论治心痛**　张仲景在《金匮要略》"胸痹心痛短气病脉证治"专篇,着重指出了胸痹的病机是"阳微阴弦",当"责其极虚也。今阳虚知在上焦,所以胸痹心痛者"。"阳微阴弦"几乎成为后世论述冠心病的主要病机,温阳散寒也成为后世论治冠心病的主流方法。

然而,《内经》及历代医家的论述中也有诸多热邪致心痛的记载。《素问·刺热》曰:"心热病者,先不乐,数日乃热,热争则卒心痛。"《素问·厥论》谓:"手心主少阴厥逆,心痛引喉,身热。死不可治。"张景岳《类经》曰:"热与心气分争,故卒然心痛而烦闷,心火上炎。"李中梓也明确提出了心痛有部分属热证的理论及方药,"卒心痛,脉洪数,黄连一味煎,顿服。大热作痛,清中汤,黄连、山栀、半夏、陈皮、茯苓、甘草、草豆蔻、生姜"。

现代医家在沿用古代心痛病因病机的基础上根据现代临床治疗经验,对其进行了阐发。丁书文首次提出了心系疾病系统完整的热毒学说理论。他认为当今人类的生活方式、饮食习惯、作息规律较前人有很大改变,同时因气候变暖、环境污染等问题导致我们生活的自然社会环境也在改变,日趋激烈的社会竞争、药物食品的滥用等,现代人的体质乃至生理病理特点已经发生变化,这些内外界因素容易导致热毒之邪的滋生,丁教授在临床上应用以黄连解毒汤为代表的清热解毒法治疗冠心病、高血压等疾病取得了令人满意的效果。吴伟等研究发现,高剂量的解毒活血方能显著降低动脉粥样硬化易损斑块兔模型中斑块内 CD40mRNA、IL-1$\beta$mRNA 表达,具有一定稳定易损斑块的作用。清热解毒法在心血管疾病中的应用将随着现代医学理论的进展,

在临床治疗中发挥更加重要的作用。

**2. 注重辨证论治** 李中梓的《医宗必读》论心腹诸痛,认为与肝、心、肺、胃相关。其医案内容丰富,辨证灵活,治疗裨益临床,从而得出"一切证候,莫不有五藏六府之分,虚实寒热之别,苟不详察,其不祸人者几希"的结论。在病名确立、病因病机、脉证表现及立法用药等方面,皆重视脏腑,突出了脏腑辨证方法,并结合病因辨证、八纲辨证等多种辨证方法,注重脉证合参。不仅继承前人理论,且丰富了脏腑辨证内容,更便于掌握和临床运用。别症、知机、明治此三项是辨证施治的重要内容,李中梓对此很重视,分别撰写了《别症论》《知机论》《明治论》三篇专论,阐述自己的学术观点。

李中梓在学术上综合各家之长,不偏不倚,学验俱富,因此在临床上多能取得良好的治疗效果。他为医学的普及与提高做出了巨大的贡献,影响深远。他的治疗经验与观点对于现今的临床实践仍有极高的参考价值,值得我们继承并发扬。

(《辽宁中医杂志》,2019 年第 46 卷第 5 期)

# 《医宗必读》痢疾之论临床启示

辽宁中医药大学附属医院　　任晓颖　王　荣　周天羽

《医宗必读》为晚明医家李中梓的代表作,成书于 1637 年,共 10 卷,大致可分为医论、脉法、本草、证治类方 4 部分,为汇集医理、药学、方书、证候诊治与病案之临床医学著作。李中梓(1588—1655),字念莪,又号尽凡居士,明末华亭(今上海松江)人,既是温补学派名家,又是易水学派代表人物之一。他一生治学严谨,一丝不苟,博采众长,坚持中医理论一定要与临床实践相结合,强调临证时四诊合参,认真辨析病情,要"察之明,审之当",以免贻误人命。他的学术思想及著作为中医药事业的传承做出了巨大贡献。

痢疾以大便次数增多、腹痛、里急后重、痢下赤白黏冻为主症,是夏秋季常见的肠道传染病。溃疡性结肠炎，中医学虽无与其完全对等的病名，但根据其病因、病机及其临床表现可归属于"肠澼""小肠泄""大瘕泄""下利""痢疾""滞下""久利""休息利""泄泻""肠风""脏毒"等范畴。溃疡性结肠炎的临床表现与痢疾的临床症状相似。慢性非特异性溃疡性结肠炎又称溃疡性结肠炎（UC），是一种主要侵及直肠、结肠黏膜层，常形成糜烂、溃疡等原因不明的弥漫性非特异性大肠炎症性疾病。主要累及直肠、乙状结肠，亦可向上扩展至左半、右半结肠甚至全结肠和回肠末端，以血性黏液便、腹痛、腹泻为主要症状。病情轻重悬殊，多数病程缓慢，容易反复发作，亦有急性暴发者。本病见于任何年龄，但 20～30 岁最多见。目前，西医学认为溃疡性结肠炎的病因尚不明确，一般与免疫异常有关，寄生虫、肠道细菌、病毒感染、精神创伤、遗传等可能为诱发因素。UC 临床治疗比较困难，而且易反复发作，病程迁延者可能会发生癌变，是癌前病变的一种疾病。中医认为其主要病机为寒热错杂、本虚标实，病位在肠，并受胃、肝、脾、肾影响，以脾虚为病理根本，湿、寒、冷、血虚、血瘀为标。本病近年在我国的发病率呈上升趋势，西医对此尚无有效根治方法。中医药在治疗脾胃病方面具有独特的疗效和优势，对于痢疾的治疗方面亦是如此，分析如下。

## 一、病因病机

### 1. 病因

（1）感受外邪：痢疾在《内经》中称肠澼，古代称为滞下。"夫痢起夏秋，湿蒸热郁，本乎天也；因热求凉，过吞生冷，由于人也……言热者遗寒，言寒者废热，岂非立言之过乎？"李中梓提出痢疾好发于夏秋季节，其病因为感受外邪所致，正如《灵枢·师传》有云"肠中寒，则肠鸣飧泄"，《素问·脉要精微论》云"久风为飧泄"，《素问·六元正纪大论》云"湿胜则濡泻"，《素问·至真要大论》云"暴注下迫，皆属于热"。由此可知，风、寒、湿、热等外感六淫均可致泄，其中以湿邪致泄为最。夏秋时节湿热之邪较重，由气候因素所致，更容易发病。

（2）饮食所伤：因气候炎热，人们为了解暑过食冷水果、雪糕，过饮冰水，由自身原因引起。正如《素问·太阴阳明论》云："饮食不节，起居不时者，阴受之……则䐜满闭塞，下为飧泄。"《素问·痹论》云："饮食自倍，肠胃乃伤。"《景岳全书·泄泻》所论最切："若饮食失节，起居不时，以致脾胃受伤，则水反为湿，谷反为滞。精华之气不能输化，乃致合污下降而泻痢作矣。"由此可知，饮食不节，酿生湿热，湿热内蕴肠腑，气滞血瘀，脂膜血络受损，血败肉腐为疡，引起痢疾的发生。以上均指出饮食所伤与本病的密切联系。

中医认为，本病多在先天禀赋不足，脾胃功能失健的基础上感受湿热之邪，或恣食肥甘厚味，酿生湿热，或寒湿化热客于肠腑，气机不畅，通降不利，血行瘀滞，肉腐血败，肠络受伤而成内疡。以上观点与《素问·太阴阳明论》所提出的感受外邪和饮食不洁是痢疾的两个致病的重要原因一致，且沿用至今。并提出痢疾的好发季节为夏秋季，这与现代临床流行病学发病季节相符。

**2. 病因与辨证** 由不同病因引起的疾病分型不同。脾喜燥而恶湿，脾的阳气易衰，阴气易盛，湿邪侵犯人体最易损伤脾阳。湿邪伤脾又有湿热和寒湿之分。气血充足、体质强壮的个体，由于气候原因引起痢疾者以郁热证表现居多，主要引发湿热痢。人体正气不足，又因饮食不节，过食生冷，以阴寒证表现居多，形成寒湿痢。若与火邪相结，脾阳亢盛，常表现为湿热证；若与寒邪相互搏结，脾阳不振，常表现为寒湿证。该论述为当今辨证分型奠定了充足的理论基础。脾脏一年四季均可发病，若与火邪相结，脾阳亢盛，常表现为湿热证，因阳气亢盛，《内经》称之为墩阜；若与寒邪相互搏结，脾阳不振，常表现为寒湿证，因水处低洼之处，故《内经》称之为卑监。脾脏常受湿邪所困而致病，但又有湿热和寒湿之分，故临证应仔细辨别。

**3. 病机** "痢之为证，多本脾肾。脾司仓廪，土为万物之母；肾主封藏，水为万物之元……晚近不足论，即在前贤，颇有偏僻。如《局方》与复庵，例行辛热，河间与丹溪，专用苦寒。何其执而不圆，相去天壤耶。"李中梓认为痢疾之病多与脾肾二脏有关。脾为后天之本，肾为先天之本，二脏皆根本之地。在治疗上应以补益脾肾为主，通常可以治愈。若未治愈，均是由于在辨证中寒热不明、虚实不分所导致的。李中梓指出："善为医者，必责根本。而本有先天、后天之辨。先天之本在肾，肾应北方之水，水为天一之源。后天之本在脾，脾为中宫之土，土为万物之母。"充分反映出其辨治疾病重视脾肾先后天之本的思想。痢疾病症与脾肾二脏关系最密切。脾肾亏虚是对溃疡性结肠炎病机的根本反映，是贯穿其发展与转归的一条主线。泄泻日久，阳气耗伤，脾胃运化水谷精微不足,肾失所充,则导致肾虚发生。而肾虚又致土无所助,使该病辗转难愈。

## 二、辨证分析

**1. 寒热、虚实辨证分析**　"至以赤为热,白为寒,亦非确论,果尔,则赤白相兼者,岂真寒热同病乎……胀满恶食,急痛拒按者,实也;烦渴引饮,喜冷畏热者,热也;脉强而实者,实也;脉数而滑者,热也。外此则靡非虚寒矣。"李中梓提出若单纯以下痢脓血为热证,下痢白色黏冻为寒证,这样辨证分析是不对的。如果下痢既有脓血又混有黏液,该怎么分型,难道是寒热同病吗? 显然是错误的。辨证必须严格根据病人症状与舌脉进行分析,这样才可以辨清寒热虚实。寒性病症常表现为虚证,热性病症常表现为实证,应当以虚实详细划分,这样寒热很容易辨别。腹部胀满、厌食伴有腹部剧烈疼痛、拒按者常为实证,口渴喜饮、喜冷畏热者常为热证,脉象有力、实脉者常为实证,脉象滑数者常为热证,除此之外的均为虚寒证表现。故单纯机械地强调寒证而摒弃热证或者反之均是错误的做法。临证之时应严格辨证,不要拘泥。

**2. 疑似之症更须详辨**　"而相似之际,尤当审查。如以口渴为实热似矣,不知凡系泻痢,必亡津液,液亡于下,则津涸于上,安得不渴……以里急后重为实热似矣,不知气陷则仓廪不藏,阴亡则门户不闭,更当以病之新久、质之强弱、脉之盛衰分虚实也。"李中梓提出在症状相似的时候更应该严格辨证。以口渴症状举例,口渴通常为实热证。殊不知痢疾病症必伤津液,水液在下部流失,上部均表现为津液亏虚,故出现口渴的症状。此时以喜冷为实证,喜热为虚证。以腹痛症状举例,通常为实热证。痢疾常由脾胃不足而来,肠胃受损,肠黏膜糜烂溃疡,表现为脓血便,常伴有腹痛之症。此时应以疼痛势急、腹部拒按、腹胀、脉象有力为实证,反之为虚证。以小便黄赤短少症状为例,通常为实热证。但痢疾常使体内水分流失,津液不足,故小便必短少,体内津液不足,小便因津液不足,颜色变为黄赤。此时若小便热,津液亏虚,尿色鲜明为实证,反之为虚证。以里急后重症状为例,通常为实热证。但痢疾日久,气虚下陷,阴液亏虚,故食物不吸收,则肛门坠胀不适。此时若是新病,体质强壮、脉象强盛为实证,反之为虚证。李氏以口渴、腹痛、小便短赤、里急后重等容易被认为是实热证的证候进行举例,相同的证候因具体的临床表现不同而又有虚实之分。

李中梓强调凡疑似之症必当详辨，"大抵症之不足凭，当参之脉理；脉又不足凭，当取之沉候。彼假症之发现，皆在表也，故浮取脉而脉亦假焉；真病之隐伏，皆在里也，故沉候脉而脉可辨也。脉辨已真，犹未敢恃，更察禀之厚薄，症之久新，医之误否，夫然后济以汤丸，可以十全"，体现了脉证结合、新病久病相参、病情轻重相辨的辨证思维方法。临证一定要仔细地审查病机，脉证合参，这样才可以辨清寒热虚实。

# 三、治　法

**1. 明确病因，辨证论治**　"至于治法，须求何邪所伤，何脏受病……久病而虚者，可以塞因塞用。是皆常法，无待言矣。"李中梓提出，首先要确定是感受何种邪气，具体哪个脏腑受累。若是湿热之邪引起的疾病，治疗上要以清热祛湿为主；若是因于积滞，治疗上要以消积导滞为主；若是气滞血瘀而引起的疾病，治疗上以调和气血为主。新病且以实证为主要表现者，治疗上应予通因通用之法；久病且以虚证为主要表现者，治疗上应予塞因塞用之法。李佃贵教授认为溃疡性结肠炎源于脾虚，以浊、瘀、毒为标，因此在治疗中化浊解毒贯穿始终。临床辨证论治，湿热内蕴者治宜清热利湿，化浊解毒；气血壅滞、腑气不通者治宜通腑泻浊解毒；气滞血瘀者治宜行气活血，化浊解毒；脾胃虚弱者治宜益气健脾，化浊解毒；脾肾阳虚、寒热错杂者治宜温肾固涩，化浊解毒。与李中梓辨证分型观点相同。

**2. 重视脾肾，临证注重补益脾肾**　"独怪世之病痢者，十有九虚。而医之治痢者，百无一补……如先泻而后痢者，脾传肾为贼邪难疗，先痢而后泻者，肾传脾为微邪易医。是知在脾者病浅，在肾者病深。肾为胃关，开窍于二阴，未有久痢而肾不损者。故治痢不知补肾，非其治也。"李中梓认为痢疾主要以虚为主，但治疗痢疾的医生通常都不用补益之法。以气虚下陷为主要表现的痢疾患者，以行气法治疗会加重肛门部下坠不适的症状；以元气虚衰为主要表现的痢疾患者以攻除积滞法治疗，使得元气更虚甚至竭尽；若湿热伤于血分，应该调和营血，如果过度攻逐，便会伤其营血；若津液不足，口渴喜饮，治疗上应立即止泻，若选择淡渗止泻之法，只会过度耗伤津液。有医者认为一定要等到腹痛症状消失才可以用补益法治疗痢疾，殊不知有的痢疾腹痛是由虚证而引发的，此时若攻其积滞，越攻气虚越重，腹痛自然也加重。以上均是因为未辨别出疾病的本质原因，只观察到疾病的外在表现而不考虑疾病本身是由元气所伤而引起。痢疾应以补益法治疗。脉象微弱者，平素瘦弱体虚者，疾病过后才出现痢疾者，用攻逐法而加重病情者，均应使用补益法治疗。痢疾病证与脾肾二脏关系最密切，如果是先出现泄泻症状而后痢疾者，疾病由脾传肾，病情严重难以治愈；如果是先痢疾而后出现泄泻症状者，疾病由肾传脾，病情轻微容易治愈。疾病在脾脏，病情轻；在肾脏，病情重。肾为胃之关，开窍于前后二阴，痢疾日久都会伤及肾。脾主运化、化生精微的作用须借助于肾阳的温煦，而肾之功能的正常有待于脾化生精微的滋养。脾之为病，影响水谷精微的化生，肾之乏养，日久肾病不免致脾肾俱虚。

"凡四君、归脾、十全、补中皆补脾虚，未尝补肾。若病在火衰，土位无母……若畏热不前，仅以参、术补土，多致不起，大可伤矣！"李中梓认为四君子汤、归脾汤、十全大补汤、补中益气汤均可以补脾气，但不一定能治愈痢疾。若是肾阳虚衰之证，一定要用肉桂、附子大补命门，以复肾阳，这样才可以恢复元气，增加食欲而止痢。若不使用肉桂、附子等热性药物，仅用人参、白术健脾益气，均达不到治疗的效果。痢疾在治疗上应以补益脾肾为主，通常可以治愈。若未治愈，是由于在辨证中寒热不明、虚实不分所导致的。在此强调了温补肾阳的关键性，对后世痢疾病症的立法及用药颇具影响。

李中梓认为痢疾一证与脾肾关系非常密切：脾司仓廪，土为万物之母，肾主蛰藏，水为万物之元，所以脾肾二脏是根本之地。临证时须依靠证与舌脉，从而辨别痢疾的寒热虚实，方可进行治疗。

## 四、据脉象推断疾病转归

"肠中下痢曰肠澼，便血者赤痢也……以脏期之者，肝见庚辛死，心见壬癸死，肺见丙丁死，脾见甲乙死，肾见戊己死也。"李中梓认为肠中下痢（即痢疾）叫肠澼，便中带血叫赤痢。阳盛阴衰则出现发热的症状，难治；营气未伤则不发热，容易治愈。下痢白沫者，叫白痢。病属阴而见阴脉为顺，出现沉脉，容易治愈；阳脉为逆脉，出现浮脉，则难治。若是热病，不在此范围。便中混有脓血者,赤白兼下。脉象悬绝者,脉至如丝,悬悬欲绝也。邪实正虚,难以治愈;脉滑,因血盛气未伤,容易治愈。不发热,脉不悬绝,均可治愈;若脉象不滑而涩,不大而小,难以治愈。所以脉象滑大则容易治愈,脉象涩小则难以治愈。以脏期之者,以五行相克理论解释。

李中梓认为,脉象随四时之气而变,春弦、夏洪、秋涩、冬石乃是常脉。若非其时而有其脉,则为真脏之气先泄,当到了其脏之脉应该显现之季将不能再见,故而必死于当见之时。根据脉象可以判断疾病的转归。

## 五、小　结

李中梓强调,痢疾病症多以虚为主,在治疗上应以补益脾肾为关键,尤其强调补肾助阳。临证之时应推常达变,切记不拘泥于症状。李中梓痢疾论治告诉我们,临证时要认真详细地询问病人病情,审察病机,脉证合参,并根据具体辨证选择合适的治疗方法,确定施方用药。

《吉林中医药》,2019 年第 39 卷第 5 期)

# 论《医宗必读》对中医肿瘤学的贡献

洛阳市第二中医院　　许兴涛

《医宗必读》系清代李中梓著,凡十卷,载药 360 余种,涉及主治肿瘤的药物 20 余种。设积聚专篇,创"阴阳攻积丸"。尤在治则方面倡攻补兼施,后人称为治癌经典。

## 一、尊《内经》《难经》,倡内外相因导致肿瘤说

在肿瘤的病因方面,李氏提倡《内经》《难经》的内外相因说,认为肿瘤的

发生是内外二因共同作用的结果，内因多责之于正气虚弱。谓："积之所成也，正气不足，而后邪气踞之，如小人在朝，由君子之衰也。"外因责之于风雨寒湿。正如《灵枢·百病始生》中所说："积之始生，得寒乃生，厥乃成积也。厥气生足悗，足悗生胫寒，胫寒则血脉凝涩，血脉凝涩则寒气上入于肠胃，入于肠胃，则䐜胀，䐜胀则肠外之汁迫聚不得散，日以成积。"正气不足，风雨寒湿侵袭，久而导致肿瘤发生。

## 二、寻药物，巴豆、干姜、川椒最受推崇

《医宗必读》所载药物之中涉及主治肿瘤药物有 20 余种，其中最受推崇者当属巴豆霜、干姜、川椒。谓巴豆霜"荡五脏涤六腑，几相煎肠刮胃，攻坚积，破痰癖"，临床用之取其温攻祛邪。谓干姜"破血消痰均可服，癥瘕积胀悉皆除"，取其祛寒散结。谓川椒"治饮癖、气癥"，取其理气散结。另谓三棱"下血积有神，化坚癖为水"；莪术"积聚作痛，利气达窍则邪气无所客矣"，近从莪术中提取的榄香烯广泛用于各种肿瘤，疗效肯定；大黄祛"瘀血积聚，留饮宿食"；甘遂"攻痞热癥瘕"；昆布、海藻能"消瘰疬瘿瘤，散癥瘕肿"；硼砂"癥瘕噎膈俱瘥"；斑蝥"散癥癖而利水道"；海石消"积块生痰逢之便化，瘿瘤结核遇之全消"。以上诸多药物大多被广泛应用于肿瘤临床至今。

## 三、创方剂，阴阳攻积丸治疗各种肿瘤

李氏首创阴阳攻积丸治疗各种肿瘤，正如其谓不论阴阳皆效。方选吴茱萸、干姜、官桂、川乌、黄连、半夏、橘红、茯苓、槟榔、厚朴、枳实、菖蒲、延胡索、人参、沉香、琥珀、桔梗、巴霜、皂角，融理气、温散、化痰、散结、通下为一炉，配伍精湛，为后世所常用。另载肥气丸（柴胡、黄连、厚朴、黄芪、昆布、人参、皂角、茯苓、川椒、巴霜、甘草）治疗"肝积在胁下"；痞气丸（厚朴、黄连、吴茱萸、黄芩、白术、茵陈、砂仁、干姜、茯苓、人参、泽泻、川乌、川椒、巴豆霜、桂枝）治"脾之积在胃脘"等；噎膈散（雄黄、灵脂、山豆根、射干、青黛、朱砂、硼砂）治疗"风热瘟毒、毒火上犯之咽喉肿痛、疮痈、积痰、瘀血"，有报道用噎膈散加减治疗消化道肿瘤有效率达 90% 以上。

## 四、立治法，攻补兼施为治癌总则

《医宗必读》用攻补兼施法治疗各种肿瘤，被后世誉为经典。它首先提出将肿瘤分为三个阶段：初、中、末来分期治疗，根据病史长短、邪正盛衰、伴随症状来辨明虚实，然后分别论治。谓："初者，病邪初起，正气尚强，邪气尚浅，则任受攻；中者，受病渐之，邪气较深，正气较弱，任受且攻且补；末者，病魔经久，邪气侵凌，正气消残，则任受补。"李氏在应用攻补方面经验丰富，自谓：余尚制阴阳两积之剂，药品稍峻，用之有度，补中数日，然后攻伐，不问其积去多少。又于补中，待其神壮则复攻之，屡攻屡补，以平为期，此余独得之诀。李氏用一补一攻、二补一攻、三补一攻、五补一攻等方法，临床上取得明显的效果。

## 五、倡温通，温阳疏利谓治癌大法

李氏治疗肿瘤，最喜欢用温药，温阳疏利法贯穿于所载药物、方剂、医案中。温阳疏利法乃治疗中晚期恶性肿瘤的一大基本治法，这已为后世治癌名家（如孙秉严、郑文友等）所验证。从方剂角度来分析，本书所载方剂大都用性温的川乌、干姜、川椒以及兼疏利作用的巴豆霜，而且在方剂运用时以利为度，使邪有出路。以医案为例：一病人因郁怒成痞，形坚甚痛，攻下太多，遂洞泄不止，一夜百余次，将死。后给人参二两、熟附子五钱，以救急回阳，三日，舌能转言，更以补中益气加生附子、干姜各五钱为一剂，一日饮完。如是一百余日，精旺食进，百发百中者也。"去积及半，纯于甘温调养，使脾土健运，则破残之余积不攻自走，必欲攻之无余，其不遗人天殃者鲜矣。"

但李氏反对一味地补益，正如其谓："若大积大聚，不搜而逐之，日进补汤无益也。"这在所载医案中得到证实。曾治一人，脾有大积，然两尺按之软，不可峻攻，令服四君汤七日，投以自制攻积丸三钱，但微下，复以四钱服之，下积十余次，皆黑而韧者。复下四钱，腹大痛而下甚多，后调补中益气一月痊愈。现代研究发现，温阳可以增强机体免疫力，提高机体功能状态。疏利即保持大便通畅，体内的代谢废物不致在体内瘀积，也是保持机体新陈代谢的一个重要环节。

（《河南中医》，2001 年第 21 卷第 1 期）

# 《医宗必读》攻补兼施法
# 对肿瘤证治的贡献

湖南中医药大学第一附属医院　　郭宇轩　曾柏荣　王理槐

李中梓所著《医宗必读》成书于 1637 年，为其学术经验的结晶，是其代表作之一。全书共 10 卷，载药 360 余种，书中涉及肿瘤的药物有 20 余种，设有"积聚"专篇，对《内经》关于积聚问题进行了继承，并提出了自己的看法。李氏对于肿瘤的治疗更是提出了"攻补兼施""屡攻屡补"的治疗大法，并创"阴阳攻积丸"以供后世应用。

## 一、《医宗必读》中肿瘤命名及病因病机

积聚、癥瘕在《内经》中均有提及，中医古代文献中虽无"肿瘤"一词，但传统中医学对肿瘤的认识已有数千年的历史，有关肿瘤类证的论述颇为详尽。现代医学中，部分肿瘤疾病的临床表现可归属为积聚、癥瘕范畴。

《医宗必读》传承了《内经》对于肿瘤形成的病因病机思路，认为肿瘤产生的病机为正气不足，邪气积聚。李中梓在书中作了形象的比喻："积之成也，正气不足，而后邪气踞之，如小人在朝，由君子之衰也。"对于肿瘤形成的病因，同样延续了《内经》的思想："厥者，逆也。寒逆于下，故生足悗，言肢节痛而不利也。血受寒则凝涩，渐入肠胃……肠外汁沫不散，则日以成积。"李中梓认为，寒邪作为主要病因，入侵机体导致阳气受损，机体气血运行不利，气血津液凝聚而成积。这一观点见诸《灵枢·百病始生》："积之始生，得寒乃生……胫寒则血脉凝涩，血脉凝涩则寒气上入于肠胃……肠外之汁沫迫聚不

得散,日以成积。"可见,李中梓认为肿瘤的产生是由于人体正气虚弱,阳气亏虚,气血凝滞,加之外感风寒湿等邪气凝聚不散,正气祛邪无力,邪气盘踞,久而久之产生积聚。正是《内经》这一思想的影响,以及李中梓对于易水学派温补思想的继承,使李中梓在治疗积聚的思路上以温通疏利法为主。

## 二、论治则,分3期辨深浅,攻补兼施

《医宗必读》中将正气与邪气形象地比喻为"小人"与"君子"在庙堂的关系:"邪气踞之,如小人在朝,由君子之衰也。正气与邪气势不两立,若低昂然,一胜则一负。邪气日昌,正气日削,不攻去之,丧亡从及矣。"李中梓对肿瘤邪气的存在给出了明确的立场,即正气和邪气势不两立,邪气的存在会导致正气渐衰,邪气必须祛除。临床中,肿瘤并非一日形成,常由多种致癌因素(环境、生活习惯、精神因素等)和遗传基因的长期影响形成,且在就诊时已处于疾病的中、晚期,病情复杂,常合并其他兼证,大多有正气亏虚的情况,形成一种"整体为虚,局部为实"的局面。在这种情况下,体虚不受攻伐,补益之法又恐助长邪气,任何一种单一的治法都不能取得理想的效果。

李中梓对这种情况给出了较为合理的解决方法,将肿瘤分为初、中、末3期,并根据病邪深浅进行扶正祛邪,攻补兼施。《医宗必读》云:"然攻之太急,正气转伤,初中末之三法不可不讲也。初者,病邪初起,正气尚强,邪气尚浅,则任受攻;中者,受病渐久,邪气较深,正气较弱,任受且攻且补;末者,病魔经久,邪气侵凌,正气消残,则任受补。"

**1. 病邪初期,祛邪为主** 初期病邪初犯或邪气初结,病理性质以邪实为主,正气不虚。在此阶段邪气初起,正气不衰,人体犹如"开门逐寇,寇去则安",治疗以攻法为主,将邪气驱逐则正气得安,人体自然无病。

**2. 病邪中期,攻补兼施** 中期以邪气渐深,正气受损为主。此阶段随着邪气积聚日久,渐渐深入,正气受到损伤,身体气血运化功能出现损伤,阴阳失调,此时正气尚未受到极大损伤,尚耐攻伐。当抓住机会,不失其宜地进行祛邪,佐以补益,以助正气祛邪,防邪气更深。这一阶段若不抓住机会祛邪,待邪气日久耗伤正气太过,则为时晚矣。若专以攻伐,仍会对自身正气造成损伤,不利于祛邪,反而会造成邪气渐深,久留不去。同样,若专以补益,则邪

气不去,甚至会助长邪气的发展。

**3. 病邪末期,补益为主** 末期邪气根深,正气亏虚,病理性质以虚实夹杂,正虚邪恋为主。此阶段多见于肿瘤中、晚期患者,此时病邪盘踞日久,耗伤正气,导致正气极度亏虚,无力抗邪,邪气日盛,出现多种变证,此阶段亦是临床肿瘤发生转移、恶病质、并发症阶段。此时正气极度虚衰,不耐攻伐,且邪气日久根深蒂固,病久及血,痰湿血毒瘀结日久,多以血分为主,日积月累,祛除邪气更加困难,不可图速,当长久谋之。人体犹如"窗门洞开,家徒四壁",当以补益为主,增强正气抗邪能力,防止出现脱证变证,同时佐以祛邪,在维持人体正常功能情况下,缓祛其邪。

## 三、遣方药,创"阴阳攻积丸",寒热相佐,攻补兼施

**1. 代表方"阴阳攻积丸"** 李中梓在《医宗必读》中列载了许多方药,其中涉及主治肿瘤的药物有 20 余种。李中梓最擅长应用并推崇的药物有巴豆霜、花椒、干姜等,其中代表方剂为"阴阳攻积丸",用于治疗各种积聚,谓"治五积六聚、七癥八瘕、疰癖虫积、痰食,不问阴阳皆效"。方用吴茱萸(炮)、干姜(炒)、肉桂(去皮)、川乌(炮)各一两,黄连(炒)、半夏(洗)、橘红、茯苓、槟榔、厚朴(炒)、枳实(炒)、菖蒲(忌铁)、延胡索(炒)、人参、沉香、琥珀(另研)、桔梗各八分,巴豆霜(另研)五钱,皂角(煎汁)六两。方中巴豆辛烈下行,攻坚荡实,三阴之结积非辛热无以开通;吴茱萸、肉桂入肝经,干姜入脾,温中散寒开癥瘕;川乌达肾,专取辛烈,以破至阴之固垒;佐以黄连清热燥湿以消痞结,同时反制川乌、巴豆之温热烈毒;厚朴、枳实、桔梗、沉香理气开痞散积,上下周流;槟榔化滞攻坚;茯苓、橘红健脾利气化痰;人参扶元气,同时助药力;石菖蒲、半夏通窍门以开结气;延胡索、琥珀活血散结,更谓之"行血中气滞、气中血滞,走而不守,惟有瘀滞者宜之";皂角通经破积,同时化痰以散疰癖积聚。

**2. 寒热相佐,攻补兼施** 阴阳攻积丸全方以温通为主,药用攻逐性猛之品以荡涤邪实,辅以厚朴、槟榔等以消磨利导之意,此为攻。在攻逐的同时,佐以黄连佐制药物猛烈攻逐之性,又以人参、茯苓、橘红等健脾理气,固护脾胃之气,攻中寓补,文武兼备,此为补。两法相合,则与攻补兼施、扶正祛邪的

思想相契合。纵观全篇,李中梓扶正祛邪、攻补兼施的思想贯穿于用药思路中。其治疗积聚的方剂大多寒热并用,攻补兼施。例如偏温的方剂"阴阳攻积丸"中佐以黄连;偏寒的方剂"伏梁丸"中佐以肉桂、川乌、干姜。可以看出在其遣方用药中,总体以温阳法为主,但是无论偏热偏寒的方剂中都配伍了佐制药物,这也正是李中梓攻补兼施、扶正祛邪思想的体现。

## 四、重视脾胃,用药有度

**1. 用药有度** 李中梓在创制"阴阳攻积丸"攻补兼施的同时,也对该药的用法做出了详细介绍,主要体现在"重视脾胃,用药有度"上。李中梓重视本草,强调要熟识药性,例如其对巴豆评价曰:"专主宣通……今世俗畏其辛热之毒、荡涤之患,则云劫剂,废阁不用。不知巴豆为斩关夺门之将,其性猛烈,投之不当为害非轻,用之得宜奏功甚捷。"可知只有对药性的高度熟悉及掌握才能把握峻下剧毒之品的应用,只有结合病证寒热虚实灵活运用,才能不致妄投。在用药有度上强调"药品稍峻,用之有度,补中数日,然后攻伐,不问其积去多少,又与补中,待其神壮则复攻之,屡攻屡补,以平为期""每服八分,渐加一钱五分,生姜汤送下",即服用药性猛烈之品时,从小剂量逐渐增加,同时在服用一定时日后,予以补益之法,健运脾胃,待人体正气恢复后,继续予以攻伐,攻补相间,扶正与祛邪相辅,以不伤正气为度,追求攻邪与扶正的平衡。

**2. 重视脾胃** 在重视脾胃方面,李中梓提出"先天之本在肾,后天之本在脾",认为脾胃之气在生命过程中至关重要。在治疗积聚末期时,尤其重视固护脾胃正气,谓"故去积及半,纯与甘温调养,使脾土健运,则破残之余积不攻自走,必欲攻之无余,其不遗人夭殃者鲜矣"。李中梓的思想根源于"易水学派",学术思想上继承张元素、李东垣,吸收了薛己、张景岳、赵献可等医家的学术思想精华,因而尤其重视脾肾作用。其同时指出"临证施治,多事调养,专防克伐;多事温补,痛戒寒凉"的治法变通。在运用攻逐伤正药物后,要特别注意固护脾肾,即使是体质较强的患者,在应用攻下之法后也应调理脾肾,以防伤正,并注意用药后的调理。李中梓在易水学派思想影响下,治疗积聚的用药思路及治法都或多或少体现着温补派的思想,在攻逐方面也多以温下法为主。他还提出"脾肾互赞"学说，在治疗过程中都注意脾肾的固护，始终维持人体正气强盛，在正气强盛的背景下施以攻逐之法。这一观点在现代临床肿瘤治疗中最为常见，刘嘉湘、周仲瑛等国医大师都强调肿瘤晚期以扶正为本，强调固护脾肾，正气强盛则犹有可图。

# 五、讨 论

**1. 反对泥古，三因制宜**  中医学认为，肿瘤是有形之邪，有形之邪当为阴邪，以温阳疏利之法治疗确实无误。《内经》成书于先秦时期，是中华文明的早期阶段，人类刚脱离茹毛饮血的时代不久，这一时期人类对于自然灾害和疾病尚无很强抵抗能力，生产力低下，经历饥寒战乱，所以疾病的病因多以寒邪为主。《医宗必读》中延续了《内经》的观点，认为积之始生，以寒邪侵袭为主。但是，纵观中医发展史，对于疾病的病因病机变化，每个时代都有新的认识和发展。随着时代的变化，人们生活水平改善，饥寒受冻者罕有，人们多食肥甘厚腻，加之工业化的进展，环境污染（大气、水）等，人体素有蕴热邪毒，寒邪入体化热者多见，导致如今肿瘤初期或中期证型变化多样，邪毒积聚者也占有相当比例，温阳疏利治法已经不能完全照搬，临床当因时、因人、因地制宜，仔细辨别肿瘤证型，对证施治，审慎用药。

**2. 屡攻屡补，以平为期**  《医宗必读》中寒热并用、攻补兼施法符合临床常见病机复杂的患者。对于肿瘤正虚邪实的病机，临床大多数医家抓住了"邪实"，着眼局部，忽略了肿瘤患者自身正气亏虚的状况，临床上多以清热解毒、活血化瘀、化痰祛湿等方法治疗，在肿瘤发生发展的中、晚期出现正气极度亏虚的恶病质时，才开始重视固护胃气，保护正气。而在临床中发现，相当比例的恶性肿瘤患者在放化疗后常出现心、脾、肾阳虚的证候，多见精神不振、神疲乏力、畏寒肢冷、喜热食、大便溏薄、小便清长、舌淡苔薄有齿痕、脉沉细无力或迟等临床表现。因此，温补、固护正气的思想在治疗肿瘤的过程中同样扮演着重要的角色，不能忽视。

对于肿瘤的治疗，《医宗必读》中提出攻补兼施之法，至今仍有很重要的借鉴意义。临床需知肿瘤的形成是日积月累的，病因病机复杂，很多患者在就诊时已经历过放化疗和药物治疗，机体正气已经损伤，寒热互结，在治疗过程中若一味攻伐难以取得很好的疗效,同时还会损伤正气,导致患者正气虚弱难以支撑后续治疗。同样,若一味补益,则有助长邪气之弊,导致邪气更胜,邪气不祛,病难痊愈,正如其谓"若大积大聚,不搜而逐之,日进补汤无益也"。在治疗过程中,当仔细辨别病程的长久,病位的深浅,以及正邪的力量对比,扶正与祛邪兼顾,更有益于肿瘤病邪的祛除和患者正气的保护。《医宗必读》中"屡攻屡补,以平为期"正是攻补兼施法的精华所在。

(《河北中医》,2021年第43卷第1期)

# 从李中梓"治泻九法"论肿瘤患者脾胃调理

中国中医科学院广安门医院　　胡帅航
北京中医药大学　　李玉潇　侯　炜

历代医籍对泄泻病论述甚详,明代李中梓在总结诸多医家经验的基础上提出治泻九法,即淡渗、升提、清凉、疏利、甘缓、酸收、燥脾、温肾、固涩。泄泻作为临床常见疾病,其病位在脾,脾虚可生湿,湿邪又易伤脾,缠绵中焦则脾不升清,发为泄泻。故不难看出治泻九法理论核心实则是调理中焦脾胃枢纽。肿瘤作为长期慢性消耗性疾病,中医治法不论扶正培本还是攻毒祛邪,其调理脾胃的理念贯穿于整个治疗过程。脾胃作为后天之本、气血生化之源,对于调补气血、扶正培本具有重要作用,故本文引治泻九法理论内涵论述肿瘤患者调理脾胃之法。

## 一、治泻九法核心内涵

李中梓总结前人调理脾胃经验,并在此基础上进一步概括,从而提出著名的治泻九法。其治疗大法最早可追溯于《伤寒杂病论》中诸多方剂,如理中丸、五苓散、四逆散等。观其用药和配伍,都涵盖于治泻九法的基本思路中,可见治泻九法不仅仅局限于泄泻,其调理中焦脾胃、固护中土的理念对于治疗诸多内伤杂病具有借鉴意义。李中梓还提出了著名的"水火阴阳论"和"脾肾先后天论",强调脾肾在诸多疾病中的重要性。可以见得九法涵盖了中医学理论中调理脾胃的诸多大法。中医学认为多种致病因素导致脾肾亏损,进而引起正气亏虚及各种病理产物(湿、痰、瘀、毒)的生成,聚于一处日久不散化为积,最终形成肿瘤。同时气机升降失司是肿瘤形成的基本原因,而调理脾胃则为调气机升降之基础。脾胃功能的健运不仅仅可以调畅气机,保证水液运行有度,同时对于患者长期预后来说不可或缺,正如李东垣所说"内伤脾胃,百病由生"。脾胃病变可影响其他脏腑功能,脏腑的正常活动才能保证人体阴阳气机的平衡。治泻九法中以淡渗、升提、清凉、疏利为祛邪治标之法,以甘缓、酸收、燥脾、温肾、固涩为扶正治本之法,具体在肿瘤治疗当中应结合患者辨证施用。如叶知锋等认为大肠之传导有赖于脾胃之运化,肿瘤只有在影响到脾胃的运化功能时,方可导致泄泻,应以健脾化湿为主线,结合具体的辨证,灵活运用治泻九法。以下分别论述九法如何调理肿瘤患者脾胃功能。

## 二、"九法"理脾胃

**1. 淡渗** 淡渗法以祛除体内湿邪为主,"使湿从小便而出,如农人治涝,导其下流,虽处卑隘,不忧巨浸。《经》云治湿不利小便,非其治也"。体现了《内经》中"在下者,引而竭之"的理念,其原意指治疗泄泻从利小便以实大便出发。脾胃具于中土,喜燥恶湿,泄泻一病以湿为主,故淡渗之法在于以小便为出路,渗体内已聚之湿邪。对于肿瘤患者,一方面由于瘤体的阻滞导致体内水饮代谢失常,另一方面疾病消耗、脾气亏虚导致水饮凝聚化为痰湿,故淡渗法对于肿瘤患者脾胃调理具有重要意义。正如《素问·至真要大论》明确指出:"湿淫于内,治以苦热,佐以酸淡,以苦燥之,以淡渗之。"故临床调理湿邪偏重肿瘤患者,《伤寒论》中诸多淡渗之方剂可以运用,如五苓散、真武汤、猪苓汤等。不过,五苓散在于温通而化气行水,真武汤在于祛寒而温阳利水,猪苓汤在于养阴而育阴利水,均非淡渗法的孤立运用。常用淡渗利湿之药不外乎茯苓、猪苓、薏苡仁、泽泻等。因肿瘤患者病情复杂,淡渗法则不适用于津液亏耗严重的患者,如陈丽平等提出淡渗之法治疗的禁忌,气液两伤的患者不可用,恐津伤阳陷,偏于上焦宜芳香化湿,偏于中焦宜苦温燥湿。喻嘉言在《医门法律》中强调:"凡治湿病,当利小便,而阳虚者一概利之,转至杀人,医之罪也。"故津液大伤患者不可过于分利。

**2. 升提** 李中梓运用升提之法调理脾胃与李东垣善用羌活、独活、柴胡、升麻、防风等药物处方思路一致,其注解言:"气属于阳,性本上升,胃气注迫,辄尔下陷,升柴羌葛之类,鼓舞胃气上腾则注下自止。又知地上率泽,风之即干,故风药多燥,且湿为土病,风为木病,木可胜土,风亦胜湿,所谓下者举之是也。"可以认为"升阳益胃法"为"升提法"之先导。有诸多运用升阳益胃汤等升提类方剂调理肿瘤患者脾胃,或改善化疗后消化道症状的研究,均显示出良好疗效。与以往单纯以黄芪、党参等药物补气提升不同,李氏强调升提法一是升腾鼓舞胃气,二是运用风药。贯彻《内经》"清气在下,则生飧泄"的理念,同时又以性燥之风药兼化湿去浊、悦脾开胃之效。肿瘤患者在治疗过程中常伴脾胃不和,饮食积滞,晚期患者更有饮食难下,大便溏泻之症。对此类患者多以四君子汤、八珍汤为基础调理脾胃。参考"升提法"的精髓,应在补益气血的同时加以如柴胡、升麻、黄芪、葛根等升提之药,使脾胃清阳得升。同时配伍防风、荆芥、羌活、独活等"风药",利用风气走散之性,一可使芳香化湿,则湿去脾健。二可借芳香走散之性使水谷精微运化四末。如防风芍药汤、痛泻要方中的防风,均是此配伍原理。

**3. 清凉** 李氏云:"热淫所至,暴注下迫,苦寒诸剂,用涤燔蒸,犹当溽暑伊郁之时,而商飚飒然倏动,则炎熇如夫矣,所谓热者清是也。"关于清凉之法,即热者寒之,用寒凉之药治以热证,正如《内经》中"热淫于内,平以咸寒,佐以甘苦"所言。湿热之邪下迫肠道,《伤寒论》中葛根芩连汤即是体现此法治疗泄泻的先导。同时《伤寒论》提出"热结旁流"之证,因肠中燥屎阻结,邪热逼迫津液从旁而下,臭秽难闻,此证虽见下利清水,但亦是热证,治以承气类方剂。临床肿瘤患者病情复杂,或因疾病耗亏津液,或因瘤毒积聚日久化热,患者有大便干结之症,亦可有下利清水之症。故对于肿瘤患者运用清凉法治疗,白虎汤、承气汤、陷胸汤类方剂均可运用,但应审其病因,以明病位,针对热结部位用药。如热结阳明,燥屎未成,则以白虎清泻阳明之热;如见下利清水,秽臭难闻,同时身热汗出,口渴烦躁,当以承气汤急下存阴。同时肿瘤病史多迁延日久,清凉治法不可久用,恐伤阳气而加重病情,当"衰其大半而止"。现代治疗尤其是放疗,其不良反应主要表现为一派热毒之象,对于放化疗所产生的热毒,清凉的同时应加以滋润,如麦冬、沙参、玉竹、石斛等,清凉同时兼以恢复脾胃津液之生机。

**4. 疏利**　《临证指南医案·脾胃》中强调:"脾胃之病,虚实寒热,宜燥宜润,固当详辨,其于升降二字尤为重要。"故脾胃疾病,不论寒热阴阳,最终均以恢复升降之枢机为主。脾胃作为中焦气机枢纽,对于全身气机调畅有着重要作用。李氏疏利法原文指出:"久凝气滞,食积水停,皆令人泻,随证祛逐,勿使糟留,《经》云实者泻之,又云通因通用是也。"故疏利法不仅仅着眼于气机阻滞诸证,更要认识到真实假虚之证,针对痰食水湿留滞而导致局部功能失常的病机,通过疏利祛邪以恢复脏腑功能。同时这种"通因通用"治法的应用可见于诸多名方,如《伤寒论》中治疗肝气乘脾、阳郁致厥的四逆散;用于外邪郁闭,肺失治节的"自下利"证葛根芩连汤等。"故非出入,则无以生长壮老已,非升降,则无以生长化收藏",人体气机的升降出入推动了生长和发育,若升降运动失调,便会产生痰浊、瘀血等病理产物,长期的郁滞状态下化生癌毒,导致肿瘤发生。肿瘤作为有形实邪,进一步发展亦会加重阻碍水液代谢和气机升降。故治疗肿瘤在用大量抗癌扶正方药的同时,加入木香、香附、陈皮、青皮、三棱、莪术等开郁行气之品,不仅保证体内气机调畅和水液代谢正常,同时在扶正的同时达到补而不滞之效。脾胃居于中焦,脾主升清,胃主降浊,可以升降散恢复脾胃升降之能,以僵蚕、蝉蜕升脾胃之清阳,以姜黄、大黄降脾胃之浊阴。同时《素问·至真要大论篇》中强调:"通因通用。必伏其所主,而先其所因,其始则同,其终则异,可使破积,可使溃坚,可使气和,可使必已。"对于疏利法的通因通用亦应讲求辨别疾病位置,审明病因。脾胃枢纽作用的发挥,需要肝之疏泄、肺之宣肃、肾水之升、心火之降等多种脏器协同作用,故应着眼于脾胃,但不限于脾胃,或以柴胡疏肝,或以杏仁宣肺,或以桂枝通阳,或以芩连泻心,均为疏利之法的发挥。肿瘤患者多伴脾胃功能虚弱,疏利法所用多为行气破结之品,宜中病即止,避免通利太过而耗气伤阴。

**5. 甘缓**　李氏云:"泻利不已,急而下趋,愈趋愈下,泄何由止,甘能缓中,善禁急速,且稼穑作甘,甘为土味,所谓急者缓之是也。"甘缓法治疗病位在脾的病症,发《素问·脏气法时论》"脾欲缓,急食甘以缓之。肝苦急,急食甘以缓之"之旨。利用甘味药物能缓能和之特性,不仅起到缓急止痛的作用,同时起到补益和中之效。其理念广泛见于《伤寒论》中,不论是十枣汤中的大枣,小建中汤中的饴糖,还有运用广泛的甘草,均从不同角度体现了甘味药缓急和中之效,也体现了治疗疾病同时固护脾胃的思想。李氏运用甘味药物,借其能使脏腑气机运行减缓,弛缓胃肠气机的特殊效用,一方面益气健脾而恢复脾胃元气,另一方面治疗肝气横逆犯脾、脾失健运之证。肿瘤患者脾胃虚弱,多有"虚不受补"之象,故临床治疗此类虚损病症与李中梓甘缓治疗急症不同,肿瘤甘缓之法不宜采用辛温大热之品,而以甘淡之味补脾,宜缓缓建功,使"虚损"之"形坏"得以缓复。同时从甘味药物能补、能缓、能和出发,以补为主,则以人参补气生血,当归补血和血,白术健脾益气,山药平补肺肾等。以缓为主,则以甘草缓急止痛,如芍药甘草汤。以和为主,亦用甘草调和诸药之效,如半夏泻心汤调和芩连、干姜之效。甘缓之法对于肿瘤患者还可以缓解药力之急,延长药物的作用时间。如《绛雪园古方选注》中言:"调胃承气者,以甘草缓大黄、芒硝留中泄热,故调胃,非恶硝黄伤胃而用甘草也。"利用甘草缓和之性使药物缓缓流经中焦。但同时注意甘味药多有补益滋腻之效,应适当配伍行气活血之品,补而不滞,缓而不结。

**6. 酸收与固涩**　李氏对于酸收与固涩法的原文论述分别是:"泻下有日,则气散而不收,无能统摄,注泄何时而已? 酸之一味,能助收肃之权,《经》云散者收之。""注泄日久,幽门滑道,虽投温补,未克奏功,须行涩剂,则变化不愆,揆度合节,所谓滑者涩之是也。"酸收法和固涩法虽分别论述,但其治疗方法均从收敛固涩入手,运用酸味药和涩味药的收敛之性,治疗泄泻日久门户不闭之证。《伤寒论》第 338 条乌梅丸证治中除治"呕吐、蛔厥"外"又主久利",以及第 306 条"少阴病,下利……桃花汤主之",均体现酸收固涩之法。但不同于乌梅丸主要适用于久泻兼气阴两伤者,李氏不仅强调收其下注之势,更着重于收敛正气,复其统摄之权,故用酸味药酸收的同时配伍龙骨、牡蛎等涩味药物固涩正气。此类治法对于肿瘤患者脾胃调理具有重要借鉴意义,一是由于正气耗散伴随着肿瘤疾病的全过程,同时又因肿瘤的发生发展,正气亏虚而导致气不固摄,正气进一步亏耗。《内经》言"散者收之",即针对治疗恶性肿瘤正气耗散采用收敛固涩的方法。临床具体应用此法不同于其他内科疾病,在固护脾胃中焦之气的同时,由于肿瘤本身具有病位不同所耗脏器不同的特点,灵活搭配酸敛药物。如心气亏耗以酸枣仁养心,肺气亏耗以五味子敛肺,肝肾亏虚可以山茱萸补益肝肾。针对阳气亏虚者,酸收之法可敛正气以温阳,如山茱萸、覆盆子、益智仁等酸收阳气,温补肝肾。针对气阴亏耗者,酸收之法可酸甘化阴。如白芍、山楂等药味,柔肝益脾以养阴。同时,不能忽视肿瘤时时刻刻对于机体正气的耗损,运用龙骨、牡蛎、赤石脂、海螵蛸、芡实等涩味药在收敛正气的同时固护以存之正气。但如《素问·生气通天论》所云:"是故味过于酸,肝气以津,脾气乃绝。"应用酸味药物用量要适当,针对正气亏耗程度以及病变部位收敛固摄,同时不应过早运用或单独应用,以免导致闭门留寇,误伤脾胃。

**7. 燥脾与温肾** 李氏尤其注重脾肾,其根据《内经》提出的"肾为先天之本,脾为后天之本"学术观点在藏象理论中占有重要地位。其立足于"治病必求于本"的理念,以先后天根本论为理论基础。先天之本应北方肾水,水为天一之源;后天之本为本宫脾土,土为万物之母。这种脾肾同调的治法一直沿用至今。《内经》中对于水谷精微的运化具有形象的描绘:将"饮入于胃,游溢精气,上输于脾,脾气散精,上归于肺"的过程比作"地气上为云",而"通调水道,下输膀胱,水精四布,五经并行"则是"天气下为雨"。这种天人合一的思想正是体现了肾阳温煦脾土,而使太阴湿土得升,脾土运化正常,则水精代谢得当。故温肾与燥脾虽为二法,但无论从脾肾的功能相关还是水液代谢角度考虑,温肾与燥脾疗法应相辅相成而用。李氏燥脾法指出:"土德无惭,水邪不滥,故泻皆成于土湿,湿皆本于脾虚,仓廪得职,水谷善分,虚而不培,湿淫转甚。《经》云虚者补之是也。"太阴湿土喜燥恶湿,脾土水湿泛滥,水谷清浊不分,故而下利,以健脾祛湿为治本之法。《伤寒论》中提道:"自利不渴者,属太阴……当温之,宜服四逆辈。"亦是从脾脏喜燥恶湿出发,运用温性药物补脾祛湿。温肾法指出:"肾主二便,封藏之本,况虽属水胜,真阳寓焉,少火生气,火为土母,此火一衰,何以运行三焦,熟腐五谷乎? 故积虚者必挟寒,脾虚者必补母。《经》云寒者温之是也。"温肾法重在利用肾阳温煦气化的作用,《素问·阴阳应象大论》曰:"壮火之气衰,少火之气壮,壮火食气……少火生气。"可见不论是水谷的腐熟还是三焦气化功能的运转,均依赖少阴君火的温煦。故李氏强调脾肾"澄其源而流自清,灌其根而枝乃茂"的作用,对于肿瘤患者扶正培本具有重要意义。《理虚元鉴》云:"脾为百骸之母,肾为性命之根。"肿瘤患者在寻求中医治疗时，多已经过西医手术、放化疗等多种以祛邪为主的治疗，元气亏损，脾胃虚弱尤为明显。同时脾胃亏虚日久，气血化生乏源，"五脏之伤，穷必归肾"，日久累及先天。肿瘤治疗中燥脾温肾应贯穿全程，用药不可一味地投以祛邪之品。如若脾胃损伤，则水谷精微不循常道，水津代谢通路受阻，痰湿、瘀血等新的病理产物产生，进一步加重积聚进展。故临床以白术、苍术、黄芪、茯苓等药物健脾燥湿，以肉苁蓉、山药、干姜、肉桂补肾温阳的同时，配伍行气活血、利水渗湿之药，不仅可使脾肾温补不滞，亦可使水湿病理产物得以排出。此处亦应注意贯彻"少火生气"的理念，运用温肾法不应采用性峻刚猛之附子等药，恐其"壮火食气"，而应以肉桂、干姜微微缓补命门之火。

# 三、"九法"治"三期"

以上九法并不是孤立运用，正如温肾燥脾和酸收固涩相辅相成，九法应灵活变通搭配运用。对于肿瘤这种病因病机复杂的疾病，其病变可能涉及气血阴阳多方面，并不是一方一法可治之症。正如《伤寒论》中经典方剂麻黄升麻汤，对于寒热错杂、虚实相兼的疾病，其治法涵盖了解表、温阳、清热、益阴等多方面。不仅治法需全面，同时配合西医疗法如放疗、化疗等疗法，多以中西医结合分阶段治疗为主。中医药疗法分阶段治疗广泛应用于中西医结合治疗当中，有诸多研究表明分阶段论治肿瘤具有良好的疗效，不仅可以保证肿瘤患者个体化治疗，同时对于发挥中医药辨证论治的优势具有重要意义。林洪生教授立足于"正气存内，邪不可干"的角度提出肿瘤患者疾病形成的基础为脏器虚弱，提出固本培元贯穿各阶段治疗的始终。而脾胃为后天之本，气血生化之源，对后天正气的培育具有重要意义，调理脾胃的治法亦应涵盖于疾病的始终，以九法中各治标治本之法灵活应用于肿瘤治疗的 3 阶段。

**1. 西医治疗前** 西医治疗前，肿瘤患者多处于疾病初期，多积聚痰瘀居于体内，以实证居多，大多数医家采用攻毒祛邪为主。但考虑到由于肿瘤属于慢性消耗性疾病，对于机体水谷精微具有时时耗损的特点，在脾胃治疗方面首先应以健脾益胃为主，使脾胃之气可以正常运化水谷，同时固护正气，扶正补虚，使机体可以顺利接受后续西医治疗，尽可能降低西医治疗下的正气亏耗。此阶段应以九法中淡渗、升提、甘缓、燥脾温肾为主，素体脾虚湿盛者，以参苓白术散等运脾化湿等方剂加减，脾肾阳虚者以金匮肾气丸、附子理中丸等加减，同时加入甘味药物能补、能缓、能和之性，给予脾胃足够的运化时机，运用升提药物使"脾气散精"功能正常，诸法相合，共奏培育脾土之效，为后续治疗打下坚实基础。

**2. 西医治疗中**　西医治疗中，由于西医疗法多以直接消灭癌细胞为主，西药多具极阴极阳之性，以攻毒杀积为主。对于此阶段治疗，以往医家多从中医药配合放化疗减毒增效方面论述，如郁仁存教授以中医辨证论治与放化疗相结合，着重缓解胃肠道不良反应及耗气伤阴的影响。而九法对于此阶段格外注重脾胃之气的耗损和全身气机的通畅，多以九法中清凉、疏利、甘缓为主。疏利法以木香、陈皮、香附、枳实等药物疏肝理气，并以升降散或者柴胡疏肝散等调理脾胃气机枢纽，既可缓解药物所导致的恶心呕吐等不良反应，又可使药物通行顺畅，不碍于气机阻滞。清凉法以石膏、知母缓解药物热毒，或以麦冬、沙参、玉竹、石斛滋养脾胃津液。甘缓法以甘味药物缓解西药极阴极阳之性，同时甘味之人参、阿胶可补益中焦，补治疗当中脾胃之损耗。以上疗法，确保西医治疗中人体气机畅通，保证西药在体内的流通运转，同时使癌毒有路可出，邪毒不聚。

**3. 西医治疗后**　西医治疗后的患者，由于药物和正气与体内邪毒胶结互争日久，多以气血亏虚、脾肾衰惫为主。此时不可妄用攻伐之药，以恐更伤正气使正气难复。中焦脾土作为后天之本，对于水谷精微运化和恢复脾肾先后天之气尤为重要，故此时调理脾胃多采用九法中温肾燥脾、酸收固涩之法。燥脾实为健脾，湿祛则脾健，脾健则气血生化有源，多用党参、薏苡仁、焦三仙、茯苓、当归、黄芪等健脾化湿、补气生血之药。同时脾胃的腐熟运化功能有赖命门之火的温煦。正如许叔微《普济本事方·二神丸》中言："肾气怯弱，真元衰劣，自是不能消化饮食，譬如鼎釜之中，置诸米谷，下无火力，虽终日米不熟，其何能化？"故加入附子、肉桂、丁香等药物温肾助阳，使肾阳得以蒸腾气化，与燥脾之法相辅相成，共复先后天之气。而酸收固涩法主要在于"固脱"，针对久经治疗后患者脾肾虚寒、邪少虚多之证，需与燥脾温肾法配合运用，一方面可以防止关门不利、水谷不固之证，另一方面可固涩已复之正气，治疗正气不固之证。常用药物有龙骨、牡蛎、赤石脂、禹余粮等。

# 四、小　结

治泻九法作为李中梓著名的学术思想,其调理脾胃的核心理念对于肿瘤患者分阶段治疗具有重要的借鉴意义。李中梓在《医宗必读·积聚》中提出对于积聚分初、中、末 3 期治疗的原则,"初者,病邪初起,正气尚强,邪气尚浅,则任受攻;中者,受病渐久,邪气较深,正气较弱,任受且攻且补;末者,病魔经久,邪气侵凌,正气消残,则任受补。"积聚治法应以患者正气之强弱而视,如林洪生教授指出防治肿瘤关键在于恰当处理肿瘤治疗中攻与补的关系,治泻九法运用亦是如此,何时补虚、何时顺气等,为调补脾胃之法门。运用九法应着眼于脾胃,不拘泥于脾胃。对于复杂的肿瘤病机,调理脾胃的同时亦应搭配解毒活血、化痰祛湿等疗法,灵活运用各治标治本治法,不仅从补正气出发,亦兼顾祛除阻碍正气恢复之邪实。使肿瘤治疗各阶段兼有良好的脾胃生化功能,可为进一步的中西医结合治疗打下坚实的基础。

(《辽宁中医药大学学报》,2021年第 23 卷第 9 期)

# 浅析《内经知要》之治病求本思想及其在妇科的临床应用

广东省中医院　　梁齐桁　简乐乐

《内经知要》执简驭繁,将《内经》按原文辑录,内容分成两卷。上卷有道生、阴阳、色诊、脉诊、藏象 5 篇,下卷有经络、治则和病能 3 篇,两卷共计 8 篇。该书作为《内经》的入门书籍,其内容简要,条理清晰,选录切要,讲解明白,且经注自成特点,适于初习者使用,故流传较广。其下卷治则篇引《阴阳应象大论》言:"阴阳者,天地之道也,万物之纲纪,变化之父母,生杀之本始,神明之府也,治病必求其本。"将治病求本作为诊治疾病的基本思想。今结合

临床证治探讨

笔者对《内经知要》治病求本思想的学习体会，同时结合妇科临床实践，略抒管窥之见。

## 一、阴病治阳，阳病治阴，谨察阴阳 所在而调之，以平为期

《阴阳应象大论》提出了"阳病治阴，阴病治阳"的原则，阐明了如何解决阴阳的偏盛偏衰，以达到平衡统一的目的。若阳盛是由阴虚而致的，《至真要大论》有言："诸寒之而热者取之阴。"是谓寒之不寒而无水也，此阴亏火旺者可用六味地黄丸、左归饮。正如王冰所说"壮水之主，以制阳光"，待阴液充足，则亢阳自平。在妇科门诊上绝经前后诸症的病人此种症状常见，根据此原则治病多可获效。如病阴盛是因阳衰所致的，《至真要大论》云"诸热之而寒者取之阳"，治宜温阳补气，即王冰谓"益火之源，以消阴翳"，则阴寒自平，方如附桂理中丸、右归丸、真武汤等。若阴衰是因阳热偏盛所致者，亦即阳盛则阴虚，阳胜则热，又速当除热，热除则阴气自充，方如白虎汤、承气汤类。而《至真要大论》言"善用针者，从阴引阳，从阳引阴，以右治左，以左治右……见微得过，用之不殆"，也属阳病治阴、阴病治阳的具体运用。要知阴与阳，又要善于调阴阳，于临床运用时，尚须注意到阳中有阴，阴中有阳，阴阳互根的一面，做到攻邪制亢之中而莫忘扶其衰，补虚扶正之际而莫忘制约其盛，亦即张景岳所倡导"阴中求阳，阳中求阴"的方法。临证中，因为妇女经、带、胎、产的原因，病情表现更加错综复杂，故尤需明辨其阴阳之本而治之。

## 二、逆者正治，从者反治为治病求本的具体运用

《素问·至真要大论》言："逆者正治，从者反治，从少从多，观其事也。"正治反治两种方法，就其原则来说，都是治病求本这一治疗原则的具体运用。其中反治法主要有"寒因寒用""热因热用""塞因塞用""通因通用"等。这几种治法于中医妇科临床也经常运用，下面结合临床中所遇到的病症阐述如下。

**1. 寒因寒用**　以寒治寒，即用寒性药物治疗具有假寒症状的病症，适用于阳盛于内，格阴于外的真热假寒证。门诊时急性盆腔炎病人此种症状常见。曾治一急性盆腔炎病人，低热，下腹疼痛难忍，拒按，痛甚畏寒肢冷，体倦神疲，口干，心烦，大便质烂，甚至黄水样，每日三四次，臭秽，舌质红、苔薄黄腻，脉弦数。其畏寒肢冷、体倦神疲、大便烂看似寒象，但透过现象看本质，其疼痛拒按、口干、心烦、大便臭秽、舌红苔黄腻、脉弦数乃实热之象，实质为阳热盛之象，阳盛于内，格阴于外，故见假寒之象，治疗上通过泄热通腑而获效。倘一见寒象，不辨其实质，不求其病之本，治疗上予温热之药，其后果将不堪设想。

**2. 热因热用**　以热治热，即用热性药物治疗具有假热症状的病症，适用于阴盛于内，格阳于外，反见热象的真寒假热证。妇科临床上此类病症并不少见，典型的就是围绝经期综合征。该类病人常烘热汗出，心烦易怒，且口干，但常不欲饮或欲饮温水，且常易体倦神疲，腰背冷痛，腰膝酸软，大便偏烂，夜尿频多，其舌质多淡、苔薄白，脉沉迟弱。此类患者多证属脾肾阳虚，而其烘热汗出、心烦易怒看似热象，但细查其腰背冷痛，大便溏，夜尿频多，体倦神疲，舌质淡、苔薄白，脉沉迟弱，乃脾肾阳虚之候，故当温肾补脾，治病求本，不应为假象所迷惑，是为热因热用。同时临床上月经病病人该类病证亦时有出现，临证时亦需慎之又慎。

**3. 塞因塞用**　以补开塞，即用补益药治疗具有闭塞不通症状的病证，适用于因虚而闭阻的真虚假实证。此类病证于妇科临床亦时常可见，典型的为月经后期、月经量少的病人。此类病人多月经初潮较晚，且月经后期，时 2～6 个月一行不等，经量偏少，且经色淡质稀。此类病人或体型偏胖兼神疲乏力，纳差腹胀，大便干结难解，或形体消瘦，乳房瘦小，辅助检查腹部超声多提示子宫偏小，或查体子宫偏小。治疗上医生一般屡用理气活血、通经通便之品，多获效甚微。笔者多结合其舌质偏淡、苔薄白，脉沉弱，而辨其为脾肾阳虚，冲任不调，脾虚气滞，温运无力，治以温肾健脾、调理冲任、益气通便为主，选药多用健脾补肾，调理冲任气血，稍佐活血之品，屡能获效。以补开塞，才能达到治病求本的目的。

**4. 通因通用**　以通治通，即用通利的药物治疗具有实性通泄的病证，适用于食积腹痛，泻下不畅，热结旁流，瘀血所致的崩漏，膀胱湿热所致的尿频、尿急、尿痛等病症。治疗可分别采用消导泻下、活血祛瘀通经及清利膀胱湿热等方法，都属通因通用范畴。临床上曾治一育龄期女性，以阴道少量出血20日就诊，患者自述阴道出血量不多，色暗，夹有血块，屡服止血药无效。察患者形体壮实，语音洪亮，舌质紫暗，脉象沉涩，舌下静脉怒张，辅助检查提示血红蛋白正常范围内，超声提示内膜 10 mm，妊娠试验阴性。辨证为血瘀型崩漏，治以理气活血，调理冲任。选方桃红四物汤加味，服药后阴道出血量先增多如月经量，2 日后逐渐减少，4 日后血止，继以益气活血之品调理善后获效。此例患者为血瘀型崩漏，治疗上必须"塞流"与"澄源"并举，通因通用，活血化瘀，调理冲任。瘀血不去，新血不得归经，故不能一见出血即给以固涩止血，贻误病机。

## 三、治病必求于本于临床中有重要意义

治病求本就是寻找出疾病的根本原因，并针对根本原因进行治疗，这是辨证论治的精髓所在。《内经知要》对《素问·阴阳应象大论》"治病必求于本"做了详细阐述。由于疾病的证候表现多种多样，病理变化极为复杂，病变过程有轻重缓急，不同的时间、地点与个体对疾病的变化也会产生不同的影响。因此，必须善于从复杂多变的疾病现象中，抓住疾病的本质，治病求本。在疾病的初期，寒热虚实往往一目了然，然而有些疾病往往迁延不愈，随着疾病的进展，临床症状错综复杂，出现真寒假热、真热假寒、真实假虚、真虚假实等疾病的现象与本质不相符的情况，作为临床医师，必须摒弃其假象，抓住疾病的本质，这样才能真正达到治病求本、治病救人的目的。结合《内经知要》的学术特点，临证一定要认真细致，本着"治病求本"的原则，不要被疾病的假象所迷惑。因妇人之病，有经、带、胎、产的特殊原因，病情表现更加错综复杂，故临证需更加思之慎之，从"治病求本"入手，最大限度地避免漏诊、误诊，以期最大限度地减少病人的痛苦和经济负担。

# 李中梓淡渗治泻法的理论<br>依据和运用要点

成都中医药大学　　陈丽平　宋　兴

　　泄泻是由多种因素引起的以脏腑功能紊乱为主的临床常见病症,单从现象上看,其病变部位是以胃肠为中心,但由于导致这一病症发生的原因甚多,外感六淫、内伤七情、饮食劳倦均在其中,各种因素所致的脏腑功能紊乱,元气亏损,器质破坏,均可导致本症的发生。造成的病理影响也十分复杂,或升降失调,或清浊不分,或运化不行,或疏泄失职,或温煦不力,或下元不固,其标象虽在胃肠,病本却是五脏兼及。正是因为病因不同,涉及脏腑有别,损伤程度各异,因而也就决定了本症在性质上有寒有热,有虚有实,甚至寒热虚实错杂互见,给辨证治疗都带来了较大困难。历代医家对此症论述甚多,其中最具系统性的当推明代医家李中梓。他在总结泄泻理法时,既提纲挈领地强调了湿为主因,脾为主脏,又简要阐明了其他原因、其他脏腑对泄泻的复杂影响,使人知其要而通其变。其所归纳提炼出的治泻九法,是对中医治泻经验的高度概括和全面总结,至今仍有很高的临床实用价值。

　　在治泻九法中,李中梓将"淡渗"法列在第一。本法是用味甘淡、性平或微凉、具有利尿作用的药物以渗利水湿的方法,主要用于治疗水湿壅盛所致的水肿、泄泻、小便不利类病症。

## 一、发展源流

　　"淡渗"一法的提出,最早见于《素问·至真要大论》,谓:"湿淫所胜,平以苦热,佐以酸辛,以苦燥之,以淡泄之。"还指明"湿淫所胜"的多发病症是"湿客下焦,发而濡泄"。《素问·气交变大论》进一步深刻指出,"濡泄"是由于"岁水不及,湿乃大行……暑雨数至"才导致的"民病腹满身重,濡泄",即在外界气候环境的影响下,由于多雨潮湿,致机体水湿代谢障碍,所产生的一种以水邪壅盛为特点的腹泻病症。毫无疑问,"淡渗"一法,正是为这类泄泻的治疗而建立的。《伤寒论》第164条:"利在下焦,赤石脂禹余粮丸主之,复不止者，当利其小便。"《内经》所建立的治疗下焦水湿泄泻基本原则的实际运用，第一次通过汉代最有影响的著作得到了生动体现。在仲景书中，具体体现淡渗——亦即利水之法的方剂有三：一是五苓散；二是真武汤；三是猪苓汤。不过，五苓散温通与淡渗相结合，是化气行水；真武汤是温阳与淡渗相结合，是温阳利水；猪苓汤是滋阴养血与淡渗相结合，是育阴利水，均非淡渗法的孤立运用。在仲景书中，我们虽然看不到淡渗法的单一运用，但淡渗药物的集合或大剂量运用所体现出的淡渗的重要地位还是十分突出的。金元时期，刘河间明确指出："湿胜则濡泻，小便不利者，与五苓、益元分导之。"已经将该类泄泻的病因、病状、治则和具体方药统一了起来，使后世对淡渗法的运用有了更为直观的认识。明代张景岳对分利法论述最为精详。他说："凡泄泻之病，多由水谷不分，利水为上策。"所谓"利水"，即是"淡渗"。然而，导致泄泻的原因非止一端，其病机亦甚为复杂，临证之时不可不详察细辨，所以他又从临床实际出发，将分利法细析为解表利湿、清热利湿、行气利水和温阳利水等不同治法，并制定了相应的方剂。还一分为二地指出有可利者，有不可利者，"然小水不利，其因非一，而有可利者，有不可利者，宜详辨之。如湿胜作泻而小水不利者，以一时水土相乱，并归大肠而然也。有热胜作泻而小水不利者，以火乘阴分，水道闭涩而然也。有寒泻而小水不利者，以小肠之火受伤，气化无权而然也。有脾虚作泻而小水不利者，以真阴亏损，元精枯涸而然也。"从正反两方面论述二者的关系，提示医者辨证时须充分考虑病因、病程及病家体质等因素，"然惟暴注新病者可利，形气强壮者可利，酒湿过度、口腹不慎者可利，实热闭涩者可利，小腹胀满、水道痛急者可利。又若病久者不可利，阴不足者不可利，脉证多寒者不可利，形虚气弱者不可利，口干非渴而不喜冷饮者不可利"。具有现实意义。可以说，淡渗法到了这个时期，具体运用已经发展得相当成熟了。

## 二、理论依据

淡渗法是治泻九法中最为平易的一法，作用原理主要是利小便以实大便。何以李氏要将淡渗法列为九法中第一法呢？该法在泄泻治疗中究竟占有何种重要地位呢？

如前所论，从《内经》《难经》以及历代文献对泄泻的论述可以清晰地看到，泄泻一经形成，虽有挟寒、挟热、挟积、挟瘀之种种不同，但最具共性的病理特点却是湿邪壅盛，滞气伤阳。这就为临床治疗提出了一个带共性的要求——除湿止泻。这一治疗水湿壅盛证的基本原则早在《素问·至真要大论》就明确提出来了，其谓："湿淫于内，治以苦热，佐以酸淡，以苦燥之，以淡渗之。""湿淫于内"的临床病证多种多样，病情十分复杂，因而治疗也就有了"苦热""苦燥""酸淡""淡渗"之不同，李中梓治泻九法中的淡渗一法正是由此发展而来。在治泻九法中，唯淡渗一法最为平易而又疗效肯定，淡渗即能利湿，利湿即能分清别浊，清浊分别，水湿浊阴之邪从小便而去，大便自实，泄泻自止。因为此法是由味淡或甘淡，又具有渗湿利水作用的药物来具体体现的，此类药物性味最是平和，既可独立实施，又可与其他各法配合运用，因而决定了此法具有最广阔的运用空间。当然，淡渗法的运用也有其一定的适应证和运用时机。具体而言，淡渗法的运用主要适宜于不挟热邪、疫毒、积滞的单纯湿盛型泄泻病症，而且应是运用在病起未久，津液尚未严重丢失的阶段。以外感湿邪，内伤生冷，导致水湿停留，阻碍气机，脾失健运，不能渗化，进而小肠不能泌别水分下出膀胱，水谷随浊阴并走于下而成的泄泻初期最为适宜。这时机体尚处于邪盛正未虚的状态，根据"急则治其标"的原则，采用淡渗利湿法最为有效。湿在下焦，当因势利导，通利小便，使水湿之邪从小便而出，水邪去则三焦气机宣畅，升降自行，脾运自健，泄泻自止。或虽久泻不已，但泻不甚剧，气津已伤，但所伤未甚，又湿邪未去，淡渗药物不但性味平和且大多兼有补益脾胃作用，所以这时使用淡渗法仍不失为最佳选择。

淡渗法治疗泄泻比较常用，但临证运用有获效者，有乏效者。同样是湿邪致病，但应根据湿邪所在部位采取不同的治法。在表者，宜外散肌表之湿；在里者，宜健脾祛湿；在上焦者，宜芳香化湿；在中焦者，宜苦温燥湿，又非淡渗所宜。更有湿滞下焦而又兼挟其他邪气者，运用淡渗法时，又当根据兼挟邪气之不同，随证化裁，亦非专一淡渗所宜。

## 三、适应证

本法主要适用于水湿壅盛，困脾伤中所致的水湿泄泻。临床所见，以单纯湿盛型和湿重于热型两种证型最多。由于此法所用药物性质平和，无典型的寒热攻补偏性，所以临床上也常常与其他治泻方法相兼而用，相辅而行，广泛配合运用于其他证型而兼水湿潴留者。

**1. 单纯湿盛型** 这类泄泻多因外感湿邪或内伤水饮而成，既非寒湿，又非湿热。所以其临床表现特点既没有湿热泄泻那种泻下灼肛、心烦口渴的热象，又无寒湿泄泻那样的发热恶寒、舌苔白滑之典型寒象，而是胸腹痞满而不痛，大便多水，小便短少，舌质淡红，苔薄白水滑，脉细滑。治当淡渗利水，方选四苓散加减。需要说明的是，急性发作者，即使表证不明显，亦当考虑可能兼有不同程度的外感风寒邪气，可酌加苏叶、荆芥、防风、薄荷等药物。一者解表，一者开发上焦，通调水道，湿化则气机调畅，肠道传化功能正常，有助于泄泻的迅速痊愈。

**2. 湿盛微寒型** 此类泄泻多由外感寒湿，侵入脾胃或内伤饮冷，寒邪损伤脾胃阳气，水湿不化渗于大肠而成。其临床表现特点为：面白少华或晦暗，胃脘胀闷，甚或恶心呕吐，口腻不渴，饮食减少，身重而困，泄泻如注，肠鸣辘辘，小便少。舌淡苔白厚腻或水滑，脉沉细缓。治当利湿醒脾，温阳化气。以五苓散加减为主。如用胃苓汤，则是燥脾淡渗同用，标本兼治，效果更佳。

**3. 湿重于热型** 此类泄泻多因夏秋季节，气候炎热，湿土司令，由外感暑邪，内蕴湿热，伤及脾胃，脾失升清，胃失和降，清浊不分，下注大肠所导致。其临床表现特点为：身热不扬，胸闷厌食，恶心欲吐，大便溏薄兼不畅，小便不利，舌质微红，苔薄黄腻或黄白相兼，脉濡数。治宜开泄气机，利湿清热，方选三仁汤。也可以本方与四苓散或甘露消毒丹等化裁运用，以加强健脾利湿与清热利湿之效。需要注意的是，夏秋季节，贪凉饮冷，伤及脾阳，导致暴泻，既气液大伤，且多有郁热在内，极易产生伤阴伤阳之变证。出现伤阴变证时，应慎用燥湿利水之品，而当先救其阴津，常用清热敛阴之连梅汤加减，待津液恢复之后，视湿邪之有无多少，而定淡渗法之是否继续使用，若水湿潴留仍较甚，也可续用利水祛邪之剂，或在利水药中佐乌梅、石斛、诃子、白芍之类，淡渗与酸收并施，以祛邪与护液两兼，相反相成，共奏既逐邪安正，又燮理阴阳之妙。此外，亦可在西医之应用液体疗法的同时，酌用淡渗利湿之品，如车前子、茯苓、六一散等，使利湿而不伤津，补液而不助湿。

# 四、运用要点

淡渗一法，既有肯定的健脾益气作用，又有显著的利水渗湿功效，而且所用都是甘淡平易的药物,相对较为平淡温和,因而在临床上常常与其他治法相配合,广泛运用于多种泄泻,但这并不是说淡渗的运用就无规矩可循,无章法可依,无要点可言。用中医治疗学的眼光看,任何药物都具有偏性,不循章法,不守规矩,妄用误投,都是会产生不良影响的。所以,明规矩而识分寸,知要点而守章法仍然是十分必要的。

**1. 明宜忌——淡渗不可妄投,违者气液两伤** 泄泻病症大多清浊不分,小便短少,淡渗法治泄泻正是通过分清别浊,利小便以实大便来实现治疗目标的。其适应证前面已经做了详细讨论,本法仅适用于水湿困脾或脾虚湿滞所致泄泻,而且应当是气液未曾大伤的初中期阶段,其运用的证候标准也有数端,小便不利虽是其中重要标准之一,但并不是唯一标准,不能一见小便不利就运用淡渗的方法。对此,明代张景岳做了详细的论述。他指出,对于泄泻的治疗,不可见小便不利而概用淡渗,因为导致小便不利的原因甚多。湿、热、寒、毒、虚引起的泄泻,皆可出现小水不利的证候,临证时需要细审病因,才能深刻把握疾病病机,同时结合病人体质考虑可否施以淡渗,运用淡渗时是否需要合并其他几法。他认为:"病久者不可利;阴不足者不可利;脉证多寒者不可利;形虚气弱者不可利;口干渴而不喜冷者不可利……倘不察其所病之本,则未有不愈利愈虚而速其危者矣。"病程较长,尽管湿邪未尽,但气阴耗伤的病机特点会逐渐上升为主要矛盾,故单利其小便会带来气随液耗的负面效应。久泻证属虚寒者,更忌淡渗太过。如喻嘉言《医门法律》说:"凡治湿病,当利小便,而阳虚者一概利之,转至杀人,医之罪也。"慢性久泻,不宜漫投分利,以防变生液枯气竭之危象。也就是说,适应证以水邪壅盛之实证、热证为主,虚证、寒证尤为禁忌。

**2. 知分寸——淡渗不可太过,过则津伤阳陷** 淡渗之剂用之得当,可获立竿见影之效。但运用太过,又可导致气液两伤,阴阳俱损。运用分利法时,既要考虑病情,还应考虑病人的体质和年龄。老年病人,降气多而升气少,淡渗会致降之又降,阳气愈弱。年老体弱而须用分利法时,只能辅佐其他治法同时运用,即或在正确辨证的情况下,亦不可过用。

淡渗利水,若不注重运脾化湿,不予以益气补虚,临证仅以一派淡渗利水药组方施治,则津液耗伤、气随液脱、阳气内陷,会出现口干多饮、倦卧神疲、脉细无力甚则脉微欲绝等症。切忌过量,以免耗伤津液正气。若仅从分利着手,或多用分利则于病无益,又恐因渗利太过而伤阴竭阳,故又当佐以升阳之药,如葛根、升麻、桔梗、防风之类。

**3. 善兼施——淡渗健脾,相辅相成** 随着学术的不断发展,对泄泻的病理认识也日益深刻,就像清代儿科名家陈复正在《幼幼集成》中所阐明的:"泄泻之本,无不由于脾胃,盖胃为水谷之海,而脾主运化,使脾健胃和,则水谷腐化,而为气血,以行荣卫。若饮食失节,寒温不调,以致脾胃受伤,则水反为湿,谷反为滞,精华之气,不能输化,乃合污下降,而泄利作矣。"脾虚失运是造成湿浊壅盛的主因,反之,湿浊壅盛又必然影响脾胃的运化,脾虚与湿盛互为因果。在治疗上,健脾则运化自强,水湿自无蓄积停留之机,渗湿则阳和自布,脾气自无困顿疲惫之虑,两者相辅相成,更有利于运化功能的恢复,清浊的分别,泄泻的痊愈。若病人素体壮健,标证急而本虚不甚,治疗的第一步可着重祛邪,兼顾本虚,待标证缓解后,再视病情需要进行化裁取舍。若标证已解而正气未复,则第二步当扶正固本为主,兼治其标以善后。如慢性泄泻急性发作,水湿泛溢,"急则治其标",也可暂时先以淡渗祛其邪。但临床所见,泄泻的病因病机大多较为复杂,单纯渗利,往往疗效欠佳,仍当与燥湿健脾甚至益气健脾相配合,才能收到良好效果。若邪盛正衰,专治其标,不顾其本,不但达不到祛邪的目的,而且反致重伤正气,这是不足取的。

# 李中梓升提治泻法的理论
# 依据和适应病症

成都中医药大学　　陈丽平　李嘉陵

李中梓在治泻九法中,将"升提"法列在第二,他在论及该法时指出:"气属于阳,性本上升,胃气注迫,辄尔下陷,升柴羌葛之类,鼓舞胃气上腾,则注下自止。又如地上潴泽,风之即干,故风药多燥,且湿为土病,风为木药,木可

胜土,风亦胜湿,所谓下者举之是也。"他已经明确了此法运用的指导思想是
"下者举之",针对的病机是胃气下陷,清阳不升。运用的药物多是祛风升散
药物,目的有三:一者升举清阳;一者胜湿助运;一者散肝悦脾。但文中并未
详指病因,更未论及该类泄泻发生的所以然之理,由于各类邪气的致病特点
差异甚大,表现出来的证候多种多样,这就决定了在治疗上势必辨证求因,审
因论治,与其他治法相辅而行,才能最大限度地发挥该法的治疗优势。

## 一、理论依据

《素问·至真要大论》所谓:"高者抑之,下者举之,有余折之,不足补之。"
强调指出,病位或病机趋向于上的,其基本治疗原则是要及时加以有效抑制,
使之复归于下;病位或病机趋向于下的,要加以升提,使之复返于上。邪气有
余而病性属实的,要用有效措施损其有余而复归于平,正气不足而病性属虚
的,要补益正气,使之恢复其生理常态。虽然并不是具体的治疗方法,但其中
所包含的指导思想可以说是升提法的最早理论源头。泄泻是正气受损,邪气
下趋的病症,升之、补之都是紧扣病机病情的治疗措施。脾胃为仓廪之官,中
州升降之枢纽,一旦脾胃亏虚,或外邪内干脾胃,则气机升降不利,清阳无以
鼓舞,该升不升,应上反下,由此受纳失职,运化无权,以致摄入之水谷,化湿
成滞,湿浊内阻而生泄泻。日久湿浊困滞脾阳,清气愈不能升,湿滞更为猖
獗。湿浊与脾弱互为因果,于是久泻不愈。考虑到清阳升则浊阴降,倘得中
气斡旋,湿滞下走,则泄泻当止。可见,对久泻的治疗,升提法应是关键治疗
措施之一。

临床上升提法的运用主要体现在祛风升提药物的运用上,其作用机制大
致体现在如下3个方面。

一是升举清阳,益胃燥湿。脾喜燥恶湿,宜升则健。若脾为湿困,中阳不
运,则上焦之阳气陷入中焦阴分之中,非升散发越,难以开上焦之郁滞,上焦
郁滞不开,则中焦阳气难以伸张,已成的湿遏阳郁之势难解。开发上焦,实有
助中焦阳气的振奋和健运功能的恢复。风药多质轻,味辛性燥,能通过开发
上焦而助脾阳之伸张,脾阳伸张,湿浊自运,泄泻自止,自成相辅相成之妙。

二是风能胜湿,解表助运。风为百病之长,风邪内客脾胃,胃阳不振,脾

失健运,湿浊不化,升清降浊功能紊乱,水谷并走于大肠,则发泄泻。治疗当以祛风药如葛根、白芷、羌活、独活、防风、苏叶等,辛香发散以引风邪水湿自毛窍而出,苦温之性以燥化在里之湿,表疏里通,中州自运。虽不专以治泻,而泄泻自止。

三是风药散肝,芳香悦脾。风木之气内通于肝。肝木乘脾,脾气下陷,日久成泄。用祛风药如防风、白芷、葛根辛散泻肝木抑遏之气,肝气自然条达顺畅,疏泄自然复常而有度,脾胃得肝气疏泄之助,自然气机流通,运化强健,升降有序,谷气上升,清阳四布,清浊分流,泄泻自止。

需要特别指出的是,导致清气不升的重要原因,主要还是脏腑气衰,结合临床来看,大多是"中气不足"。中焦阳气充沛,运化有力,气血充盛,自然五脏六腑生理功能旺盛,代谢功能正常,升降有序。所以升提法里除了辛温发散药物外,还常常使用甘温补益之品。

## 二、适应病证

本法主要适用于脏腑元气不足,而致中气下陷,或邪气乘虚内陷,干扰脾胃运化功能的正常发挥,致运化不行,清浊不分引起的泄泻。也可配合运用于其他证型而又兼气虚气陷者。根据病因、证候的不同,约略可分为脾虚气陷型、脾虚湿困型、肝郁乘脾型、外邪干脾型 4 种类型。

**1. 脾虚气陷型** 此类泄泻的临床表现特点是:胀滞即泻,大便溏薄,日数登厕,可挟有不消化物或泡沫,小腹胀坠,动则加重,久泻肛门下坠或脱出,妇女可同时伴有"宫垂"。常伴有神疲乏力,气短懒言,汗出,甚至头晕心慌,舌淡苔薄,脉细弱无力,多见于慢性泄泻病人。常因劳倦内伤,病久脾虚,中气下陷;或泄泻日久,失治、误治,日久不愈所致。其核心病机是为中气不足,清阳下陷。治疗上当益气、健脾、升提等法综合运用,以壮其本元而升降之势自强,失调的脏腑功能自然能得以逐步恢复。李氏首选东垣补中益气汤。该方益气健脾与升提同用,能使中气健旺,气陷自举,阳气升举自能湿利浊分,不止泄而泄自止,不运脾而脾自运。

**2. 脾虚湿困型** 此类的临床表现特点是:肢体困重,甚至水肿,倦怠嗜卧,不喜劳动,动则气短。慢性腹泻,或轻或重,或作或止,反复不愈。腹部满闷,腹痛不著,或腹痛微鸣即泄。可伴有恶心呕吐,口黏不渴,或渴喜热饮。舌淡胖,苔腻,脉缓而弱。其病因初期主要是食用生食、冷饮等物,久则脾胃阳气受损,阳虚也成为重要因素之一。病机为湿邪困脾,脾阳不升。是病在脾而不在肾,宜用升阳除湿法以治之。李氏主张选方升阳除湿汤。

**3. 肝郁乘脾型** 因情志内扰,导致肝失条达时,则最易导致肝气横逆暴张,相克太过而扰乱脾胃的正常功能,形成木横侮土的病理变化,导致脾失健运,清阳不升,形成泄泻。此证常见腹痛即泄,或完谷不化,或因情志变化而加重,或经治不愈,脉见弦,舌淡苔薄白等。治当运用祛风升散药物配伍柔肝缓急之品,以条畅肝胆气机,疏解其郁结,平抑其亢逆,恢复其生理常态,自然体柔性和,疏泄有度,不仅不犯中土,而且助升降,促运化,辅助脾胃更好地发挥其运化吸收功能,泄泻自除。临床可予痛泻要方加柴胡、荆芥等祛风柔肝升提之品,既助肝气之调达,又启肺机,调水道之上源,一举两得,收效迅捷。

**4. 外邪干脾型** 更有病人体质素虚,外感风寒湿邪,出现恶寒发热无汗,全身酸痛,呕吐,泄泻者。是由于机体正气素虚,抵抗力较弱,不能抗邪外出,病邪由表陷里犯及脾胃,脾胃本虚,出现呕吐,腹泻。治疗此种泄泻,清代医家喻嘉言有了创造性发挥,即运用辛温发散药物同益气药物相配合,驱逐病邪由里出表,邪去正自安,胃肠功能恢复,泄泻自止,病情即可痊愈。喻嘉言把这样的措施形象地称之为逆流挽舟法,代表性处方是人参败毒散。此本方是喻嘉言用来治疗久痢的一种方法,如果病机相同,即气虚外邪入里而下陷泄泻,用之亦有良好的效果。方中柴胡、羌活、独活、薄荷一可祛风除湿,亦可升举阳气,枳壳、前胡、茯苓降浊,人参大补元气,散中寓补,扶助正气驱邪外出,共奏祛风除湿、益气解表之效。外邪得散,中气得升,泄泻自止。临床运用时应排除伤食病史,素体不足,突发洞泻清水,日数十行而不止,或伴有表证者,多可考虑使用。

## 三、病案举例

宋某,男,29岁。

初诊(2009年7月5日):主诉:腹泻1个月。自述近3年来经常腹泻,每因外感而发,月前复因运动后体热多汗,擦冷水澡后泻作,日夜近20行,泻下清稀泡沫,始则自服黄连素、呋喃唑酮、颠茄磺苄啶片不效,继则住院治疗，连续输液、服药、饮食调理 20 多日，仍日泻 6～8 次。

又诊：询知泻时虽有下迫感，但清水排出畅快，并无点滴难下之感，亦无黏液脓血。观其形疲、唇干、舌白。切得六脉沉细。

中医诊断为泄泻，辨证为正虚邪陷，寒湿困扰。治以升阳散邪，逆流挽舟。方药以人参败毒散化裁。

红参 10 g，羌活 10 g，独活 10 g，川芎 10 g，柴胡 15 g，前胡 15 g，枳壳 10 g，桔梗 10 g，茯苓 30 g，藿香 15 g，炒谷芽 30 g。

上方一服泻止，患者惊喜不已，遂连服 4 剂。二诊时以理中汤合玉屏风散温中固表，连服 10 余剂，嘱忌生冷。此后未再复发。

## 四、讨 论

泻发于感冒之后，是知表邪内陷所致。此即西医之病毒性感冒胃肠型。故治当用逆流挽舟法。之所以外感则腹泻，脾阳不足必是内在之体质因素，"邪之所凑，其气必虚"，不建中阳，只固其表卫，病情终难稳定。

需要注意的是，升提法所用多是甘温升散药物，具有明显的益气升提作用，因而在运用时也就有针对性，气虚气陷得之，可振陷救脱，实热误投，必生煽风点火之危害。故临床运用时，务必做到准确辨证，把握分寸，必要时应灵活化裁，与其他治法相辅而行。

（《成都中医药大学学报》，2011 年第 34 卷第 2 期）

# 李中梓甘缓治泻法的理论依据和适应病症

成都中医药大学 陈丽平 宋 兴

李中梓在治泻九法中，将"甘缓"法列在第五。他说："泻利不已，急而下趋,愈趋愈下,泄何由止?甘能缓中,善禁急速,且稼穑作甘,甘为土味,所谓'急者缓之'是也。"由此我们可以看出,该法所针对的泄泻病势特点是一个"急"字,运用目的在于缓急补中,指导原则是急者缓之,药物的选择重点考虑甘味。

## 一、理论依据

李氏对甘缓法治泻所以然之理的阐述,主要指出其所针对的泄泻,核心病机在于胃肠气机急迫下趋,治疗要义是厚土安中缓急,最重要的是强调了缓急法是建立在益气培中基础之上的。这其实是在告诉我们,胃肠气机急迫下趋不是因,而是果,而这一病机转化的形成,实由脾虚所致。有如《景岳全书·杂证谟·泄泻·论证》所论:"脾弱者,因虚所以易泻,因泻所以愈虚。"甘药治疗此证的所以然之理正是由于这类药物能够益气健脾、厚土息风以安中。李氏言简而意深,辞朴而理透,为甘缓一法成为泄泻治疗中不可或缺的重要方法做了充分论述。甘味之品,能补,能缓,能和,既能补益、和中,又有缓急止痛作用。《灵枢·五味论》曰:"甘走肉,多食之,令人悗心……甘入于胃,其气弱小,不能上至于上焦,而与谷留于胃中者,令人柔润者也,胃柔则缓,缓则虫动,虫动则令人悗心。其气外通于肉,故甘走肉。"《内经》告诉我们,在秦汉以前,人们其实已经认识到甘味药食类物质具有能使脏腑气机运行趋势由紧张转为从容,由急迫转为缓慢的功能,尤其对于弛缓胃肠气机具有特殊效用,因而为后世研究此法奠定了理论基础。由此可见,以《灵枢》所论为本建立起来的甘缓一法,具有益气健脾而使脾胃元气充实稳定的作用,有助于和缓从容的良好运行机制的建立和巩固,是治疗胃肠气机急迫所致泄泻的优秀方法。此外,该法还具有稳定肝疏泄功能,缓解肝系急迫,治疗因肝气横逆犯脾,脾失健运而泄泻的良好作用。

肠道气机何以发生急速奔迫的病机变化?探究其病因,主要有三:一是脾胃气虚。脾胃气虚则运化不力,中气失守,胃肠气机运行的生理机制处于极不稳定的脆弱状态,稍有其他因素的影响,如饮食、情志、寒温等,则易于发生固守无权的病理变化,而成为泄泻之本。二是火。热则行,寒则凝,火为热之极,其性最为暴烈迅捷,当其成为病理因素而干及脏腑时,所引起的病理变化最突出的特点就是生理功能的亢进，运动节奏的加快，影响及胃肠，则水谷未及充分运化吸收而出，成为泄泻之因。三是风：风性善行而数变，肝胆为其内应，如因情志酒食所伤，致肝阳偏亢，肝气横逆克伐脾土，则必因疏泄过极而影响及胃肠，致其转输传化加速，食饮奔流下趋而出，成为气机运动过极所致泄泻的又一重要成因。甘缓一法，既能通过柔肝以缓其刚烈燥急之性，又能益气以强脾胃之本，脾不受侮则健运自复，通降有度，泄泻自止。

甘缓一法所包括的具体方药有甘温、甘凉、甘淡、甘酸、甘平之种种不同。甘温能益气养血，强本缓急；甘凉能益气生津，清热缓急；甘淡能渗湿健脾，守中缓急；甘酸能平肝敛阴，抑阳缓急；甘平能安中固肾，培元缓急。由此可见，凡是与甘药运用相关的治疗方法，都有缓急作用，广义而言都应隶属于甘缓法之下。临床上可根据不同证型择宜选用。脾虚寒滞之泄泻，甘温益气散寒缓急可有助止泻；脾虚热迫之泄泻，甘凉益气清热缓急可有助止泻；脾虚湿盛之泄泻，甘淡益气渗湿缓急可有助止泻；脾虚肝乘之泄泻，甘酸益脾敛肝缓急可有助止泻；脾肾两虚之泄泻，甘平益脾固肾缓急可有助止泻。故此法在临床上可以广泛用于多种急性、慢性泄泻的治疗。当然病情有缓急，矛盾有主从，临床又当根据具体情况，在必要的时候与其他八法配合运用，才能收到更好的疗效。

## 二、适应病症

本法是指以甘味药物为主组方以治疗泄泻的方法。主要适用于因脾气或脾阳虚弱而又兼邪热相加，或肝气乘脾，令胃肠气机急速奔迫下趋所致的泄泻，也可配合运用于其他证型而兼气机窘迫急极者。临床以脾胃虚弱型、脾胃虚热型、肝气乘脾型三种类型最为多见。

**1. 脾胃虚弱型** 此类泄泻就病机特点而言，其中心环节在于脾气虚弱，运化无力，甚者可有脾阳不足，温煦失常，脾运不健。脾胃气虚，失于健运，则水液不能正常地吸收转输，水湿不化，下注肠中则出现大便溏薄。病人多见大便次数增多，时溏时泻，或进食油腻则大便次数增多，完谷不化，脘腹胀满，食欲不佳，神疲倦怠，面色萎黄少华，舌淡，苔薄白腻，脉沉缓。治疗此类患者，决非分利所能奏效。只因分利为降泄之法，分利愈甚，不但损其真阴，中焦阳气亦因之不固,故脾虚中气失守者,非采用甘缓而偏于甘淡之法为主不可。李氏主张运用四君子汤、六君子汤、异功散类加减,结合临床来看,还可选择参苓白术散,既可益气健脾,又能渗利水湿,还能芳香醒脾,共同促进中州运化,达到守中缓急,除湿止泻的目的。

**2. 脾胃虚热型** 泄泻日久,致脾阴受损,或素禀阴虚,阴不制阳而成虚热郁滞,干及胃肠转输传化气机,奔迫于下而成泄者,或邪热伤中而清利未尽,脾胃正气已伤又余邪未尽,扰乱胃肠功能,急迫下趋而成泄泻者,均属脾胃虚热型。此种证型的临床表现特点是:大便次数增多,质薄量少,无腥臭味,小便短少,伴口燥而渴,频频索饮水,愈饮愈泻,愈泻愈渴,脘腹不甚胀痛,手足心热,纳谷欠佳,精神倦怠,舌红苔薄黄少津,亦可见到舌苔花剥或少苔,脉细数无力。此时不宜妄投清热燥湿之品,只宜甘寒清热生津,兼顾护养脾阴。李氏在文中没有给我们提及具体的治疗方药,清代喻嘉言的阿胶地黄门冬汤可资借鉴。对于阴虚夹湿的泄泻患者,常常伴见泻后不爽,可借鉴张锡纯运用甘缓药物的心法,以山药配薏苡仁、扁豆、太子参、莲米、茯苓等药物进行治疗。张氏在《医学衷中参西录·医方·治阴虚劳热方》中盛赞山药"能滋阴又能利湿,能滑润又能收涩,是以能补肺肾兼补脾胃",可见山药是具有补肺、益脾、固肾又兼利湿等多项作用的缓急止泻良药,其性质平和,不似黄芪之温,白术之燥,气急泄泻而又兼气阴两伤者,均可考虑重用本品。

**3. 木横侮土型** 如前所论,本证系由情志酒食所伤,致肝阳偏亢,肝气横逆克伐脾土,疏泄过度,进而导致胃肠气机运行加快,转输传化急速所形成。其临床表现特点为脘腹胀满,肠鸣攻痛,腹痛即泻,泻后痛缓,矢气频频,舌苔薄白,脉细弦。治当柔肝健脾,缓急止泄。清代何梦瑶在《医碥·杂症·泄泻》中主张运用止泻汤[车前子以青盐(水炒七次)二两、白茯苓(炒)二两、山药(炒)二两、炙甘草六钱]加柴胡、青皮、白芍,结合现实临床来看,痛泻要方较之更为常用。若见舌上少苔,便前则见腹痛者,白芍宜重用。白芍与白术相配,于土中泻木,肝柔脾不受侮则胃肠气机急迫自解,腹痛自除,泄泻自愈。

## 三、病案举例

何某,女,19岁。2006年1月27日以腹泻反复发作8年就诊。病史:历来胃口不好,饮食不多,易患腹泻。半年前复发腹泻,日 2～3 行,所泻不多,脘腹痞闷,无里急后重,亦无黏液脓血,睡眠欠佳。问诊:询知心下时有热感,手心亦热。望诊:形疲,面色萎黄,舌红,舌面覆盖少许斑驳微黄腻苔。切诊:六脉弦细而数。诊断:泄泻。辨证:阴虚湿滞。治法:益胃渗湿。方药:参苓白术散化裁。沙参 20 g,薏苡仁 20 g,怀山药 20 g,薏苡仁 20 g,芡实 20 g,扁豆 20 g,砂仁 10 g,茯苓 20 g,石斛 20 g,生谷芽 30 g。上方服 3 剂,泻止,苔薄白,手心热退。嘱其原方再服 10 剂,生活上忌食燥辣辛烈及生冷。

【按】① 阴亏腹泻较为少见,其机制在于阴虚内热、热则行速,故治当益阴和中缓急。② 此类泄泻以舌上少苔,服温燥、渗利无效为辨证要点。

(《四川中医》,2012 年第 30 卷第 6 期)

疾病诊治应用

李氏著作宏富,其中记载了大量的诊治医案,如《医宗必读》中医论与医案并行,切于实际。而《里中医案》一书,专事临证实录,虽为门人所辑,亦足以反映李中梓在疾病诊治和临床用药等方面的特点。

纵观李中梓诊治医案,其显著特点在于三因制宜、辨证施治,绝非拘于温补脾肾一法。如李氏治喘有13法,分别为散寒平喘、清热平喘、清暑平喘、利湿平喘、泻火平喘、消痈定喘、利水平喘、解郁平喘、涤饮平喘、祛痰平喘、益气平喘、滋阴平喘、温阳定喘;又有治癃闭有7法,清金润肺、燥脾健胃、滋肾涤热、淡渗分利、疏理气机、苦寒清热、温补脾肾;再有类中风辨治有8法,清心泻火治火中、益气填精治虚中、除湿健脾治湿中、温里散寒治寒中、清暑开窍治暑中、理气降逆治气中、消食化滞治食中、调气开窍治恶中,等等,无不体现了李中梓审证求因、辨证施治的诊治疾病的原则。

以下试举李中梓治痰证一例做简要阐述:

李中梓在《医宗必读》将痰证以五脏为纲进行分类:"痰有五……在脾经者,名曰湿痰;在肺经者,名曰燥痰;在肝经者,名曰风痰;在心经者,名曰热痰;在肾经者,名曰寒痰。"具体证治时:① 在脾为湿痰,治宜燥湿祛痰:大抵属脾胃不和者,用二陈汤;属湿痰咳嗽者,用白术丸;偏虚者,用六君子汤;系酒伤所致者,加白豆蔻、干葛;挟食者,用保和丸;挟暑者,用消暑丸;挟惊者,用妙应丸加朱砂、全蝎。② 在肺为燥痰,治宜润燥利气:属气壅之痰,方予利金汤;属肺燥之痰,方用润肺饮。③ 在肝为风痰,治宜祛风化痰:肝气不得疏泄成痰者,用水煮金花丸或防风丸;膈上风痰甚,用川芎丸。④ 在心为热痰,治宜清热化痰:方予小黄丸或天麻汤。⑤ 在肾为寒痰,治宜温阳化痰:方用姜桂丸。偏肾阳亏虚,同服八味地黄丸;若系脾肾虚寒,兼痰多食少者,又宜用胡椒理中丸。

# 疾 病 诊 治

## 李中梓《医宗必读》淋证辨治探析

浙江省平湖市中医院　　周富明

近读明代医家李中梓《医宗必读·淋证》篇,心有所悟,李氏对淋证审因辨治论述精辟,其将淋证分为石淋、劳淋、气淋、血淋、膏淋、冷淋等,详述证因,以脉鉴证,治法中肯,方药简洁,颇多启迪,兹不揣谫陋,略述于次,以飨同好!

### 一、石淋为病,积热所致

石淋是指尿中时夹砂石,小便滞涩不畅,或尿时窘迫难忍,痛引少腹,甚或腰如刀绞。所致原因,积热使然。李中梓认为,此"石淋者,有如砂石,膀胱蓄热而成",之所以成石,"正如汤瓶久在火中,底结白针也",没有积热,不会结石。因此,治疗重在"清其积热,涤去砂石,则水道自利",砂石自除。常用方剂有"神效琥珀散、如圣散、独圣散"等,应"随证选用",强调辨证择方。如为"水道淋痛,频下沙石"者,应选神效琥珀散,琥珀、桂心(去皮)、滑石(水飞)、大黄(微炒)、葵子、腻粉、木通、木香、磁石(煅,酒焠七次,研),以上"等分为细末,每服二钱",并用"灯心、葱白煎汤调服"。用灯心、葱白者,灯心,性微寒,味甘、淡,利水通淋,清心降火;葱白善"治小便不通及转脬危急者",作为引药,用之非常恰当,且"余常用,治数人得验"。如为单纯砂石淋,可选用如圣散,"马兰花、麦门冬(去心)、白茅根、车前子、甜葶苈(微炒)、檀香、连翘,各等分为末,每服四钱。水煎服"。亦可用独圣散,"黄蜀葵花、子俱用,炒,一两,为细末,每服一钱,食前米饮调服",因黄蜀葵辛,性凉而有碍胃之嫌,故以米汤调服。

## 二、劳淋之因，伤于脾肾

巢元方在《诸病源候论》中说："劳淋者，谓劳伤肾气而生热成淋也。"李中梓谓：劳淋者，"有脾劳肾劳之分，多思多虑，负重远行，应酬纷扰，劳于脾也……若强力入室或施泄无度，劳于肾也"。尝谓"因劳倦而成，多属脾虚"。清代《顾松园医镜》中指出，劳淋"宜辨其因心劳、脾劳、肾劳之不同"。除了脾、肾之劳，还有心劳，往往是由于房劳伤肾，思虑伤脾，暗耗心血，正气渐亏，乃是在前人基础上发展而来。肾虚则小便失其所主，脾虚则小便无以摄纳，心虚则水火不济，心肾失交，虚火移热于膀胱，小便不利，劳淋诸症迭见。在治疗方面，李氏认为"劳于脾"者，"宜补中益气汤与五苓散分进"，言分进，是指先用补中益气汤以补益中气，再服五苓散温阳化气，利湿行水，可谓扶正祛邪之法也。若为"专因思虑者"，宜"归脾汤"，此已包含心脾两伤之治也，盖归脾汤具益气补血，健脾养心之功。"若强力入室或施泄无度，劳于肾也，宜生地黄汤或黄芪汤"可也，但因"肾虚而寒者"，则应以"金匮肾气丸"治之。

## 三、血淋辨治，求证审因

血淋是以尿血而痛为特征的淋证，前人有血淋为热淋之甚者的说法，实际上，李中梓已将热淋包含在血淋之中了。其谓"有血瘀、血虚、血冷、血热之分"也，一语破的。热在哪里，与心热有关，其谓"血淋者，心主血，心遗热于小肠，抟于血脉，血入胞中，与溲俱下"。心与小肠为表里，心火炽盛，移于小肠，热迫膀胱，血热伤络，故血与溲俱下，血淋乃作。

《证治准绳》亦谓："心主血，气通小肠，热甚则抟于血脉，血得热则流行入胞中，与溲俱下。"血淋因于热外，还有瘀、冷、虚的原因于其中，并常以证候作出辨别。如"小腹硬满，茎中作痛欲死，血瘀也"；"血色黑黯，面色枯白，尺脉沉迟，下元虚冷也"，是肾阳不足，下焦虚冷所致；因下元虚冷，失于温运，脾运不健，血无生化之源，因而肾虚不固，脾虚失统，而致血淋。就其治法，李氏认为，若为"血瘀"者，"一味牛膝煎膏，酒服大效"，因"酒有行药破血之用"，配合用之，有加强牛膝散瘀血之功；若"虚人"者，"宜四物汤加桃仁、通草、红花、牛膝、丹皮"治之；如为"血虚者，六味丸加侧柏叶、车前子、白芍药，或八珍汤送益元散"治之；倘"血色鲜红，脉必数而有力"者，是"心与小肠实热"，以"柿叶、侧柏、黄连、黄柏、生地黄、牡丹皮、白芍药、木通、泽泻、茯苓"为宜；若为"下元虚冷"者，可用"金匮肾气丸，或用汉椒根四五钱，水煎冷服"可愈。

## 四、气淋证治，当辨虚实

气淋是以小便滞涩不畅，余沥难尽，脐腹不适为主症的病证。从临证实践来看，气淋或因肝失疏泄，气机不畅，郁滞于下焦，或有湿热蕴结，壅遏不能宣通，以致小便淋沥不畅；或因病久不愈，或过用疏利，耗气伤中，脾虚气陷，气不能摄纳而小便涩滞不利。《诸病源候论·淋病诸候》谓："气淋者，肾虚膀胱热，气胀所为也。"李中梓认为"气淋者，肺主气，气化不及州都，胞中气胀，少腹坚，溺有余沥也"，并"有虚实之分"。实证表现为小便涩痛，淋沥不宜，小腹胀满疼痛；虚证表现为尿时涩滞，小腹坠胀，尿有余沥，面白不华。因此，在治疗时，李中梓提出"如气滞不通，脐下反闷而痛者，沉香散、石苇散、瞿麦散"治之。李氏认为沉香散善"治气淋，脐下妨闷，小便大痛"。沉香散由"沉香、石苇(去毛)、滑石、当归、王不留行、瞿麦各半两，葵子、赤芍药、白术各七钱，甘草(炙)二钱半"组成，应"为末，每服二钱，大麦汤空心调服，以利为度"。大麦性平，凉，有"宽胸下气，消积"，治小便淋痛之功，用其煎汤调服，以加强调中、宽肠、通淋作用。而石韦散、瞿麦散，是为气淋挟有湿热壅滞下焦者而为之，此皆为实证而设。虚证者，大多为"气虚"，当以"八珍汤加杜仲、牛膝倍茯苓"治之为宜。

## 五、膏淋冷淋，虚实挟杂

膏淋是指小便混浊如泔水状，或有滑腻之物，诚如李中梓所言"膏淋者，滴下肥液，极类脂膏"，常有虚实之异。实证者，小便混浊不清，或呈乳糜色，沉淀后如絮状，尿时不畅，灼热不适，或混血液，乃湿热下注，膀胱气化不利，不能制约脂液下流而致，应以分清泌浊、清利湿热法，用"海金沙散，海金沙、滑石各一两，甘草二钱五分，研末，第服二钱，灯心汤调"为宜。若

"膏淋脐下妨闷"者，则以"大沉香散"治之，大沉香散由"沉香、陈皮、黄芪各七钱半，瞿麦三两，榆白皮、韭子（炒）、滑石各一两，黄芩、甘草（炙）各七钱，为末，每服二钱"，既扶其正，又清其邪，为使药物直达病所而又要保护胃气，故李氏强调"食前米饮调下"。若病久反复不愈者，为肾虚下元不固，"精溺俱出，精塞溺道，故欲出不快而痛"，则以"鹿角霜丸……菟丝子丸随证选用"。

冷淋是由于"寒客于下焦，水道不快，先见寒战，然后成淋"者，"更有过服金石，入房太甚，败精强闭，流入胞中，亦有湿痰，日久注渗成淋"者，李氏认为"多是肾虚"，所以用"肉苁蓉丸、泽泻散、金匮肾气丸"治之可愈。

总之，李氏认为，淋虽为"湿与热两端而已"，但"若饮食不节，喜怒不时，虚实不调，脏腑不和，致肾虚而膀胱热，肾虚则便数，膀胱则水下涩。数而且涩，则淋沥不宜，小腹弦急痛，引于脐分"，皆可致淋。所以，临证之际，综合考虑，"致淋之故，殆有多端"，尚"须以脉证详辨之"，"若不求其本末，未有获痊者"也。

（《中医文献杂志》，2016 年第 3 期）

# 李中梓治疗老年病经验琐谈

武汉市汉阳区第一门诊部中医科　　张觉人

明代医家李中梓长于治本，在其所著《医宗必读》一书中对老年疾患的治疗尤独具匠心。盖其立足于脾肾为人身之根本，条理井然，自成风格，法中有变，曲尽妙用。笔者引申其精华，借石而攻错，一鳞半爪，或有微益。

## 一、补肾理脾，兼擅其长

综观《医宗必读》，不难看出中梓对老年虚痨、痢疾、咳嗽、中风、淋证、便秘以及反胃噎膈等病症的治疗，无一不是从脾、肾入手。李氏尝谓"水为万物之元，土为万物之母，二藏安和，一身皆治，百疾不生"。基于此论，进而提出："善为医者，必责根本。"并推崇王应震氏"见痰休治痰，见血休治血，无汗不发汗，有热莫攻热，喘生毋耗气，精遗勿涩泄"之论，认为"澄其源而流自清，灌其根而枝乃茂"。如黄贞之父，下血甚多，面色萎黄，发热倦怠，盗汗遗精。中梓诊后曰：脾虚不能统血，肾虚不能闭藏，法当以补中益气五剂并一而进之。十日汗止，二十日血止，再以六味地黄丸间服，一月而安（《医宗必读·虚痨》）。此案可窥中梓治病求本之一斑。不仅如此，他还提出："补肾理脾，法当兼行。然方欲以甘寒补肾，其人减食，又恐不利于脾。方欲以辛温快脾，其人阴伤，又恐愈耗其水，两者并衡而较重脾者，以脾土上交于心，下交于肾故也。若肾大虚，而势困笃者，又不可拘。"因高年之人，非但肾脏虚衰，且阳明胃亦薄弱，故中梓此论对指导治疗老年病确较合拍，值得推崇和效法。

## 二、治本为主，稍顾其标

李氏认为，"新病年壮者多实，久病年衰者多虚"，故他治老年病以补脾肾为主，兼顾标症。他说："在老人、虚人，皆以温养脾肺为主，稍稍治标可也。若欲速愈而亟攻其邪，因而危困者多矣。"（《医宗必读·咳嗽》）这里提出的对老年体虚之人治本为主的思想确属精湛，有启后学。案如钱台石年近六旬，昏倦不能言，鼻塞，二便闭。服顺气疏风化痰之剂，已濒于危。迎中梓诊之，六脉洪大，按之搏指，曰：至虚反有盛候也，宜补中为主，佐以祛风化痰，方可回生。乃以大剂补中益气，加秦艽、钩藤、防风、竹沥。再剂而神爽，加减调治五十日始愈（《医宗必读·真中风》）。从此案可概见李氏擅长治本顾标之大略，至于案中所载妄用祛邪，不顾本虚，此在老年病的治疗中并非少见。如毛孺翁，痢如鱼脑，肠鸣切痛，闻食则呕，所服皆芩、连、木香、菖蒲、藿香、橘红、芍药而已。后有进四君子汤者，疑而未果。招中梓兼夜而往，诊得脉虽洪大，按之无力，候至右尺，倍觉濡软，曰：命门火衰，不能生土，亟须参附，可以回阳。孺翁曰：但用参术可愈否。中梓曰：若无桂附，虽进参术，无益于病，且脾土大虚，虚则补母非补火乎。遂用人参五钱，熟附钱半，炮姜一钱,白术三钱,连进三剂,吐止食粥。再以补中益气加姜附十四剂而痊(《医宗必读·痢疾》)。

## 三、注重养胃,不施尽剂

中梓在老年病的治疗中还主张调养胃气,反对"惟知尽剂,不顾本元"者,他认为:"中本虚衰,而复攻其积,元气不愈竭乎?""胃气一败,百药难施。"正因如此,指出对元气薄弱者,宜"多事调养,专防克伐,多事温补,痛戒寒凉……假令病宜用热,亦当先之以温,病宜用寒,亦当先之以清,纵有积宜消,必须先养胃气……不得过剂"。此论切实可法,虽非专对老年病而言,但于老年病的治疗更有其指导意义。夫暮年之辈,大多脾胃虚弱,不耐大寒大热,亦难任猛攻峻补,只宜调养温补。如方春和,患噎三月,日进粉饮一钟,腐浆半钟,且吐其半,六脉细软,此虚寒之候也。中梓用理中汤加人乳、姜汁、白蜜、半夏,一剂便减。十剂而日进糜粥。更以十全大补加竹沥、姜汁四十剂,诸证皆愈(《医宗必读·反胃噎膈》)。本案疏方审慎,选药精当,先以理中扶助脾胃生气,后取十全大补益虚收功,体现了中梓治疗老年病注重养胃的思想。又如杜完三夫人,淋沥两载,靡药不尝,卒无少效。中梓诊之,见其两尺沉数,为有瘀血停留,法当攻下,因在高年,不敢轻投,但于补养气血之中,加琥珀、牛膝以数十剂收功。而夫人躁急求功,再剂不效,辄欲更端,遂致痼疾(《医宗必读·淋证》)。此误常见,务须警戒!

可见治疗老年病绝不可躁急求成,而是有方有守,图其缓功。如上述及,真中风案以补中益气加减调治 50 日始愈;虚痨案以补中益气和六味地黄并服月余而安;噎膈案以十全大补加味服 40 剂见效。不失为临床家效法。

# 李中梓辨治咳嗽经验浅析

云南中医药大学　　陈少枪　蒋宇宽　张晓琳

## 一、对咳嗽病因病机的认识

咳嗽是指肺失宣降,肺气上逆作声,咳吐痰液而言,为肺系疾病的主要证候之一,是临床上常见与多发的疾病。对于咳嗽的病因,李中梓继承了《素问·咳论》中所指出"五脏六腑,皆令人咳,非独肺也"的观点,并进一步阐述,提出"总其纲领,不过内伤外感而已"。外感咳嗽,为风、寒、暑、湿等六淫之邪伤其外,先中于皮毛,而肺合皮毛,又为娇脏,故肺先受邪,肺气不利,病发咳嗽。肺中邪气不解,而传入他经,他经亦受邪而病,"此自肺而后传于诸脏也"。而内伤咳嗽是由于饮食、劳欲、情志等因素伤其内,导致脏气受伤,脏腑失调,进而影响肺的功能引发咳嗽,正如李中梓所言:"此自诸脏而后传于肺也。"李氏论治咳嗽首当辨外感与内伤,而知其病之由来,为咳嗽的辨治奠定了重要的理论基础。

## 二、咳嗽的治法及方药应用

**1. 外感咳嗽治法及方药**　李氏治疗外感咳嗽重视辛温发散,对于所感之邪的不同,其善于审证求因,随证论治。

(1)重视辛温散邪,兼固护正气:李氏治疗外感咳嗽主张辛温发散,认为外感咳嗽,邪自表而入,病在阳,应使邪从表去,肺气清而咳愈,辛味入肺,能散表邪,治表当宜动以散邪,不宜静而敛邪,故李氏认为治外感咳嗽不宜用寒凉收敛,恐其静而留邪。若外感咳嗽,正气虚,邪气未盛,则不可专于辛温发散,当用补中益气汤佐以和解,培土生金、温养脾肺、固护肺卫之气,使腠理固密、邪不得入。可见李氏治疗咳嗽重视固护正气,培土以生金。土为金之母,故咳嗽与脾胃具有密切的关系,《内经》提出咳嗽"皆聚于胃,关于肺",黄元御在《四圣心源》中也强调"咳嗽者,肺胃之病也"。李氏治以补中益气汤,温补中焦脾胃、斡旋气机,使脾升胃降,肺卫之气得充,邪祛正复,咳嗽则愈。

（2）审证求因，随证论治：外感之邪有风寒暑湿等六淫，故其侵袭肺卫时，所表现的证候较复杂，所感之邪不同，致病特点亦有差异，因此治疗上当审查证候，探求病因，随证论治。若感风者，风邪伤卫阳，营卫不和，腠理开泄，症见恶风自汗、鼻流清涕、脉浮，李氏以桂枝汤加防风、杏仁、前胡、细辛，解肌祛风、调和营卫。感寒者，寒邪束表、卫闭营郁、肺窍不利，症见恶寒无汗、鼻流清涕、脉紧，李氏以二陈汤加紫苏、干葛、杏仁、桔梗，解表散寒，宣肺化痰止咳。感湿者，湿邪郁表、肺气不宣、气机不利，故见身体重痛，李氏以白术酒（白术，酒）治之，取酒的辛温之性助白术祛在表之湿邪。感热者，风热犯肺、肺失清肃、肺气不利，症见咽喉干痛、鼻出热气、痰浓腥臭，李氏用金沸草散去麻黄、半夏，加薄荷、枇杷叶、五味子、杏仁、桑白皮、贝母、茯苓、桔梗，疏风散热，清肺化痰治之。可见李氏治疗外感咳嗽，随所感之邪而治之，并非通以辛温发散论治。

**2. 内伤咳嗽治法及方药**　李氏治疗内伤咳嗽主张滋水以养金，强调脏腑辨证，为后世治疗内伤咳嗽有一定的指导作用。

（1）滋水润金，忌辛温燥热：李氏治疗内伤咳嗽，提出"自内而生者，病在阴，宜甘以壮水，润以养金，则肺宁而咳愈"。其认为内伤咳嗽，因饮食、劳欲、情志伤及五脏六腑，脏腑受伤，病由阴分传于肺而咳。内伤久则损其根本，表现为肾水不足为主，无以润金，故治以甘润之品壮水养金为要。正如张景岳在《景岳全书·明集·咳嗽》中所言："然内伤之嗽，则不独在肺。盖五脏之精皆藏于肾，而少阴肾脉从肾上贯肝膈，入肺中，循喉咙，挟舌本，所以肺金之虚，多由肾水之涸，正以子令母虚也。"李氏在治疗内伤咳嗽时继承了张氏这一观点，并进一步提出治内伤咳嗽用药宜静不宜动，又谓辛走气，辛散之药耗气伤津，故忌辛香燥热之品。

（2）重视脏腑论治：李氏认为内伤咳嗽治疗上在重视饮食、劳欲、情志等病因外，更应着眼于脏腑致咳，因为内伤咳嗽主要是脏腑受伤，导致脏腑功能失调，后传于肺而致咳，故不可见咳止咳，理应辨其脏腑病机而治之，方可取得较好的疗效。李氏在根据《内经》中"五脏六腑皆令人咳，非独肺也"的理论，并进一步补充阐述各脏腑致咳的理法方药，如肝咳：肝主疏泄，肝受邪，疏泄失调、气机不利、肺气上逆而咳，症见《内经》所言"咳而两胁下痛，甚则不可转,转则两胠下满"。李氏认为"肝脉布胁肋,故病如此"。肝经布胁肋,故咳而两胁下痛,肝气郁而不通,见两胠下满,李氏治以小柴胡汤和少阳、调枢机、疏肝理气而止咳。脾咳:脾居中焦,主运化,脾受邪,脾失运化,升降失常,痰湿内停,上犯于肺而咳,《内经》云:"脾咳之状,咳则右胠下痛,阴阳引肩背,甚则不可以动,动则咳剧。"李氏认为:"脾脉上膈夹咽隶于右,故为右胠下痛,阴阴然痛引肩背者,脾土体静,故不可以动也。"李氏以升麻汤(升麻、苍术、麦冬、麻黄、黄芩、大青、石膏、淡竹叶)健脾化湿、宣肺止咳。肾咳:肾主水,主纳气,肺主通调水道,主气,司呼气,若肾阴不足,则子病及母,水不养金,表现为金水相生失常,可症见久咳不愈,或喘。《内经》言:"肾咳之状,咳而腰背相引而痛,甚则咳涎。"李氏解释为:"肾系于腰背,其脉贯脊,故相引而痛。肾主五液,且其脉直者,入肺循喉咙,故甚则咳涎也。"若肾阳虚兼表者,以麻黄附子细辛汤温经解表止咳;若咳嗽烦冤,肾气虚,龙火上亢乘金致咳,李氏以八味丸、安肾丸治之。

## 三、李中梓治咳医案二则

**案1** 太学史明麟,经年咳嗽,更医数十人,药不绝口,而病反增剧,自谓必成虚痨。余曰:不然。脉不数不虚,惟右寸浮大而滑,是风痰未解,必多服酸收,故久而弥甚。用麻黄、杏仁、半夏、前胡、桔梗、甘草、橘红、苏子。五剂知,十剂已。

【按】此案乃外感咳嗽经久不愈,正气未虚,邪气未除之证,李氏平脉辨证,谓:"惟右寸脉大而滑,是风痰未解。"李氏《诊家正眼》中指出:"滑脉为阳,多主痰液。寸滑咳嗽,胸满吐逆。"右寸候肺,肺脉大而滑,此外感风痰犯肺、肺气不宣、金实不鸣,而见咳嗽之脉,此为外感咳嗽,李氏以加减麻黄汤治之,方中麻黄、杏仁、甘草组合即是三拗汤,治外感风寒,鼻塞声重,咳嗽痰多胸闷。麻黄、杏仁均为辛温之品,入手太阴经,"麻黄,主散在表寒邪,通九窍,开毛孔",而杏仁"辛能横行而散,苦能直行而降",两药配伍能散在表之风寒,宣肺止咳。苏子辛、温,"开郁下气,定喘消痰"以化肺中之痰;前胡辛、温,"主伤寒痰嗽痞满,心腹结气";桔梗亦是辛温之品,则"能载诸药入肺",此三药辛温能散肺中风痰之邪。半夏燥湿化痰,"味辛入肺,性燥入脾胃",橘皮理气燥湿化痰，二药均入脾胃，而理中焦脾湿，正如李氏在《医宗必读·痰饮》中所论述的治痰之法："治痰不理脾胃，非其治也。"诸药合用共奏祛风解表，燥湿化痰，宣肺止咳之功，故久咳之疾得于治愈。

**案2** 文学金伯含，咳而上气，凡清火润肺、化痰理气之剂，几无遗用，而病不少衰。余诊其肾脉大而软，此气虚火不归元。用人参三钱，煎汤送八味丸五钱，一服而减。后于补中益气汤加桂一钱、附子八分，凡五十剂，及八味丸二斤而瘥。

**【按】** 此案乃内伤咳嗽，正气亏虚日久及肾，肾虚不纳，故见咳而上气。李氏"诊其肾脉大而软，此气虚火不归元"。《素问·脉要精微》："肾脉搏坚而长……其软而散者，当病少血，至令不复也。"肾脉大而软，此为虚损之脉，而前医以清火润肺、化痰理气之剂治之，未抓到主要病机，故治之乏效。李氏辨为气虚火不归元，"肾虚而龙火亢上，则乘金而为咳嗽"，治以人参煎汤送服八味丸而获效。人参乃大补元气之要药，李氏认为"人参，职专补气，而肺为主气之脏，故独入肺经也"。八味丸补肾气，以引火归原。此乃补先天之本，正气来复，虚火归元而一服病减。后于补中益气汤加桂、附，甘温补土，补后天以养先天，加桂、附以引虚火归元。上两方以温补脾肾，培补先后二天，共治咳嗽而病瘥。可见李氏治咳，重视先后二天，并以此为指导治愈内伤气虚咳嗽。

综上所述，李中梓治疗咳嗽首辨外感与内伤，再分虚实，为治疗做了重要的论述。在咳嗽的治疗上外感主张辛温散邪，内伤强调壮水润金，老人、虚人咳嗽，擅用温补，固护正气，培土生金，重视脾肾先后二天，而且李氏临床善用平脉辨治咳嗽。从以上医案中皆可见识到其脉诊功夫的深厚，其学术上尊《内经》咳嗽理论，继承仲景、东垣、景岳等医家之学，博采众长，并结合自身临床实践，为后世辨治咳嗽提供了宝贵的经验。因此，李氏治疗咳嗽的经验及思想值得吾辈深入挖掘与分析。

（《湖北中医药杂志》，2020年第42卷第6期）

# 李中梓辨治腹痛经验

天津中医药大学　　刘晓芳　秦玉龙

李中梓为明末清初江南极负盛名的医家,他治病重视辨证,谨守病机,在对腹痛的治疗中批判了当时只重视实证之弊:"有以诸痛属实,痛无补法者;有以通则不痛,痛则不通者;有以痛随利减者;互相传授,以为不易之法。"(《医宗必读·心腹诸痛》)兹举其治疗腹痛医案,探其心法如下。

## 一、寒湿腹痛,燥湿散寒

尹文辉,嗜火酒。闽中溪水涨,涉水里许,腹痛半月后右睾丸肿大。李中梓以胃苓汤加黄柏、枳壳、小茴香、川楝子,数剂差减,即以前方为丸,服十五斤乃愈(《里中医案·尹文辉腹痛睾肿》)。

李中梓指出,病人"嗜火酒则湿热蕴于中,涉大水则湿寒束于外,今病在右者,脾湿下注睾丸也"(《里中医案·尹文辉腹痛睾肿》),其主以胃苓汤健脾燥湿而"上下分消其湿"(《医方集解·五苓散》),治疗"中暑伤湿,停饮夹食,腹痛泄泻"(《医方集解·五苓散》)。配以黄柏入下焦,"泻龙火而救水,利膀胱以燥湿"(《医宗必读·本草徵要下》);枳壳"疏泄肺与大肠之气,故能逐水消痰……散痞止痛"(《本草通玄·卷下》);小茴香散寒止痛,"疗诸疝腹痛"(《本草通玄》卷下),且"主一切臭气、肾脏虚寒、癫疝肿痛及蛇咬伤"(《雷公炮制药性解》卷三);川楝子行气止痛,"导小肠膀胱之气,因引心包络相火下行,故疗心及下部疝气腹痛"(《本草通玄》卷下)。诸药共享,燥湿散寒以祛实邪,数剂而邪退大半。湿性黏滞,湿邪为患缠绵难愈,治之需积渐为功,故以丸药续服15斤乃愈。

## 二、虚实夹杂,消补兼施

**1. 暑热腹痛,补气活血**　晏怀泉如夫人,盛夏腹痛,自汗淋漓。治之以清火行气,俱无当也。李中梓诊其左脉涩,右脉濡,故与人参、黄芪、干姜、肉桂、桃仁、当归尾、苏木、延胡索、郁金，两剂而痊（《里中医案·晏怀泉如夫人腹痛》）。

病人盛夏腹痛，又多汗，前医则以暑热多汗、气滞腹痛而治之，施用清火行气之法，冀以清火而使汗止、行气而使痛消，然效不遂人。李中梓诊其左脉涩、右脉濡，左脉主血，且"大抵一切世间之物，濡润则必滑，枯槁则必涩"（《诊家正眼》卷下），左脉涩，证其血瘀。右脉主气，濡脉主虚，气虚则无力推动血行，则又易致瘀。气虚不固则自汗淋漓，瘀血阻滞则腹痛。前医清火必用凉药，寒主收引，血凝更甚；初期行气尚可见效，久服则可伤气。李氏用人参补气活血，"盖人生以气为枢……参能补气……气行而血因以活矣"（《雷公炮制药性解》卷二）；"黄芪之用，专能补表"（《雷公炮制药性解》卷二），以助人参补气敛汗；干姜、肉桂温中止痛，且干姜"引血药入血分，引气药入气分"（《本草通玄》卷下），使血药、气药各达其所；桃仁、当归尾活血以止痛，苏木"专主血分"（《雷公炮制药性解》卷二），能"去瘀血，和新血"（《雷公炮制药性解》卷二），延胡索能治"一切因血作痛之症"（《雷公炮制药性解》卷二），郁金主"下气破血开郁"（《雷公炮制药性解》卷四）。诸药共享，补气活血，理气止痛，虽当盛暑而用干姜、肉桂，亦无妨也，不必拘泥于"用温远温，用热远热"之制。

**2. 脾积腹痛，益气攻积** 襄阳郡守于鉴如，在白下时，每酒后腹痛，渐至坚硬，得食辄痛。余诊之曰：脉浮大而长，脾有大积矣。然两尺按之软，不可峻补，令服四君子汤七日，再投以自制攻积丸三钱，但微下，更以四钱服之，下积十余次，皆黑而韧者。察其形不倦，又进四钱，于是腹大痛，而所下甚多。服四君子汤十日，又进丸药四钱，去积三次。又进二钱，而积下遂至六七碗许，其脉大而虚，按之关部豁如矣。乃以补中益气，调补一月痊愈（《医宗必读·积聚》）。

李中梓引《难经》之说谓："脾之积，名曰痞气，在胃脘，大如覆杯，痞塞吐泄，久则饮食不为肌肤。"（《医宗必读·积聚》）患者因酒后腹痛，饮酒则助湿生热，湿热搏结腹中，渐成有形实邪，"脾有大积矣"（《医宗必读·积聚》）。法宜攻积，然而两尺脉按之软，故不可峻攻，若峻攻则邪未祛正已伤，因此以四君子汤先巩固正气，再予攻积丸。攻积丸亦称新制阴阳攻积丸，为李氏自创。方用吴茱萸（炮）、干姜（炒）、官桂（去皮）、川乌（炮）各一两，黄连（炒）、半夏

（洗）、橘红、茯苓、槟榔、厚朴（炒）、枳实（炒）、菖蒲（忌铁）、延胡索（炒）、人参（去芦）、沉香、琥珀（另研）、桔梗各八钱，巴豆霜（另研）五钱，共为细末，皂角六两，煎汁，泛为丸，如绿豆大，生姜汤送下，其能温中理气、化痰导滞、破癥散积，"治五积、六聚、七癥、八瘕、痃癖、虫积、痰食，不问阴阳皆效"（《医宗必读·积聚》）。李氏使用攻积之品，先从小剂量开始，视其证、察其脉，用药适量、适时，且兼补兼消，使邪祛而不伤正，补气而不恋邪，治疗中转折进退正是其"心小胆大"的体现，待邪尽祛，又以补中益气汤调理，病人正气恢复而痊愈。

**3. 伤食腹痛，补气行滞**　杨方壶夫人，怒余伤食腹痛，曾以枳壳、厚朴、山楂、麦芽饮之，不效。李中梓以人参15 g、白术9 g、陈皮、山楂、神曲各6 g、元明粉6 g服之，虽然宿垢消、腹胀痛止，但昏倦甚，食下便泻，日用人参30 g，熟附子6 g，黄芪、白术、肉豆蔻各6 g，甘草2.4 g，间服补中益气汤，人参30 g，附子9 g，百日之内未尝少间，共服人参8斤（4 kg），干姜、附子2斤（1 kg）方愈（据《里中医案·杨方壶夫人伤食腹痛》改写）。

患者怒后饮食停滞作痛，尝以枳壳、厚朴、山楂、麦芽等破气消导之品而无功。李中梓则认为怒伤肝、食伤脾而致中气虚弱，无力推动宿食，单用攻破消导更伤正气，宜以补泻兼施之法，故重用人参为君，补气而"破坚积，气壮而胃自开，气和而食自化"（《医宗必读·本草徵要》），且"其性本疏通，人多泥其作饱，不知少服则壅，多则反宣通矣"（《雷公炮制药性解》卷二）；白术甘而除湿，所以为脾家要药，李氏认为"痞满吐泻，皆脾弱也"（《雷公炮制药性解》卷二），故用白术以助人参补脾气，使诸疾自去；陈皮能"下气消食，温中而无燥热之患，行气而无峻消之虞，中州之胜剂也"（《雷公炮制药性解》卷一）；神曲主"调中止泻，开胃消食，破癥结，逐积痰，除胀满"（《雷公炮制药性解》卷一）；山楂"健脾消食，散结气……消食积而不伤于刻，行气滞而不伤于荡"；玄明粉主"六腑积聚燥结，但缓而又缓也"（《雷公炮制药性解》卷一）；全方补气健脾、消食导滞，补消并用，病者宿垢一消，腹痛虽止，但昏倦甚，食下便泻，确为脾虚，故用大剂人参补气，熟附子助人参温阳化气，黄芪、白术同助人参补气健脾，肉豆蔻"温中消食、止泻止痢"（《医宗必读·本草徵要上》），"心脾得补而善运气自下也"（《删补颐生微论·肉豆蔻》），以此收涩有度，共襄诸补药之功；甘草既调和诸药，又能解附子之毒，用补中益气汤鼓舞中气，故百日方愈。

## 三、虚寒腹痛,治宜温补

**1. 少腹奇痛,培土散寒**　陆文蔚之内,自上脘抵少腹奇痛欲绝,服山栀子、枳壳、厚朴,弥甚。李中梓诊其脉数,但沉且软,用六君子汤加干姜、肉桂,大剂饮之而痛减,但原医犹谓之火症,病人坚信李氏医术,仍照其法调服一月而愈(《里中医案·陆文蔚之内腹痛》)。

病人脉沉且软,沉而无力为里虚,其自上脘抵少腹奇痛欲绝,且脉数,应为真寒假热之象,而前医只察其脉数而忽视其沉软,故用泻火破气之品,使其更伤中气,所以病情加重。李中梓则用六君子汤"攻补互行,补而不滞,攻而不峻……气壮则升降自如,精以奉上,浊以归下"(《删补颐生微论·六君子汤》);佐以干姜温中下气以治腹痛,肉桂温中散寒而治心腹冷痛,且肉桂温通力强,温经通脉功胜,"甘温之性,与脾家相悦"(《雷公炮制药性解》卷五),大剂饮之,可知散寒之急迫,痛减后又调1个月方愈。

**2. 当脐切痛,温肾益火**　太史蕉漪园,当脐切痛。用八味丸作煎液,两剂而痛止(《里中医案·蕉漪园腹痛》)。

李中梓认为:当脐切痛,为脾肾俱弱,"下虚而痛者,脾肾败也,非温补命门不可"(《医宗必读·心腹诸痛》)。方用八味地黄丸"益火之源以消阴翳",治疗"命门火衰,不能生土,以致脾胃虚寒,饮食少思,大便不实,脐腹疼痛,夜多溲溺"(《删补颐生微论·医方论》)之证。其煮丸为汤,意在速效。李氏辨证准确,治疗切中病机,胆大心细,故能立起沉疴。

综上可见,李中梓治疗腹痛,因证施治,灵活用药,尤重虚实异治,在分析前医错误认识的基础上,提出:"实实虚虚,损不足而益有余。如此死者,医杀之耳。"(《医宗必读·心腹诸痛》)其治病求本、重视瘥后调理等经验对人们防治疾病具有重大参考价值,为后世治病可师可法的典范。

(《上海中医药杂志》,2012年第46卷第8期)

# 注重脾肾，自成一派
## ——李中梓治痢用补经验

上海中医学院　　包来发

李中梓为明末清初著名医学家，初习儒，为诸生。后因多病，研习岐黄。常与王肯堂、施笠泽、秦昌遇、喻嘉言等名医交往，专攻医学近50年，曾被誉为上海四大医家之一。著有《内经知要》《医宗必读》《伤寒括要》《诊家正眼》《病机沙篆》《本草通玄》《雷公炮制药性解》《删补颐生微论》，及后人整理的《李中梓医案》。士材门生众多，首传沈朗仲，再传马元仪，三传尤在泾，皆以医名著称于世，世称士材学派。

李氏治学严谨尚实，师众而能各取其长，并有所创新。在医学理论方面，他结合个人体会，明确提出"肾为先天本，脾为后天本"，"气血俱要，而补气在补血之先；阴阳并需，而养阳在滋阴之上"等观点，至今为医家所重视。在辨证治疗方面，他对疑似之证的鉴别具有丰富的经验，对病证有自己独到的见解，并且将脾肾为先后天根本的学术思想贯穿于临证治疗之中，对于重症痼疾、疑难杂症获效颇佳。现举其治疗痢疾的经验说明之。

痢疾是以大便次数增多、腹痛、里急后重、下赤白脓血便为主症的肠道病。士材认为此病"在肠胃乃属标病，其所感之邪与所受之经乃本病也"，"痢之为证，多本脾肾"。临证须依见症与色脉，辨别寒热虚实。李氏经验：胀满恶食，急痛拒按者，脉强而实者，属实；烦渴引饮，喜冷畏热者，脉数而滑者，属热，"外此则靡非虚寒矣"。对于口渴、腹痛、小便短赤、里急后重等疑似之证，审辨尤详。指出口渴为泻痢伤津，"当以喜热喜冷分虚实"。腹痛，"当以痛之缓急，按之可否，脏之阴阳，腹之胀与不胀，脉之有力无力分虚实"。小便黄赤短少是因水从痢去而阴伤所致，须依下利"热与不热，液之固与不固，色之泽与不泽分虚实"。里急后重，"当以疾之新久，质之强弱，脉之盛衰分虚实"。

本病治疗常法，初起属湿蒸热郁者，宜清热导滞，调气行血，以芍药汤、香连丸或藿香正气散加减；虚寒久痢，宜用真人养脏汤涩肠固脱。但攻邪之品能耗气损血，固涩之方会壅滞气血，闭门留寇。痢疾如何用补？李氏主张调补脾肾，且有着精辟的论述。其谓："在脾者病浅，在肾者病深，肾为胃关，开窍于二阴，未有久痢而肾不损者，故治痢不知补肾，非其治也。"其在辨证用药方面积有丰富的临床经验，提出"脉来微弱者，形色虚薄者，疾后而痢者，因攻而剧者"，均为宜补之证。凡口腹怕冷，脉沉细；冷痢积如胶冻或如鼻涕；屡服凉药不愈，大便血色紫暗：宜理中汤加木香、肉豆蔻等。若里急而频见污衣，后重得解而转甚，下利久而虚滑者：宜补中益气汤加诃子、五味、肉豆蔻等。下利以五更及午前为甚者，或病属肾阳不足，火不生土者，宜用肉桂、附子、补骨脂、赤石脂、禹余粮、山药、五味之类。关于本病预后，"先泻而后痢者，脾传肾，为贼邪，难疗；先痢而后泻者，肾传脾，为微邪，易医"。脉象以沉小细微为顺，洪大滑数为逆。久痢坏症，士材主张勿论其脉症，唯用参、附、芪、木香、砂仁补脾健胃，有十可救一之效。兹举一案，以观其辨证进补之旨。

屯田孙侍御潇湘夫人，久痢不止，口干发热，饮食不进，犹服香连等药，完谷不化，尚谓邪热不杀谷，欲进芩连，数日不食，势甚危迫。余诊之，脉大而数，按之极微。询之小便仍利，腹痛而喜手按，此火衰不能生土，内真寒而外假热也，小便利则不热可知，腹喜按则虚寒立辨。亟进附子理中汤，待冷与服。一剂而痛止，连进一十余剂，兼服八味丸而康（《删补颐生微论·医案论》）。

（《上海中医药杂志》，1990 年第 12 期）

# 浅述李中梓"治泻九法"在化疗相关性腹泻中的应用

天津中医药大学　　　杜梦楠
天津中医药大学第一附属医院　　　易　丹

化疗是现代医学中治疗恶性肿瘤的一种重要手段，但具有明显的不良反应。而化疗相关性腹泻（chemotherapy induced diarrhea, CID）发病率高，可造成病人水液电解质紊乱，严重者可引起血性腹泻、肾功能受损、低血容量性休克等并发症，严重影响病人的生活质量，且容易造成病人恐惧心理，影响治疗进程。有研究发现 CID 的发生多由氟尿嘧啶类和伊立替康导致,使用相关化疗药物后肠黏膜受损伤,干扰肠细胞的分裂,引起肠壁细胞的坏死和肠道的炎症,减少肠道的吸收面积;化疗药物造成肠道免疫功能损伤引起机会性感染;化疗药物的代谢产物在肠道内蓄积,影响小肠隐窝细胞的分裂并促使其凋亡,最终导致肠道内吸收和分泌细胞数量的不均衡而致 CID。CID 的临床表现主要包括以下几点:① 无痛性腹泻或伴轻微腹痛。② 喷射性水泄样便。③ 腹泻次数一日可达 7～10 次,甚至更多,持续时间为 5～7 日,甚者可延伸至 2～3 个月。④ CID 可出现在化疗当日或者化疗后。现代医学对于 CID 的治疗多以对症治疗为主,主要使用肠蠕动抑制剂、肠黏膜保护剂、微生态制剂及收敛止泻药物等,效果往往不尽人意。

中医对于 CID 并没有明确的定义,但是根据其发病机制及临床表现,此病可归属于"泄泻"范畴。关于泄泻的发病原因及发病机制中医古籍早有论述,《内经》指出"寒气客于小肠,小肠不得成聚,故后泄腹痛矣","暴泄下注,皆属于热"及"湿盛则濡泄",提示泄泻的发病不离外邪及内湿。后代医家根据《内经》进一步阐述,汉代张仲景在《金匮要略》中提出"五脏气绝于内者,利不禁,下甚者,手足不仁",指出脏腑重症,可出现下利不止,手足不仁,阴阳离决等危象,并倡导"温里宜四逆汤"以回阳救逆。明代医家李中梓对泄泻治法进行归纳总结,提出"治泻九法",具体内容为淡渗、升提、清凉、疏利、甘缓、酸收、燥脾、温肾、固涩。综上所述,CID 为本虚标实之病,肿瘤病人自身正气已虚,复加化疗药物毒性消伐,脾胃虚弱为本,水湿下注为标,或为肝郁气滞,或为湿热互搏,或为寒湿困脾等,根据其不同临床表现,中医辨证亦需进行动态变化,灵活把握。如初期以寒湿为主,则重视驱寒除湿;后疾病入里化热,当以清热除湿为主;后期邪实渐去,正气亏虚,宜扶正为主,亦不忘祛邪外出。李氏之"治泻九法"对于泄泻的治疗具有明确的指导意义,笔者就其内容与 CID 的关系进行探讨,并希冀为 CID 的中医辨治选方提供思路。

# 一、淡渗法

淡渗法即用药味甘淡之治法,多用性平或者微凉的药物,以达到"利小便以实大便"的目的,意为《内经》所云"在下者,引而竭之"。临床辨证 CID 病人如见湿邪困阻，腹泻来势急迫，水泄偏于大肠，大肠失于传导功能，清浊不分，洞泄而下，当以用淡渗之法以小便通利，进而分泄水湿。药物多用茯苓、车前子、薏苡仁之品，正如李氏之"一曰淡渗，使湿从小便而去，如农人治涝，导其下流，虽处卑隘，不忧巨浸"。淡渗之法适用于病邪初起，正气尚强阶段，可酌情配以健脾之法，以达到相辅相成的目的。李刚将36例经放、化疗后出现腹泻的病人随机分为治疗组21例和对照组15例，治疗组辨证施治用参苓白术散治疗，对照组用诺氟沙星等常规及对症治疗，结果提示治疗组疗效优于对照组，表现为治疗组的症状、体征情况亦优于对照组，经内镜检查后治疗组病人肠黏膜情况多恢复正常，充血、黏膜水肿等现象减少。参苓白术散作为淡渗法的代表方剂在治疗CID中具有一定疗效。临床使用淡渗法时，需明辨病情阶段，此法适用于病邪初期，而体内正气、阴液未亏之时，如过用利小便易损伤气阴，变生他证。

## 二、升提法

《内经》指出"清阳出上窍"，"清阳发腠理"，"清阳实四肢"，今清阳不在上而在下，故注泻难平，即"清气在下，则生飧泄"。李氏在此基础上提出："气属于阳，性本上升，胃气注迫，辄尔下陷，升、柴、羌、葛之类，鼓舞胃气上腾，则注下自止。又如地上淖泽，风之即干，故风药多燥，且湿为土病，风为木药，木可胜土，风亦胜湿，所谓下者举之是也。"由此可知李氏之升提法含义有三：一为升提中阳，二为升提脾阳，三为疏肝运脾。外邪侵犯或内邪丛生，清气（阳）当升不升，而反下陷，水谷精微携人体糟粕混入大肠而致泄泻的发生。CID的发生亦可存在清阳不升之病因病机，治疗上应根据升提法的内涵而采取升举清阳、燥湿益胃法，或加用少量风药，如葛根、羌活、防风等。另外，CID病人本身已存在正气虚损的情况，尤其以"中气不足"为主，中焦阳气充沛，运化有力，气血充盛，自然五脏六腑生理功能旺盛，代谢功能正常，则升降有序。所以升提法里除了辛温发散药物外，常常使用甘温补益之品。

## 三、清凉法

《素问·至真要大论》云"暴泄下注，皆属于热"，李氏九法中的第三法之清凉法所对应病机即源于此。在使用清凉法时李氏提及："苦寒诸剂,用涤燔蒸,犹当溽暑伊郁之时,而商飚飒然倏动,则炎熇如失矣,所谓热者清之是也。"CID 患者若见泄下急骤,腹痛,排泄物臭秽难闻,肛门灼热,或伴心烦意乱,口苦口干,舌红苔黄,脉滑数,可选用清凉法,但需要注意的是泄泻本致阴液不足,且湿为阴邪,每易伤阳,苦寒之品若用之不当则更伤本虚之阳气,临证可参照《内经》"平以咸寒,佐以甘苦"之原则,以利其效。翟鑫使用茵陈五苓散加味观察其对于湿热型 CID 患者,将 60 例 CID 病人随机分为治疗组与对照组,治疗组予茵陈五苓散加味,对照组予双歧杆菌三联活菌胶囊(培菲康)口服,结果发现治疗组有效率高于对照组(93.3% 比 70%,$P<0.05$),五苓散加味可以有效减少大便次数,促使大便成形。

## 四、疏利法

疏利法作为李氏治疗泄泻的独到方法,在论述泄泻病因时提及："痰凝气滞,食积水停,皆令人泻。"对于此种泄泻应以"随证驱逐,勿使稽留",此治法属于"通因通用"的范畴。CID 病人多为本虚标实,加之肿瘤实邪阻滞气血运行,酿生痰、湿、瘀、食积等邪,中焦脾虚不运,肝失疏泄,肝郁脾虚,气机郁滞,从而引起泄泻的发生。李氏之疏利法分别言之,疏即疏解肝郁之气,利即通利有形实邪,机体气机运行不利,有形实邪阻滞。当在疏散行气的基础上驱逐有形实邪,或为祛痰,或为化瘀,或为疏解,或为消食,此法亦符合仲景《金匮要略》之"随其所得而攻之"的治疗原则。朱子奇等将 42 例 CID 腹泻病人随机分为治疗组与对照组,治疗组 22 例,对照组 20 例,治疗组予"柴苓汤(小柴胡汤+茯苓、猪苓等)"加减治疗,对照组予双歧杆菌三联活菌胶囊,观察 2 周后发现治疗组整体有效率为 95.5%,高于对照组,且卡氏评分较前升高。CID 病人多为素体本虚,在此基础上如进食不慎或情志不畅,脏腑功能失调,实邪内阻,气机不畅,泄泻暴作,当选用疏利之法,注意应中病即止,不可妄投过用。

## 五、甘缓法

甘缓法为李氏九法中的第五法。医者容易将其误解为在久泄时使用,实则不然,甘缓法为泄泻暴注时使用甘味药物以缓其急。正如李中梓指出:"泻利不已,急而趋下,愈趋愈下,泻利何止? 甘能缓中,善禁急速,且稼穑做甘,甘为土味,所谓急者缓中是也。"由此看出甘缓法有两层含义:一为甘味药可缓急,二为甘味药入脾经,脾为后天之本,甘味可补脾,脾旺则厚土安,则泄泻易愈。甘为泛指,包括的具体方药有甘温、甘凉、甘淡、甘酸、甘平之种种不同。甘温能益气养血,强本缓急;甘凉能益气生津,清热缓急;甘淡能渗湿健脾,守中缓急;甘酸能平肝敛阴,抑阳缓急;甘平能安中固肾,培元缓急。对于 CID 患者,在本身正气亏损时,加之化疗药物毒性作为外邪,容易导致泄泻来之急迫,当务之急为缓其急势。李琳对结肠癌术后化疗后迟发性腹泻 45 例病人随机分为对照组和治疗组,对照组采用常规治疗,治疗组在对照组基础上联用痛泻要方,意在甘酸益脾、敛肝缓急,并配合针灸治疗,结果显示与对照组相比,治疗组在临床疗效方面显著优于对照组($P<0.05$)。当肿瘤病人出现化疗相关性腹泻时,需要灵活辨证,对其急迫之势要及时使用甘缓之法,防止病情进一步加重。

## 六、酸收法

酸收法主要用于泄泻日久,泻利不已,即"泻下有日,则气散而不收,无能统摄,注泄何时而已? 酸之一味,能助收肃之权,《经》云散者收之是也"。李氏认为泄泻日久,气随之散而不收,不能正常行使其收肃之功能,通过使用具有酸味的药物以收敛机体已失之气、精,且酸性药物还可化津,尤其适合久泻气阴两伤之病人。CID 病人久泻不止,容易出现气随津脱而气阴两伤,此时运用酸收之法切中病机,酸可敛肃,并可生津,多用五味子、诃子、乌梅等药物。有报道将 153 例 CID 病人随机分为治疗组与对照组,治疗组口服封髓乌梅汤(乌梅、细辛、肉桂、黄连、当归等)治疗,对照组口服盐酸洛哌丁胺,结果显示在第一周期治疗组有效率高于对照组(98.5% 比 76.6%),且在第二周期再次出现 CID 的情况治疗组少于对照组(64.5% 比 91.0%),提示酸收法值得在 CID 的治疗中做进一步研究和临床应用。

## 七、燥脾法

脾为后天之本,主运化,且脾为阴土,喜燥恶湿,脾虚湿邪内生,湿邪困脾，泄泻乃成。李氏在论述燥脾法时指出："土德无惭，水邪不泛，故泻皆成于土湿，湿皆本于脾虚，仓廪得职，水谷善分，虚而不培，湿淫转甚，《经》云虚者补之是也。"故燥脾法重在燥湿健脾，使脾运得健，则湿自除，泄泻易消。笔者认为CID病人多为脾脏本虚，加之湿邪阻滞，治疗上不应该拘泥于"燥脾"，应当佐以补脾之品。脾气虚弱，湿邪内生可选用异功散、四君子汤加减等；湿邪困脾，脾失健运可选用二陈平胃散等，健脾与运脾相结合，更有利于CID病人的恢复。

## 八、温肾法

肾为先天之主，内含真阴真阳，真阳为"少火"，即《内经》所云"少火生气"，脾阳有赖于肾阳的温煦，人体正常的水液代谢也有赖于肾气的蒸腾气化。基于此理论，李氏提出："肾主二便，封藏之本，况虽属水，真阳寓焉！少火生气，火为土母，此火一衰，何以运行三焦，熟腐五谷乎？故积虚者必携寒，脾虚者必补母。"由此得知此法主要用于治疗真阳不足，火衰则气化不行，久泻不止。李利亚等观察四神丸加味对脾肾阳虚型CID病人腹泻的疗效和全身证候改善情况，通过将39例CID病人分为治疗组（20例）与对照组（19例），治疗组口服四神丸加味，每日1剂，分早、晚两次服用，而对照组口服双歧杆菌三联活菌胶囊，每日3次，每次2粒，两组均以7日为1个疗程。结果显示治疗组治愈率为75.0%，总有效率为100%，而对照组治愈率为26.3%，总有效率为68.4%，两组比较差异具有统计学意义（$P<0.05$）。

## 九、固涩法

固涩法为李氏治泻九法之收功之法，使用时应慎之又慎，正如李氏在书中所云："注泄日久，幽门道滑，虽投温补，未克奏功，须行涩剂，则变化不愆，揆度合节，所谓滑者涩之是也。"可以看出，李氏对于固涩法的使用是十分谨慎的，仅在泄泻日久，而前方投以温补之法而未奏功，此时气津大伤，方可使用固涩以峻敛。有研究人员将48例应用氟尿嘧啶引起慢性顽固性腹泻的肿瘤病人采用随机对照交叉试验设计方法分组，实验组25例给予真人养脏汤治疗,对照组 23 例给予蒙脱石散治疗,结果显示实验组和对照组的有效率分别为 92.0% 和 73.9%,且实验组病人食欲不振、腹痛、腹胀等伴随症状的改善程度明显优于对照组。但是需要指出的是,对于 CID 病人使用固涩法时,应仔细辨证,谨慎用药,切忌不可过早使用固涩之法,以免闭门留寇而酿他症。

## 十、小 结

李氏之治泻九法贯穿泄泻治疗的始终。CID 亦属"泄泻"范畴,与李氏所论及发病机制及治疗理念存在相通之处。对于 CID 病人自身正气已虚,加之药物毒性侵袭,实为本虚标实,中焦脾胃虚而不运,气机不利,血行不畅,或为瘀,或为痰,或为食积,或为热毒,临床辨证应根据 CID 病人具体症状及表现,对于治泻九法中具体方法的选择灵活把握,勿局限于某一固定方法。针对 CID 病人容易出现虚实兼加、寒热错杂等证候,可联合使用九法中的几种治疗方法。如在清凉法的基础上联合疏利,使邪有出路。抑或是疾病后期,使用酸收法与固涩法,挽狂澜之既倒。李氏之"治泻九法"对于 CID 具有明确的指导意义,值得进一步系统研究,以形成优化的辨治方案。

(《中医肿瘤学杂志》,2020 年 9 月第 2 卷第 4 期)

# 李中梓辨治头痛验案举隅

天津中医药大学　　　刘晓芳　周　波

李中梓,字士材,号念莪,又号尽凡居士,明末清初著名医学家。李氏博学广闻,学术主张兼收并采,临床精于辨证,每每收获奇效。其对痛证治疗颇具特色,在《医宗必读》和《病机沙篆》中多有论述,兹仅以其临证辨治头痛为例,以窥其治疗经验。

## 一、伤寒头痛,调和营卫

儒者吴君明,伤寒6日,谵狂笑语,头痛有汗,大便不通,小便自利,李中梓诊其脉浮而大,察腹不硬不痛,故用桂枝汤,当夜笑语止,明日大便通。

李中梓著有《伤寒括要》,其对《伤寒论》研究颇深。此证符合《伤寒论》第56条内容,患者伤寒谵语,头痛且6日不解大便,一派阳明燥热结实之候。如不仔细辨证,承气下法恐早已随手立方。李氏临证重视脉诊,其脉浮与病证不符,病人腹不硬不痛,伴小便自利,诸症表明此邪气不在里,仍在表也。其谵语非热结阳明燥热扰心,而是汗多神昏;其不大便非阳明燥结,而是病盛于表而里气失和;其头痛亦非阳明浊热上扰清窍,而是太阳经脉受邪。病人阳郁日久,加之有汗,李氏不用麻黄汤峻发其汗,而用桂枝汤使表解里和,其病自愈。李氏亦言:"谵语而能察为表症者,百不得一也。"

## 二、脾虚头痛,益气和胃

邑宁夏彝仲太夫人,80岁,因彝仲远仕闽中,忧思成疾,忽发热头痛,医以伤寒发散禁食,1剂而汗如洗,气喘促,神昏倦,业已治凶具矣。李中梓诊其脉大无力,即令食,并用人参、黄芪各15g,白术9g,橘皮、半夏各4.5g,甘草1.8g,煨姜9g。1剂而喘汗差减,倍用人参、白术至30g,症愈七八,唯食未强耳。加熟附子6g,干姜3g,服2个月而始全愈。

患者年事已高,又因忧思伤脾,故脾虚气弱而病发热头痛,他医不分虚实寒热,令其禁食,且给解表之药,以致病危。李中梓诊其脉大无力,知是虚极,故令其食,先复谷气,再以六君子汤去茯苓,加黄芪、煨姜而起效。茯苓虽有健脾之功,但药势趋下,故而改用补气固表之黄芪,配合人参大补元气,复加甘草,亦有除热之功。李氏临证喜用姜,当此之时定不能用生姜发散,亦不可用干姜"耗散元气",故用性质温和的煨姜和中,全方共奏益气和胃,固表敛汗之功。一剂而显效,故乘胜增加补气之品,倍用人参、白术。此后唯有饮食不佳,乃釜底无薪也,"大凡症之虚极者必挟寒……则益火之源,以消阴翳",故在大量补气药基础上加入熟附子、干姜等健脾之品以成功。

## 三、肾虚头痛，滋阴制水

少宰蒋恬庵，头痛如破，昏重不宁，风药、血药、痰药，久治无功。李中梓诊其尺微寸滑，故用地黄12g，山药、牡丹皮、泽泻各3g，茯苓9g，沉香2.4g，日服四帖。2日辄减六七，更以七味丸人参汤送，5日其痛若失。

病人头痛势重，已用各种治法不效，李中梓以其脉尺微寸滑而断定肾虚水泛为痰，痰浊上蒙而昏重不宁，痰阻清阳而头痛如破，其本为肾虚。前医用痰药只治其标，且治痰则燥烈更伤肾水；用风药、血药则损真气，适得其反。李氏治病求本，论治痰证继承王纶、赵献可等医家经验，"盖痰者，病名也，原非人身之所有，非水泛为痰，则水沸为痰……肾虚不能制水，则水不归源，如水逆行，洪水泛滥而为痰……阴虚火动，则水沸腾动于肾者，犹龙火之出于海，龙兴而水附；动于肝者，犹雷火之出于地，疾风暴雨，水随波涌而为痰"。其用六味丸去味酸有敛痰之虞的山茱萸，重用茯苓以健脾渗湿，标本同治；复加沉香"温而不燥，行而不泄，扶脾而运行不倦，达肾而导火归元，有降气之功，无破气之害"，李氏称为良品。病人病势较重的情况改变了临床常用剂量，每日令服4剂，以持续发挥药效，又用七味丸并人参汤，以汤送丸，所谓七味丸（即六味丸加肉桂），以引火归原，治疗"肾水不足，虚阳僭上"之证，人参大补元气，两者合用有脾肾同治之妙。

## 四、虚烦头痛，健脾养心

顾淡之，劳神之后，燥热甚，头角掣痛，时作时止。医禁其食而解表，越四日而热不衰，议将攻内。李氏诊其脉既不浮紧，又不沉实，只有少阴大而无力，其曰若禁饮食则病深矣，故先饮糜粥，用大剂归脾汤，十日而痊。

病人劳神在先，必以虚损为本，故其发热头痛并非外感实邪，亦无邪气入里之证，其脉无浮紧、沉实，即是证明，他医所犯乃虚虚实实之弊，头痛时作时止，即李东垣所谓："内证头痛，有时而作，有时而止。"故此属里虚无疑，为劳神太过，乃虚烦类伤寒也。故李中梓先嘱其恢复饮食，啜糜粥为主，以复胃气，再用大剂归脾汤健脾养心，益气补血，心主血，脾统血，则血归中州而为太阴所摄。

## 五、气陷头痛，补气升阳

楚中中翰秦五梅，发热困倦头痛，以风治转剧。李中梓诊其六脉虚软，以补中益气加葛根 1 剂而减，数剂而愈。

患者发热头痛，且伴随困倦，脉虚软，此为中气下陷。清阳不升而头痛，脾虚不运，湿浊下流，阴火上乘而发热，故非外感风寒实邪。散风则使阳气更伤，发汗则使阴气更衰，误治则病情加重。李中梓用补中益气汤使清阳得升，阴火得潜，深得李东垣之义。其赞此方："脾为坤土以应地气，地气升而发陈之令布，地气降而肃杀之令行，劳倦伤脾，土虚下陷……东垣先生深达造化，故立温和之剂，温和者，春气之应，养生之道也。"在此基础上加入葛根，既能升阳，又可止头痛，一举两得，故 1 剂而病减，数剂而病愈，效如桴鼓。

综上所述，李中梓治疗头痛以脉诊为重要依据，强调辨析表里虚实，病位与病性结合，诚所谓"察内外之因，分虚实之证，胸中洞然，则手到病除矣"，其重视虚实异治，对头痛虚证，他在批判当时医界错误认识的基础上，提出"实实虚虚，损不足而益有余。如此死者，医杀之耳"。临证用药加减灵活，剂型剂量则根据病情常有变通，这些宝贵经验颇值后世医者取法。

（《中医药导报》，2018 年第 24 卷第 10 期）

# 李中梓治积聚方法探究

上海中医药大学　　张　娟
复旦大学附属肿瘤医院　　王　鹏　刘鲁明

在《医宗必读》中载有"积聚""反胃噎塞"两篇，"反胃噎塞"主要对应食管癌，"积聚"篇更能反映作者治疗积聚的思想。本篇主要探讨研究李中梓治疗积聚的相关治法思想。首先李中梓认为积聚的产生是因"正气不足，而后邪气踞之",并形象比喻肿瘤如"小人在朝,由君子之衰也",随之,积聚产生之后"正气与邪气,势不两立,一胜则一负,邪气日昌,正气日削",提出"不攻去之,丧亡从及矣。然攻之太急,正气转伤"观点。以下根据其针对积聚的治法及用药特点,详细分析归纳如下。

## 一、分三期,攻补兼施

治疗积聚分初期、中期、末期三法,"病邪初起,正气尚强,邪气尚浅,则任受攻;中者,受病渐久,邪气较深,正气较弱,任受且攻且补;末者,病魔经久,邪气侵凌,正气消残,则任受补",即初期以攻为主,中期攻补兼施,末期以补益为主。使用所制阴阳二积之剂时,先补后攻,"屡攻屡补,以平为期"。

李中梓认为积聚乃日积月累形成,如"在朝之匪","去之,亦当有渐,太亟则伤正气,正伤则不能运化,而邪反固矣"。这比较适合当时的医疗环境,在当下,现代医学发展迅速,我们可借助手术、放疗及化疗等治疗方式来治疗早期的积聚病人。针对正气有所虚损的中末期病人,可先补其正气,而后结合手术、放疗、化疗及中药治疗,或可起到减毒增效的作用。

## 二、辨深浅,搜而逐之

李中梓遵《内经》"大积大聚,其可犯也,衰其半而已"之法,待去积及半后,针对"轻浅者","纯与甘温调养,使脾土健运,则破残之余积,不攻自走,必欲攻之无余";非"轻浅者","审知何经受病,何物成积,见之既确,发直人之兵以讨之",认为"不搜而逐之,日进补汤无益也"。这一观点继承并发展了《内经》的"衰其半"理论,比较符合积聚病症的病理特点。

## 三、遣方药,寒热并用

李中梓所载治疗积聚的方剂,无一方不寒热并用、攻补兼施。温药喜用川乌、干姜、吴茱萸、官桂,寒药喜用黄连、黄芩、大黄,个别方剂用苦楝子。偏温方剂用大剂量温热药配伍小剂量寒凉药,偏寒方剂用大剂量寒凉药物配伍小剂量温热药物。如偏温的新制阴阳攻积丸,寒热并用,补泻兼施,升降兼顾,"治五积、六聚、七癥、八瘕、痃癖、虫积、痰食,不问阴阳"。组成如下:吴茱萸、官桂、川乌、干姜(以上各一两)、半夏、橘红、茯苓、槟榔、桔梗、枳实、厚朴、沉香、延胡索、琥珀、皂角、巴霜、菖蒲、黄连(八分)、人参。偏寒方剂如伏梁丸,寒热并用,攻补兼施,"治心之积,起脐上"。组方如下:黄连一两五钱、黄芩三钱、肉桂一钱、人参、厚朴、茯神、丹参、川乌五分、干姜五分、红豆、菖蒲、巴豆霜。除此之外,还有寒热用药对等的痞气丸。

在用药种类、剂量上,偏寒方,寒药种类少剂量大,热药种类多剂量小。偏热方,热药种类多,剂量或大或小。从以上用药可以看出,积聚证病理属性多寒热错杂。

## 四、喜攻下,涤胃去积

《积聚》篇所载方剂,几乎每方都用攻下药,非巴霜即大黄,以巴霜者多,《反胃噎塞》篇中多用大黄。如新制阴阳攻积丸、肥气丸、息贲丸、伏梁丸、痞气丸、奔豚丸皆用巴霜,就连外用的三圣膏都用大黄。

所载第一个医案,"襄阳郡守于鉴如,脾有大积,两尺按之软,不可峻攻,令服四君子汤七日,投以自制攻积丸三钱,但微下,更以四钱服之,下积十余次,察其形不倦,又进四钱,于是腹大痛,而所下甚多,服四君子汤十日,又进丸药四钱,去积三次,又进二钱,而积下遂至六七碗许……乃以补中益气汤调服,一月痊愈"。从中可见李中梓喜用下法,荡涤肠胃,攻下去积,且疗前疗后注意保护胃气。

## 五、贵权衡,以法治病

在《反胃噎塞》篇中,李中梓说:"或泥于《金匮》《局方》,偏主辛温,或泥于《玉机》《心法》,偏主清润。凡若是者,皆赖病合法耳,岂云法治病乎?"其言虽简,意却深远。一病多有一机,一机就对应有一法,但是,在临床上,因积聚的发病部位不同、发展阶段不同,病人的先天体质差异,所处的地理位置有别、化疗放疗等现代治疗方法的干预,均可影响临床处方用药。故临床治病,应为具体的病人、具体的疾病制定合理的治法，使治法符合病人的病情，使法合病。如作者在许多方剂的药物组成前，多注有"春、夏加黄连五钱"，即使时令不同，用药都有所改动。最后用作者的一句话概之："皆虚实阴阳之辨，临证权衡。"

从上文分析我们可以看出李中梓治疗积聚的思想，其中用药寒热并用、攻补兼施符合临床常见病机复杂的病人。注重腑气畅通，分温下、寒下是他治疗积聚的一大特色，值得我们临床学习。在学习当代中医教材、专家著作、现代医学的基础上，不忘研习中医古典著作，才能将中西医更好地结合起来。

（《中华中医药学刊》，2012 年第 30 卷第 5 期）

# 李中梓辨疑验案奥旨简析

江苏省金湖县中医院　　　徐承祖

笔者就李中梓《医宗必读》中的一些验案（以下简称某病某案），探索其辨识疑似之证的奥旨。

## 一、症既不足凭，当参之脉理

李氏临证十分重视切诊（切脉、腹诊）的鉴别意义，他的辨疑经验之一就是"症既不足凭，当参之脉理"。如症见伤寒九日，口不能言，目不能视，体不能动，四肢俱冷，六脉皆无一派阴证表现（"伤寒"韩案）。士材充分运用切腹"以手按腹，两手护之，眉皱作楚"和切趺阳脉"按其趺阳，大而有力"，于是断定"腹有燥屎"，从而揭示了本病真实假虚、阳证似阴的本质。"与大承气汤下之，得燥屎六七枚，口能言，体能动矣。"类此真实假虚的案例，无独有偶。一病人伤寒至五日，下利不止，懊侬目胀，诸药不效，有医者从"脱泻"论治，亦不效（"伤寒"王案）。士材诊其"六脉沉数"，提示里有热，结合腹诊"按其脐则痛"为实,因而判为"协热自利,中有结粪",以"小承气汤倍大黄服之,得结粪数枚"乃愈。士材之善学仲景,于此可见一斑。

## 二、脉又不足凭,当取之沉候

辨别证候的寒热、虚实之真假,李氏的心得是"彼假证之发现,皆在表也,故浮取而脉亦假焉;真证之隐伏,皆在里也,故沉候脉而脉可辨耳"(《医宗必读·疑似之证须辨论》)。他的辨疑经验之二就是"脉又不足凭,当取之沉候"。如一伤寒病人,烦躁面赤,昏乱闷绝,时索冷水,手扬足掷,难以候脉。众医皆从阳证论治,不曰柴胡、承气,则曰竹叶石膏("伤寒"吴案)。士材令"五六人制之,方得就诊",诊得脉象"浮大无伦,按之如丝"。士材据此,力排众议,认为脉象"浮大沉小",断非阳证,而是"阴证似阳"。用"温剂犹生",投"凉剂立毙"。遂投附子理中汤重用人参,煎成入井水冷与饮,取"热药冷服,防其格拒"之义,一剂而狂躁定,再剂而神爽。在这里,脉象的沉候"按之如丝",便是真寒假热、阴证似阳的辨证要点。再如,一病人,忧愤经旬,忽然小便不禁。医皆以固脬补肾之剂投之,凡一月而转甚("小便不禁"俞案)。士材诊得"六脉举之则软,按之则坚,此肾肝之阴有伏热",固脬补肾自然非其所宜,遂用泄热利湿,取丹皮、茯苓、苦参、甘草梢、黄连组方,煎成调黄鸡肠与服,六剂而安。当时有医者主张,既愈,当大补之,结果数日后,仍复不禁。士材再诊:根据该病人"忧愤经旬""肝家素有郁热"于先,"得温补而转炽"于后,以及六脉的"按之则坚",其治疗大法仍应坚持继续清利,力辟"温补"之非,终以龙胆泻肝汤加黄鸡肠及四君子汤加黄连、栀子而愈。从本案不难看出,脉之沉候亦须在详细地了解病人之情的基础上与之互参,方能体现其辨疑的价值。

## 三、更察禀之厚薄,证之久新,医之误否

疑似之证的要害,常常就在于假象与本质的不一致。因此,只有望、闻、问、切四诊合参,从不同角度、不同层次加以观察,方能把握疑似之证的本质。李士材在辨识疑似之证时,在更多的情况下并不是单凭脉理的。他说:"脉辨已真,犹未敢恃,更察禀之厚薄,证之久新,医之误否,夫然后济以汤丸,可以

十全。"(《医宗必读·疑似之证须辨论》)

李氏曾治一积聚,郁怒成痞,形坚而痛甚,攻下太多,遂泄泻不止,一昼夜计下一百余次。一月之间,肌体骨立,神气昏乱,舌不能言,已治终事,待毙而已("积聚"王案)。士材诊之,因其"真脏脉不见",故认定"犹有生机"。究其寒热虚实,就不是单凭脉理所能定论的了。李氏根据《内经》"邪之所凑,其气必虚"的发病学说,认为本案"郁怒成痞,形坚而痛甚"的形成,足见其禀赋先虚。而"攻下太多""泄泻不止"的医误,进一步导致了脾阳大伤。脾主肌肉、四肢,故一月之间"肌体骨立"。气血两虚,故"神气昏乱,舌不能言"。此时此刻的主要矛盾和主要矛盾的主要方面,则不是积聚本身,而是脾阳衰败。因此,李氏作出了"人虚之候,法当大温大补"的决策。一面用枯矾、龙骨、粟壳、樗根之类,以固其肠;一面用人参二两、熟附五钱,以救其气。后始终恪守补中益气及参附汤出入为治,计 140 日,而步履如常,痞泻悉愈。正气盛则邪自除,"譬如满座皆君子,一二小人自无容身之地"(《医宗必读·积聚按语》)。又如,一武科出身病人,禀质素强,纵饮无度,忽小便毕,有白精数点。自以为有余之疾,不宜医治。经三月以来,虽不小便,时有精出,觉头目眩晕。医者以固精涩脱之剂,治疗两月,略不见功("遗精"张案)。士材诊之,根据其"禀质素强,纵饮无度"的"禀厚"之体质和"固精涩脱"两月无功之医误,再结合脉诊:"六脉滑大",从而作出了"酒味湿热,下于精藏"的判断。遂以白术、茯苓、橘红、甘草、干葛、白豆蔻,加黄柏少许,两剂后即效,不十日而康复如常。李氏的上述两案,充分体现了中医体质学特色和重视从"医误"中探求病机的临床思维方式。

## 四、不以脉为凭

李士材临证重视脉诊,但不拘泥于脉诊。在他的医案中,不乏舍脉从证,"不以脉为凭"的辨疑经验。

李氏曾治一儒者,酒色无度,秋初腹胀,冬杪遍体肿急,脐突背平。举家叩首,求救哀迫("肿胀"钱案)。士材诊之,用金匮肾气丸料,大剂煎服,兼进理中汤,服 5 日无效,士材意欲辞归。应病家的再三请求,士材勉用人参一两,生附子三钱,牛膝、茯苓各五钱,3 日之间,小便解下 40 余碗,腹有皱纹。约服人参 4 斤,附子 1 斤,姜、桂各 1 斤余,半载而瘳。综观本案,一无脉象的描述,二无病机和证型的认定,但从李氏的处方用药来看,显然从阴水论治。盖"儒者",读书人也,劳心有余,劳形不足,其禀赋之柔弱,自不待言;而酒色无度伤脾肾之阳于内,秋初至冬末阴寒之邪伤肾阳于外,宜乎腹胀,遍体肿急,脐突背平等阴证丛生。开始,士材用温阳利水之肾气丸合理中汤大剂煎服,本无可非议,但服五日竟然无效。殆因病人肾阳式微,阴寒太甚,而肾气丸中虽有桂、附之温阳,相对而言,阴药较多,毕竟平补肾阴肾阳,药不简,力不专。不得已,士材作破釜沉舟之计,处方取人参、生附子、牛膝、茯苓之药简力专。果然,离照当空,阴霾自散。再如,一病人,3 年久嗽,服药无功,委命待尽("咳嗽"张案)。士材诊之,问诊:饥时胸中痛否? 病人答曰:大痛。望诊:视其上唇,白点如粞者 10 余处。因而断为:此虫啮其肺。用百部膏一味,加乌梅、槟榔与服。不 10 日而痛若失,咳顿止矣。令其家人以净桶中觅之,有寸白虫 40 余条,自此永不复发。按本病实属罕见,可能相当于现今寄生虫分泌的毒素而引起的变态反应所致。这在李氏当时的条件下,仅仅通过问诊和望诊,而"不以脉为凭",就认识到"虫啮其肺"是非常难能可贵的。

历史发展到今天,虽然中医辨证的领域已经从宏观深入到微观,因而大大丰富和发展了中医诊疗学。但是,笔者认为,深刻领会和借鉴李士材辨识疑似之证的技巧,对于加强当代中医基本功的训练,造就新一代名中医,仍然是十分必要的。

(《中医函授通讯》,1996 年第 6 期)

# 从《医宗必读》对"不能食而瘦"的辨治用药论中医治疗神经性厌食症

湖南中医药大学　　朱　芳
湖南中医药大学第二附属医院　　朱　莹

神经性厌食症是指病人长时期(3 个月以上)食欲减退或消失的一种慢

性食欲障碍性疾病。临床上主要表现为长期原因不明的厌食、明显的体质量减轻，病人若得不到及时治疗，可导致严重的营养不良或极度衰弱，甚至可致死亡，给青少年的身心健康带来严重影响。中医无神经性厌食症的病名，明代李中梓《医宗必读》中"不能食而瘦"发病特点与神经性厌食症中食欲障碍和体质量减轻明显的临床特点基本一致，其治疗"不能食而瘦"的资生丸被认为是治疗神经性厌食症的有效方剂之一，该方为现代中医临床医家治疗本病的组方原则提供了借鉴。本文根据李中梓对"不能食而瘦"的辨治用药，浅析中医对神经性厌食症的论治，从而进一步了解中医治疗神经性厌食症的思路和方法。

## 一、李氏对"不能食而瘦"的辨治用药

李氏曰："脾胃者，具坤顺之德，而有乾健之运……盖有见乎土强则出纳自如，火强则转输不息。"并重点强调"夫脾为五脏之母，土为万物之根，安谷则昌，绝谷则亡"，认为"不能食而瘦"的病机是脾胃俱虚，真阳衰弱，不能上蒸脾土，中州不运，以致饮食不进。李氏从五行生克制化的关系阐述了脾、肾、肝相互为病的本质，水谷运化有赖于脾气充足，而脾的运化又依赖于肾阳的温煦作用、肝的疏泄作用，若脾胃本虚，加之肾阳不充、肝失疏泄，则导致脾失运化。因此"不能食而瘦"的发生与脾、肾、肝密切相关。李氏提出"虚则补之，用和以壮火，挟郁宜开，则膈开能食矣"的治法，并使用资生丸加减治疗。结合李氏文中述"不能食，不可全作脾治，或胀满痞塞，滞痛不消，须知补肾，挟郁宜开"中来看，李氏认为"不能食而瘦"应脾、肝、肾三经同治，并尤以治脾胃虚为本。

资生丸全方共18味中药，方中人参、白术、茯苓益气健脾渗湿，配伍白扁豆、薏苡仁、莲肉、山药健脾，山楂肉、麦芽、神曲消食和中，藿香醒脾健胃化湿，泽泻渗湿，橘红燥湿利气，芡实健脾益肾，更用少量的川黄连（姜汁炒枯）止呕。全方组方严谨，方中治脾胃之品用量极重，补脾胃同时兼顾肝肾，脾胃肝肾同治，脾胃健运，肾阳充足，肝气得疏，有助于更好地达到"膈开能食矣"的目的。

## 二、神经性厌食症的现代中医治疗

**1. 从脾论治** 脾居中焦,为后天之本,只有脾气健运,机体的消化功能才能正常,水谷精微才能源源不断的化生,供给脏腑组织足够的营养,维持其正常生理功能,若脾失健运,则机体的消化吸收功能失常,则会出现食欲不振、厌食等症状。李氏曰:"夫脾为五脏之母,土为万物之根……关乎人者至为切亟,慎毋少忽视。"脾属土,土具生生之义,是世间万物和人类生存之本,根据五行相生之理,脾气健运则肝肾相互资助,维持人体正常的消化吸收功能。李氏又云:"虚则伐之,则愈虚。"认为脾胃本虚,运化功能失常,若损伤脾胃,使脾更虚,则致"不能食而瘦"。

李氏辨治"不能食而瘦"首先注重脾胃的运化功能,强调重点在调理脾胃,治疗上重用人参、白术、茯苓益气健脾之药,以健脾胃为主,给后世中医学家从脾胃论治神经性厌食症提供了借鉴。罗净等认为脾虚为神经性厌食症的主要病机,治疗上重在健脾助运,自拟中药方剂以健脾为主,方中用黄芪、白术、山药等益气健脾,经治疗后,食欲明显增加,身体质量基本恢复至正常水平。曾益宏等发现益气健脾法有助于提高脾虚型大鼠红细胞膜腺苷三磷酸酶(ATPase)的活血作用,改善脾胃的消化吸收功能,从而治疗神经性厌食症。在临床治疗或实验研究中许多中医学家从脾论治神经性厌食症,直接或间接证明了补脾治疗本病具有一定疗效。

**2. 从肾论治** 肾藏精,寓命门真火,为先天之本,脾的运化,依赖于肾阳的温煦蒸化。李氏引用许学士之言曰:"肾气虚弱,不能消化饮食,譬之釜中水谷,下无火力,其何能熟?"李氏认为肾阳不足,无力向上温煦脾阳,助脾运化,腐熟水谷,则不欲食,甚至厌食。李氏亦借严用和之语云:"房劳过度,真阳衰弱,不能上蒸脾土……须知补肾,肾气若壮,丹田火盛,上蒸脾土,脾土温和,中焦自治,膈开能食矣。"脾为后天之本,肾为先天之本,水谷之海,本赖先天为之主,若肾气充足,先天才可温养激发后天,致脾气健运。

李氏提出辨治"不能食而瘦"时注重肾阳充足与否,强调肾与脾的密切关系,应用八味地黄丸、二神丸补肾治疗,启示中医临床医家可从肾论治神经性厌食症。熊磊在长期的临床实践中认为治疗厌食还须补肾,自创补肾方,结果表明该方能有效促进消化吸收和增进食欲。胡文晓等在实验研究中发现自拟补肾配合疏肝方剂能提高神经性厌食症应激模型大鼠的血清雌二醇($E_2$)和垂体促黄体素(LH)水平,并可能通过降低下丘脑 $\beta$-内啡肽($\beta$-EP)和血清皮质醇(CORT)水平,进而调控下丘脑-垂体-卵巢轴功能,从而调节神经性厌食症的内分泌环境,改善食欲不振、厌食等症状。

因此,运用补肾之品,使肾阳充足,上蒸脾土,可助其运化,供给机体充足的营养物质,维持正常的消化吸收功能,从而改善和恢复"不能食而瘦"的不欲食、消瘦等症状。

**3. 从肝论治** 中医学认为肝主疏泄,具有维持全身气机疏通畅达、调节人的精神情志、促进胃肠道消化吸收的作用。若肝的疏泄功能正常,则人体气机条畅,气和志达,则心情舒畅,脾胃气机畅达,消化功能正常。肝喜条达恶抑郁,如肝气抑郁,则出现心烦易怒、食欲不振等症状。李氏云"挟郁宜开,仇木宜安",认为肝属木,为风木之脏,其气升发,肝气抑郁时应条达气机;根据五行相生相克规律,木克土,应肝脾同治。

李氏从肝论治"不能食而瘦"重视肝的疏泄作用,治疗上予木香疏肝理气,并考虑到肝的疏泄功能与脾的运化功能相互依存的关系,选用异功散加木香等药物疏肝健脾。王薇在临床实践中运用疏肝解郁、柔肝养阴、滋补肝肾等方法从肝论治青少年女性神经性厌食症,使病人食欲渐开,病情好转,在本病的治疗上取得了较满意的临床疗效。

现代医学研究认为,神经性厌食症属精神内分泌疾病,过度的精神刺激和学习工作压力是导致本病的重要因素,而情绪精神类疾病与肝有关,故从肝治疗本病,疏肝健脾,促进胃肠道消化吸收,可改善神经性厌食症的症状。

综上,根据李氏对"不能食而瘦"辨证论治用药的启发,笔者认为神经性厌食症病位涉及脾、肝、肾三脏,脾胃虚为主要病机,治疗上应辨证从脾、从肝或是从肾论治,但应以健脾胃为基础,随证兼用补肾或疏肝之法,从而改善神经性厌食症的临床症状。

(《湖南中医杂志》,2015 年第 31 卷第 3 期)

# 浅析李中梓医案脉诊特色

山东中医药大学　　郝强收　刘更生

李中梓一生对中医理论研究十分重视,能兼采众家之长,受张仲景、张元素、李东垣、薛立斋、张景岳等人影响较大。其论述医理,颇能深入浅出。所著诸书,通俗易懂,对中医学的普及做出较大贡献。著有《内经知要》《医宗必读》《本草通玄》《伤寒括要》《删补颐生微论》《诊家正眼》《病机沙篆》《里中医案》,以及由明代钱允治增补的《雷公炮制药性解》等。李中梓在其长期的行医生涯中详细记录了其所诊疗过的病例病案。后世所流传下来的医案众多,计《诊家正眼》2案、《删补颐生微论》27案、《病机沙篆》4案、《本草通玄》3案、《雷公炮制药性解》2案、《里中医案》161案、《脉诀汇辨》58案、《医宗必读》98案,共计医案355案。其中有些医案在不同著作中有部分重复。这些医案详细记录了李氏诊断治疗疾病的过程,集中体现了其诊断、治疗疾病以及用药方面的特色,生动地反映了其医学思想。笔者通过对其医案的分析,探讨脉诊的特色。

## 一、重视脉诊,凭脉辨证

虽然李中梓在论述诊断方法的时候强调要望、闻、问、切四诊合参,并认为四诊能够从不同角度来获取病情资料,对于辨证也有不同的作用。但是统观李氏医案,结合其流传至今的医著,其中对于诊断方面的论述,脉诊占了绝对多数的篇幅。在《医宗必读》中有《新著四言脉诀》和《脉法心参》两篇专论脉诊,《诊家正眼》当中有90%以上的内容都是论述脉诊的方式方法。李氏对于脉诊有许多独到的见解。

李氏医案当中体现出李中梓对于脉诊的重视和对于脉诊的娴熟运用。在其355案中有73%以上的案例其辨证论治所凭借的依据就是脉诊所得的结果。统计其医案中凭脉辨证的百分率见表5。

表 5　李中梓不同医著凭脉辨证医案比较

| 医　著 | 医 案 数 | 凭脉辨证案数(%) |
|---|---|---|
| 《医宗必读》 | 98 | 62(63.3) |
| 《诊家正眼》 | 2 | 2(100.0) |
| 《删补颐生微论》 | 27 | 20(74.1) |
| 《病机沙篆》 | 4 | 1(25.0) |
| 《本草通玄》 | 3 | 0(0) |
| 《雷公炮制药性解》 | 2 | 0(0) |
| 《里中医案》 | 161 | 117(72.7) |
| 《脉诀汇辨》 | 58 | 57(98.3) |

## 二、独具特色的寸口脏腑分属观点

李中梓对于寸口诊法当中两手寸、关、尺各部之脏腑分属的论述与众不同，认为不能依据经脉脏腑相表里的理论来分配各脏腑寸口分属的部位，主张按照各个脏腑的解剖部位不同而按处于上、中、下焦分属于寸、关、尺三部。认为将心与小肠同属左寸、肺与大肠同属右寸的观点是不对的，大、小肠两者皆位于下焦腹中，故应当分属于左右手尺部，膻中应当配于心脏而列于左寸。并且认为将左右尺分配肾和命门的观点，以及将三焦配于右尺的观点，也是不对的，认为肾有两枚，命门乃是位于两肾中间第十四椎下陷中之腧穴，故左右尺皆候肾。三焦乃是统于全身的一个部位，不能够将其列于右尺。

如"光禄卿吴伯玉夫人"案，病人"腹满而痛，喘急异常，大便不通，饮食不进，医者用理气利水之剂，二十日不效"，李氏根据切诊所得"脉大而数，右尺为甚，令人按腹，手不可近"，认为脉大而数，右尺为甚，按照李氏关于脏腑分属的观点乃是大肠有热毒，故判断此病为"此大肠痈也，脉数为脓已成"。根据这种判断而辨证论治，使用"黄芪、皂刺、白芷之类，加葵根一两，煎一碗，顿服之"，托里透脓，使已成之脓疡透发，"至夜半而脓血大下，昏晕不支"，继以培源补虚调理而愈。

再如"门人薛曷孚之内"案，患者"十五岁，腹痛异甚，面黄体瘦"，经多般治疗而无效，"越一月而腹痛转剧"。李氏根据脉诊结果"左尺独数"，认为病属小肠，故而左尺之脉异常，并结合望诊"其皮肤甲错"，而判断认为"是小肠有痈。今脉数，知脓已成"，应用托里透脓之法，先使内痈之脓溃发，继而补虚培正而愈。

## 三、人迎气口分法辨析

李中梓认为人迎气口可以有两种分法：以左右手分属，右手一手分之。以左右手分属时李氏认为将左寸归为人迎、右寸归为气口的观点是值得商榷的。认为寸、关、尺三部每部又可再分为三分，三部合计共得九分，故所谓"关前一分"所指乃是仍在关上，是关部三分之中的前一分而已，不能认为是指关部之前的寸部，故李氏认为人迎、气口乃是分别位于左右关部的前一分而已。而左关前一分正当肝部，肝为风木之脏，所以伤于风者，内应风脏肝脉而为之紧盛。右关前一分正当脾部，脾为中央之土，为仓廪之官，所以伤于食者，内应土脏脾脉而为之紧盛。广而言之，六气所伤者，取人迎可也；七情所伤者，取气口可也。

在右手一手而分人迎气口者，乃是寸部为人迎，关部为气口。因肺主皮毛，司腠理，故六气所伤，肺脉先显异常；而脾部为仓廪之官，脏腑后天之本，故气口之异常反映脾气之异常。

如"给谏晏怀泉夫人"案，病人"先患胸腹痛，次日卒然昏倒，手足厥逆"，李氏根据脉诊所得"六脉皆伏，惟气口稍动"，因为气口乃是左关部，乃脾脉所主，所以判断此证乃是因为食积阻滞于胸中，脾胃功能异常，导致"阴阳否隔，升降不通"，所以脉象出现"脉浮而气口独见也"。经探吐"得宿食五六碗，六脉尽见矣"。继而出现"左关弦大，胸腹痛甚"，李氏认为本病另一个病因为大怒所伤，继用疏肝理气之剂，"两剂痛止"，后以疏肝理气健脾调理而愈。

## 四、天人相应，据脉象推断病情预后

李中梓认为脉象随四时之气而变，春弦、夏洪、秋涩、冬石乃是常脉，若非其时而有其脉，则为真脏之气先泄，当到了其脏之脉应该显现的季节时将不能再见，故而必死于当见之时。如春宜弦而得洪脉，至夏季洪脉当见之时必不能见而必死。

如"吴门太史姚现闻"案，病人"中风昏聩，语言不出，面赤时笑，是心脏中风"。当时乃是孟秋之际，于脉应当见涩脉为常，但李氏所诊得"六部皆得石脉"，而石脉乃冬季之脉，非其时而有其脉，先时而至，脉象一岁之中不可再见，故李氏判断此病人当至冬季而死，"果至冬月而殁"。

李氏还根据天人相应，将脏腑、历法五行归属，将所诊得的脉象表现与时令季节日期时辰、五脏相结合，通过季节、日期、时辰、五脏气血充盈循环规律之间的五行生克的推演而判断病情的预后。

如"南都许轮所孙女"痰嗽案，根据时令"夏月诊之"，以及脉象表现"太阳搏指，少阴如烂绵"，因夏月属火，肺属金，肾属水，按五行生克规律推理认为"其为水衰而火乘金，了然可见"，认为乃肾虚而不能制火，导致火盛乘金（肺），并根据"金以火为仇，今不浮涩而反洪大，贼脉见矣。肾水又不能救"，而推测病人的病情预后"秋金之令可忧"。并根据病情脉象随时间的变化，"至八月初五日诊之（此时为秋天，金之所主），忽见肺之洪者变而为细，肾之软者变而为大"，再参考五运六气所主"岁在戊午，少阴司天，法当两尺不应"，而判断病情的预后"今尺当不应而反大，寸当浮大而反细。余曰：'尺寸反者死。'况肺部如丝，悬悬欲绝。《经》曰：'肺脉悬绝，十二日死。'计其期，当死于十六日"。更根据病人体质表现以及历法天干地支、五行归属、各经经气旺衰而推断"安谷者过期，不安谷者不及期。以饮食不减，故当逾期。况十六、十七，二日皆金，助其旺气，安得遽绝？十八日交寒露节，又属火日。《经》曰：'手太阴气绝，丙日笃丁日死。'言火日也。寅时乃气血注肺之时，不能注则绝，必死于十八日寅时"，病人"果至十八日未晓而终"。

## 五、以脉为辨证治疗的依据

李中梓善于通过脉诊来判断病人的病情，并以脉诊的所得来推测诊断病人的脏腑阴阳的情况，以之作为临床上治疗用药的依据，并根据治疗过程中脉象的变化来相应地变换治疗方法和治疗处方用药。

如"襄阳郡守于鉴如"案,病人"每酒后腹痛,渐至坚硬,得食辄痛"。李氏根据脉诊"脉浮大而长",而诊断认为乃是脾有积聚的表现,治疗本应当攻伐去积。但是由于脉诊还显示"两尺按之软",显示病人素体元气不足,体质较弱,不耐攻伐,攻伐则有加重病人正气虚损,加重病情的隐患。故李氏做出决定,先"另服四君子汤七日",待病人正气得扶,耐得攻伐之时,再处以攻伐去积之药"攻积丸",经逐渐加量给药,经过十几次攻下之后,再服用扶正之药,以加固正气,然后再使用攻伐之药,再根据脉象的变化"脉大而虚,按之关部豁如矣",认为积聚已经祛除得差不多了,而正气已虚,不再使用攻伐之药,而是使用补中益气之药调理善后而愈。

再如"太史杨方壶夫人"案中,病人"忽然晕倒,医以中风之药治之,不效"。李氏根据脉诊的结果"左关弦急,右关滑大而软",左关乃候肝,右关候脾,肝脉弦急,脾脉滑大而软,分析认为"本因元气不足,又因怒后食停",认为病人为素体元气不足,加以因情绪刺激大怒而致食停于中所致,据此辨证治疗"先以理气消食之药进之,得解黑屎数枚,急以六君子加姜汁,服四剂而后晕止。更以人参五钱,芪、术、半夏各三钱,茯苓、归身各二钱加减,调理两月而愈"。

# 六、结　语

通过对李中梓所流传下来的众多医案进行分析总结,可以发现,李中梓在脉诊方面有很多自己独到的见解,在脉学寸口诊法三部所候脏腑以及人迎气口应为何位置的问题上有与众不同的观点。李氏在临床脉诊的应用上不仅十分善于使用脉诊来诊断治疗疾病,而且还善于运用脉诊和阴阳五行运气学说相结合,根据天人相应的原理来判断病情的预后,甚至以此来预测病人的生死。

(《山西中医》,2007 年第 23 卷第 6 期)

疾病诊治应用

# 李中梓升阳益脾医案辨析

武警江苏省总队医院　孙　浩

本文拟就李中梓《医宗必读》应用升阳益脾治法的医案中采撷呕吐、肠癖、飧泄三则，辨析如下。

## 一、呕吐案

兵尊高玄圃，久患呕吐，阅医颇众，病竟不减。余诊之曰：气口大而软，此谷气少而药气多也，且多犯辛剂，可以治表实，不可以治表虚。可以理气壅，不可以理气弱。投以熟半夏五钱、人参三钱、陈仓米一两、白蜜五匙，甘澜水煎服，二剂减，十剂安。

呕吐是指胃失和降、气逆于上，迫使胃中之物从口中吐出的一种病症。《素问·至真要大论》云"诸逆冲上，皆属于火"，然火有虚实之分，治有补泻之别。李中梓指出："然诸脏诸经，各有逆气，则阴阳虚实，各自不同。实火可泻，芩连之属；虚火可补，参芪之属，不可不察也。"虚弱人多寒，未传寒中者，寒气客于肠胃，厥逆上出，故痛而呕。如兼呕清水者，多为气虚，更有喜热恶寒，肢冷脉软，多为脾阳不振之象。高案中病人病程长久，诊脉气口大而软，乃脾气虚弱，运化无力，更兼寒中，阻滞中焦，气机逆乱，升降失司，故见呕吐。病以气虚为本，然众医反多用辛剂疏利，不知辛剂多具香燥之性，易耗气伤阴，故气虚更加严重，"病竟不减"。李中梓方用人参扶脾补气升阳，制半夏和胃降逆，陈仓米、白蜜安胃和中。诸药合用，使脾气健运，胃气调和，升降相因，呕吐自愈。

## 二、肠癖案

淮安郡侯许同生令爱，痢疾腹痛，脉微而软。余曰：此气虚不能运化精微，其窘迫后重者，乃下陷耳。用升阳散火汤一剂，继用补中益气汤十剂，即愈。

肠澼一证，始载《内经》，乃下痢也。李中梓认为"痢起夏秋，湿蒸热郁，本乎天也；因热就凉，过吞生冷，因于人也。气壮而伤于天者，郁热居多；气弱而伤于人者，阴寒为甚"，指出痢疾的发生，一为感受时令疫痢邪，一为饮食不洁所致，并指出发病之轻重与感邪性质有关。肠澼临证当以寒热虚实明辨，因证施治。治痢常法不足而论，然许案应用升阳益脾之法是为之变。今许案患痢虽腹痛，然"脉微而软"，此为虚证，"痢出于脏，肠胃必伤，脓血剥肤，安得不痛"。虽窘迫后重，"乃下陷耳"，气陷则仓廪不藏。故投以升阳散火汤、补中益气汤，以举陷升阳、益气健脾。李中梓特别指出："独怪世之病痢者，十有九虚，而医之治痢者，百无一补。气本下陷，而再行其气，后重不益甚乎。"故对于痢疾脾虚气陷者，不可滥用攻伐，升阳益脾才是正道。

## 三、飧泄案

大宗伯董玄宰，夏初水泄，完谷不化，曾服胃苓汤及四君子汤，不效。余曰：《经》云春伤于风，夏生飧泄。谓完谷也。用升阳除湿汤加人参二钱，三剂顿止。

《素问·阴阳应象大论》曰："春伤于风，夏生飧泄。"飧泄者，水谷不化而完出也。风为春季当令之气，春伤于风，如果立即发病，则为外感，可见发热恶寒、汗出等表证。如果不立即发病，风邪留连于体内，至夏季可引发完谷不化的泄泻。肝应于春，属木主风，春伤于风，肝受邪也。木旺则贼土，夏令助其湿气则脾胃虚弱，清气在下。清气本宜上升，今虚则陷下，陷下则不能收而致水谷杂下，完谷不化。董案中病人夏初水泄，完谷不化，乃伏气为病，脾气下陷所致。曾服用胃苓汤健脾化湿及四君子汤益气健脾没有效果，为病重药轻，升阳举陷力量不足之故。李中梓予升阳除湿汤加人参二钱补中益气，升阳举陷。方中用人参、苍术、甘草之类补益脾气，用升麻、柴胡、羌活、防风之属升发阳气，泽泻、猪苓利湿，神曲、麦芽健脾和胃。诸药合用，使脾气健运，胃气上腾，则仓廪得职，水谷善分，飧泄自止矣。

## 四、小　结

以上疾病虽病形各异，但病本皆为脾气虚弱，脾阳不升，可见证"内伤脾胃,百病由生"的观点。李中梓认为脾为后天本,提出:"救脾者必本于阳气,气主煦之,气主阳,主上升,虚则下陷,当升而举。"《素问·阴阳应象大论》云:"治病当求于本。"故升阳益脾为治疗此类病症之大法。李中梓在辨证论治的基础上,或以调护脾胃之气为本,或以兼治脾胃之气为辅的治疗手段,以强后天之本,以实化源之根,以使疾病速愈。李中梓的这些学术思想和临床经验值得继承和发扬。

（《国医论坛》,2020 年第 35 卷第 3 期）

# 李中梓益脾补肾医案刍议

武警江苏省总队医院　孙　浩

本文拟就《医宗必读》中李中梓应用益脾补肾法的医案中,采撷 3 则,辨析如下。

## 一、喘　案

社友宋敬夫令爱,中气素虚,食少神倦,至春初忽喘急闷绝,手足俱冷,咸谓立毙矣。余曰:气虚极而金不清肃,不能下行,非大剂温补,决无生理。遂以人参一两,干姜三钱,熟附子三钱,白术五钱,一服即苏。后服人参七斤余、姜附各二斤,痊愈不复发。

《素问·阳明脉解》云:"或喘而死者,或喘而生者,何也? 岐伯曰:厥逆连脏则死,连经则生。"病人中气素虚,"病在脾,愈在秋,秋不愈,甚于春"。春患喘急闷绝,手足俱冷,辨证属肺气欲竭、肾阳虚衰的喘脱危象,故当亟以益气固阳救脱为先。方用大剂人参以补元气,其得阳和之气,能回元气于垂亡。熟附子能补元阳,益气力,以其禀雄壮之资,而有斩关夺将之势,能引人参辈并行于十二经,以追复其失散之元阳。干姜、白术温脾助运。诸药合用,益气扶阳固脱,温肾纳气,培土生金,与此喘案证机合拍,故 1 剂起效。由于病人积虚日久,以人参、干姜、附子补脾益肾,缓缓服之,肺得充养,则肺气清肃下行,岂复为喘? 终致痊愈不复发。

## 二、肠澼案

抚台毛孺初,痢如鱼脑,肠鸣切痛,闻食则呕,所服皆芩、连、木香、菖蒲、藿香、橘红、芍药而已。后有进四君子汤者,疑而未果。飞艇相招,兼夜而往。诊得脉虽洪大,按之无力,候至右尺,倍觉濡软。余曰:命门火衰,不能生土,亟须参附,可以回阳。孺翁曰:但用参、术可得愈否? 余曰:若无桂、附,虽进参、术,无益于病,且脾土大虚,虚则补母,非补火乎? 遂用人参五钱,熟附一钱半,炮姜一钱,白术三钱。连进三剂,吐止食粥。再进补中益气加姜、附十四剂后,即能视事。

肠澼一证,始载《内经》,乃下痢也。李中梓认为:"痢之为证,多本脾肾,脾司仓廪,土为万物之母,肾主蛰藏,水为万物之元,二藏皆根本之地。"同时又认为:"痢起夏秋,湿蒸热郁,本乎天也,因热就凉,过吞生冷,因于人也,气壮而伤于天者,郁热居多,气弱而伤于人者,阴寒为甚。"明确指出痢疾的发生,一为感受时令疫痢之邪,一为饮食不洁所致,这与现代医学关于痢疾的病因学说是一致的,并指出发病之轻重与感邪性质有关。临证当以寒热虚实明辨,因证施治。治痢常法,不足而论,然毛案应用理脾补肾之法是为之变。患者下痢腹痛,然"脉虽洪大,按之无力,候至右尺,倍觉濡软",此为命门火衰,亟须用参附回阳。而且病人脾土大虚,虚则补母,需补肾阳以助脾运,故投熟附子温肾阳,炮姜温脾阳,人参、白术健脾,3 剂后呕吐停止,可以食粥。再用补中益气汤加干姜、附子温肾升阳健脾而收全功。

## 三、泄泻案

大司寇姚岱芝,吐痰泄泻,见食则恶,面色萎黄,神情困倦,自秋及春,无剂弗投,经久不愈。比余诊之,口不能言,亟以补中益气去当归,加肉果二钱、熟附子一钱、炮姜一钱、半夏二钱、人参四钱。日进二剂,四日而泻止,但痰不减耳。余曰：肾虚水泛为痰，非八味丸不可，应与补中汤并进。凡四十日服人参一斤，饮食大进，痰亦不吐，又半月而酬对如常矣。

《内经》曰："春伤于风，夏生飧泄，邪气留连，乃为洞泄。"飧泄者下利水谷也，洞泄者，下利清水也。今患泄泻，"见食则恶"，是脾胃气弱，脾不能运，胃不能纳，而"面色萎黄，神情困倦"，乃脾虚之候。脾主口，脾气虚弱则口不能言。清气本上升，今虚则陷下，陷下则不能收而致泻。所以《内经》云："清气在下，则生飧泄。"故亟以补中益气，以人参、白术之类补益脾气，熟附子补肾阳以温脾土，用升麻、柴胡之属，鼓舞清气上腾，则泄泻自止。病中因见吐痰，乃脾为生痰之源，聚湿为痰，肾气虚水泛亦为痰，李中梓曰"肾虚水泛亦为痰，非八味不可"，即益火之源以消阴翳之意。故当以八味丸与补中益气汤同进，以绝痰液之来源。此乃脾肾同治之法。

李中梓在《医宗必读》中指出："善为医者，必责根本，而本有先天后天之辨。先天之本在肾，肾应北方之水，水为天一之源。后天之本在脾，脾为中宫之土，土为万物之母。"李中梓倡导肾、脾分别为先、后天之本。同时又指出："独举脾、肾者，水为万物之元，土为万物之母，二脏安和，一身皆治，百疾不生。"李中梓重视脾肾的同时，亦非常注意审证分辨。如对脾胃后天而言，"脾胃者，具坤顺之德，而有乾健之运，故坤德或渐，补土以培其卑监；乾健稍弛，益火以助其转运"，强调如若滋养无源，重在治脾以补土；如若运化不健，重在益肾火以助脾运。李中梓在临床上强调治病求本、脾肾并重的思想确有真知灼见，值得后世效法。

## 李士材脉案评选

湖北省武汉市黄陂县中医医院　　杜献琛

李士材是明末著名的医学家，他勤求古训，旁采诸家，并能淹贯众家之长自成一体。李氏所著《诊家正眼》以论脉，临证用脉学辨证推理，断病论治，常使疑难大证应手而瘥。今举数案如下。

## 一、寻根穷源，细推脉理

《素问·阴阳应象大论》云："善诊者，察色按脉，先别阴阳……按尺寸，观浮沉滑涩而知病所生。"李氏治疑难疾病多是细推脉理而穷其根源，找出症结。如："苏松道尊高玄圃，神气不充，两足酸软，或与安神壮骨，或与补肾养阴，或与清热去湿，卒不效也。召余诊之，六脉冲和，独中州涩而无力。是土虚不能制水，湿气注于下焦。以补中益气汤加苍术，旬日即愈。夫脉虚下陷之证，误服牛膝、苡仁、黄柏等下行之剂则愈陷。此前药所以无功也。"此案两足酸软，神气不充，壮骨补肾本为常法，然不效。清热去湿亦为治下肢疾病之常法，然亦不效。先生独从脉之"中州涩而无力"推理，脾主中焦，脾虚则不能运化，气陷则不能升举，是故湿气下注。前医屡治不效，是不能推断脉理，不知病源之故。

再如："新安吴修予令侄，烦躁发热。肌体骨立，沉困着床，目不得瞑者已三年矣。大江以南，迎医几遍，求一刻安卧，竟不可得也。余诊其肝脉沉而坚，此怒火久伏，木郁宜达也。以柴胡五钱、白芍、丹皮、栀子各二钱，甘草、桂枝各五分。日晡方进剂，未抵暮而熟寐，至旦日午后方寤。伊兄衷伯大为忧惧。余曰：'卧则魂归于肝，三岁不归，疲劳已极，譬如久热得凉，乐而忘返，无庸虑也。'至夜分方醒，喜不自禁，遗书致谢，曰：'积患深沉，揣无生理，三年之疾，一剂而起之……'"此案3年不能入睡，实是沉疴痼疾，李氏细察出"肝脉沉而坚"，沉坚为郁火内伏，今见于肝脉，为怒火伏郁不达。条达肝脏，清泄郁火，使肝能藏魂，心能藏神，自能安卧。此病绝非养血安神、交通心肾之常法所能取效。

## 二、虚中察实，实中察虚

病有阴阳、表里、虚实、寒热之别，又有虚中夹实、实中夹虚之错综。李氏善从脉象中辨别证候虚中之实和实中之虚。今举两案为证。一案为："襄阳郡守于鉴如，在白下时，每酒后腹痛，渐至坚硬，得食辄痛。余诊之曰：'脉浮大而长，脾有大积矣。然，两尺按之濡软，不可峻攻。'令服四君子汤七日，投以自制攻积丸三钱，但微下，更以四钱服之，下积十余次，皆黑而韧者，察其形不倦。又进四钱，于是腹大痛，而所下甚多。又服四君子汤十日，又进丸药四钱。去积三次，又进三钱，而积下遂至六七碗许，脉大而虚，按之关部豁如矣。乃以补中益气汤调补，一月痊愈。"脉长大为实象，然两尺濡软又见虚形。实中夹虚，骤攻必伤胃气。因此先补虚，后攻积，边补虚，边攻积，使积去而正气不伤。另一案为："相国方禹修夫人，触于惊恐，身霭霭如在车船，开目则眩，起立欲仆。众议补虚化痰，屡投弗效。余为察脉，左独沉牢，是惊气入心，蓄血为祟。用大黄、穿山甲、归尾、桃仁、降香、苏木、郁金。一剂而血下，再剂而复下数升，寻愈。"此案眩晕欲仆，如坐舟车，证似虚而脉不见虚，左手脉主心、肝二脏，左脉沉牢是心不能主血，肝不能藏血，血不循经，瘀壅经脉。证似虚，质为实，故用攻逐瘀血之法。不治眩而眩自愈，不治悸而心自宁。

## 三、辨真识伪，脉为凭借

寒热有假热真寒、真热假寒之辨，虚实有大实有羸状、至虚有盛候之别。故临证要能辨真识伪方不误病机。李氏善析脉理，排除假象，起危重之证。如："闽中太学张仲辉，纵饮无度，兼嗜瓜果，忽患泄泻。自中夜至黎明，洞下二十余次。先与分利，不应；继与燥剂，转见沉剧。余以其六脉俱浮，因思经云'春伤于风，夏生飧泄'，非大汗之不能解也。麻黄、升麻、干葛、甘草、生姜煎服。原医者笑云：'书生好奇，妄行险峻。麻黄为重剂，虽在伤寒，且勿轻用，斯何证也，以杀之耶！'仲辉惑之，已而困甚，叹曰：'吾命将尽，姑服此剂，以冀万一。'遂服之，泄泻顿止。"纵饮加生冷，多为寒湿困脾，利便燥脾为常法。然脉不见沉，反见六脉俱浮，此是风邪郁闭，湿气不得发越。祛风能胜湿，故大汗之而愈。前医分利、燥剂之不效，是只见其泻之剧，不能辨其脉之浮也。

再如："儒者吴君明，伤寒六日，谵语狂笑，头痛有汗，大便不通，小便自利。众议承气下之。余诊其脉浮而大，因思仲景云'伤寒不大便六七日，头痛有热，小便清，知不在里，仍在表也'，今方仲冬，宜与桂枝汤。众皆咋舌掩口，谤之甚力，以为谵狂为阳盛，桂枝入口必死矣。余曰：'汗多神昏，故发谵语，虽不大便，腹无所苦，和其营卫，必自愈矣。'遂违众用之。及夜而笑语皆止，明日大便自通。故夫病变多端，不可胶执，向使病家狐疑，而用下药，其可活乎？"此案谵狂便闭，确似阳明腑实，但其脉不洪实而浮大；腹无硬痛而头痛有汗,知其不在阳明而在太阳,行桂枝汤和营卫而愈。李氏之所以胆识超人者乃辨脉精深故也。

## 四、掌握从舍,有胆有识

辨脉为推断病机的依据,但又不能胶执,应有从有舍。究竟是舍脉从证,还是舍证从脉,当根据具体情况,准确把握。读李氏脉案,很受启发。如:"给谏许霞诚,悲郁之余陡发寒热,腹中满闷。医者为外感风寒而内挟饮食也,余独以为不然。举之无浮盛之象,按之无坚搏之形,安在其内伤外感乎?不过郁伤中气耳。以补中益气加木香、白蔻,十剂而复其居处之常。"此例症见寒热、胸中满闷,似挟食伤感之实证,然脉不浮不实,且由悲郁而起,故应舍证从脉。再如:"钱台石,年近六旬,肢体不能转侧,昏倦不能语言,鼻窍不利,二便俱秘。是心肺俱虚,为类中风也。日伐其气,开攻其痰,已濒于危矣。比余诊之,六脉洪盛,按之搏指,此至虚有盛候。以形色验之,灼然也。法当从证不从脉,补中为主,方可回生。举家惑于他言,两日不决。余曰:'今日不进药,将为性命忧也。若补之而病进,余独任其咎。'乃以补中益气加秦艽、天麻、竹沥、姜汁,两剂而神清,十剂而转侧利便。诊摄半载,始获痊愈。"此案年高病重,伐气攻痰,正气受伤,濒于危象,此时宜舍脉从证。

## 五、脉证合参,融合运用

脉证合参,细析病情,方不致于错识病机。读李氏脉案,可看到证与脉综合分析的重要意义。如:"燕都王湛六兄,以脾泄求治,神疲色瘁。诊得促脉,或十四五至得一止,或十七八至得一止。余谓其原医云:'法在不治。'而医争之曰:'此非代脉,不过促耳,何先生之轻命哉?'余曰:'是真元败坏,阴阳交穷,而促脉呈形,与稽留凝泣而见促者,不相侔也。'医者唯唯,居一月而果殁。"又:"善化令黄桂岩,心疼夺食,脉三动一止,良久不能自还。原医云:'五脏之气不至,法当旦夕死。'余曰:'古人谓痛甚者脉多代。'周梅屋云:'少得代脉者死,老得代脉者生。今桂岩春秋高矣,而胸腹负痛,虽有代脉,安足虑乎?'果越两旬桂岩起矣。"

　　王案脉促，别人谓之生，李氏断之死；黄案脉代，别人断之死，李氏断之生。其见地不同者，是脉证合参也。王患脾泄日久，神疲色瘁，虽是促脉，是阴阳交穷，真元败坏，故在不治。黄患心疼夺食，虽见代脉，是气血凝滞，非脏腑败坏，故无妨。

　　今举李士材先生脉案十则，足见其对脉道理解之深，辨证推理之妙，可以从中受到启发。先生之所以能准确地运用脉学，不是偶然的，正如他所说："若欲达变探微，非精研灵素，博综百家不可也。"

（《河南中医》，1985 年第 4 期）

# 癃闭从肺论治
## ——读李中梓医案有感

陕西中医学院　　宋瑞芳　王　震

　　癃闭是以小便量少，排尿困难，甚则小便闭塞不通为主症的一种病证，类似于现代医学中各种原因引起的尿潴留及无尿症。对于本病，历代医家多认为与肾及膀胱最为密切，如《素问·五常政大论》指出："其病癃闭，邪伤肾也。"《素问·标本病传论》又云："膀胱病，小便闭。"对其治疗主要从肾与膀胱入手。然临证有不效，引李中梓治癃闭案，其治法独辟蹊径，从肺论治，一剂而愈。试将其证治机制浅析如下。

## 一、李中梓医案举例

　　郡守王镜如，痰火喘嗽正甚时，突然小便不通，自服车前子、木通、茯苓、泽泻等药，小腹胀满，点滴不通。余曰：右寸数大，是金燥不能生水之故，惟用紫菀五钱、麦门冬三钱、北五味十粒、人参一钱，一剂而小便涌出如泉。若淡渗之药，则反致燥急之苦，不可不察也。（《医宗必读·小便闭癃》）

## 二、中医理论基础

肺者,相傅之官,主宣发肃降。肺气宣发,吐垢纳新,清浊交换;肺气肃降使代谢产物及多余水液下输于肾和膀胱,生成尿液,排出体外。肺为水之上源,通调水道,在维持机体水液代谢平衡中发挥着重要作用。肺喜润而恶燥,肺在五行属金,通于秋气;肺为清虚之体,性喜清润。燥为秋令主气,内应于肺,同气相求,故在病理上,燥邪最易伤肺耗津,肺失滋润而化燥,肺燥津伤,水源枯竭,肺肃降功能受阻,肺气闭塞,水道通调失司,不能下输膀胱,故而癃闭成矣。因此,清代蒋法《神医汇编》谓:"盖肺为娇脏,为一身之华盖,宜润不宜燥,要其大法,无非清润而已。"

## 三、医案探析

**1. 膀肾表里,气化失调**　《素问·宣明五气》谓:"膀胱不利为癃,不约为遗溺。"《灵枢·本输》称:"三焦……实则闭癃,虚则遗溺。"癃闭究其原因有外邪侵袭、饮食不节、情志内伤、瘀浊内停、体虚久病等,但其基本病理变化为膀胱气化功能失调,其病位主要在膀胱与肾。《素问·灵兰秘典论》云:"膀胱者,州都之官,津液藏焉,气化则能出矣。"人体小便的通畅有赖于三焦气化的正常,而三焦气化主要靠肺的通调、脾的转输、肾的气化及肝的疏泄来维持。故肺、脾、肾、肝的功能失调,可致癃闭。肾主水,与膀胱相表里,共司小便,机体水液代谢的全过程依赖于肾的蒸腾气化。膀胱气化亦受肾气所主,肾与膀胱气化正常,则膀胱开阖有度,小便藏泄有序。若肾阳不足,命门火衰,气化不及州都,则膀胱气化无权,亦可发生癃闭。而肺居上焦,为水之上源;脾居中焦,为水液升降之枢机;肝主疏泄,协调三焦气机之通畅。故癃闭之发生可由多个脏腑、多个环节功能异常而导致。

**2. 下病上治,欲降先升**　中医学认为小便的排泄,除了肾的气化外,尚需依赖肺的通调、脾的转输、肝的疏泄,因而癃闭还与肺、脾、肝有关。当急性尿潴留时,小便点滴不下,常可在原方基础上加开宣肺气、升提中气若紫菀、桔梗、杏仁、升麻、柴胡之属,此为下病上治、升清降浊之法。

**3. 清金润肺,肺畅水行** 小便癃闭正治在膀胱与肾,多用淡渗利湿之法。然本案病人痰火喘嗽正甚时,忽见小便不通。自服淡渗利湿之药,反添少腹胀满,点滴不通。李氏诊脉右寸数大,分析为肺之痰热已化燥伤阴,肺之阴津不足不能生水而致癃闭。治疗唯宜用清金润肺之法,肺得清润则通调水道之功可见矣。

**4. 证准法妙,方奇药神** 综观脉症,实乃痰热壅盛、肺燥津亏之证,故治当清金润肺、益气养阴。方用紫菀通利小便,《本草逢源》谓"紫菀专通肺气,使热从小便去耳";麦冬清金养阴润肺,清中有补,能泻膀胱之火,而又不损膀胱之气;五味子收敛固涩、益气生津,孙思邈谓"六月常服五味子,以益肺金之气,在上则滋源,在下则补肾";人参入肺,益气生金,助肺主治节。诸药合用,配伍精当,仅一剂而尿出如泉涌,信不虚也。本案癃闭,从肺论治,充分体现了中医"肺为水之上源"理论的临床意义。

## 四、体 会

癃闭是指小便量少,排尿困难,甚则小便闭塞不通为主症的病症,其基本病理变化为膀胱气化功能失调,且与肺、脾、肾、肝有密切的关系。临床辨证应抓住主症,辨证求本,治疗原则应以通利为法,然临证须审证求因,标本兼顾,不可拘于常法,切忌一味利尿。治当精于权变,灵活运用。

# 奇趣,奇趣,思入案情深处
## ——析李士材医案一则

上海中医药大学 朱伟常

大宗伯董元宰有少姜,吐血蒸嗽。先用清火,继用补中,俱不见效。士材诊之,曰:两尺沉实,少腹按之必痛。询之果然。此怒后蓄血,经年弗去,乃为蒸热,热甚而吐血,阴伤之甚也。以四物汤加郁金、桃仁、穿山甲、大黄少许。下黑血升余,少腹痛仍在。更以前药加大黄三钱煎服,又下血黑块如桃胶、蚬肉者三四升,腹痛乃止,虚倦异常,与独参汤饮之。三日而热减六七。服十全大补汤百余日而康(《古今医案按》)。

明代礼部尚书、书画家董其昌少妾所患的病症是"吐血蒸嗽"。在当时,时医治疗此病惯于浪用苦寒,或遽投补剂,正如《先醒斋医学广笔记》所说:今之疗吐血者,大患有二。一则专用寒凉之味,如芩、连、山栀、黄柏、知母之类;一则专用人参。这种习尚,曾被李时珍、张景岳等名流所批评。董妾之病,前医先投清火,继用补中,实亦不出乎时医故伎。因为病人所患既非邪热迫血,更非中虚气弱,故清火、补中俱不见效,是无足为怪的。

按常理,阴虚吐血蒸嗽当见细数之脉,但董妾的脉搏却反在两尺见到沉实。"两尺沉实,决其少腹有瘀"(俞惺斋按语),士材据脉断病,可谓精矣!记得程门雪先生曾说:"外感重苔,杂病重脉,不可不研究。"正是指出了脉诊的重要性。然而,在临床上单凭脉象辨证还是不够全面的。李氏通过问诊,证实他"少腹按之必痛"的推想正确无误,也由此而得知症结在于瘀血凝阻。至于月经情况,医案没有说明。虽然经闭无此可能,但像经行涩少、色泽紫暗等症却不能一概排除。原案中之所以缺乏这些记录,想系省笔,也许是作者意味深长地留待后人思索吧!读古人医案,还当联系临床实际,方可听得其"弦外之音"。

董妾之证有蒸热,这种症状不只见于阴虚,且与瘀血也很有关系,故临床辨证有一定困难。王肯堂早曾指出:"虚劳发热未有不由瘀血者,而瘀血未有不由内伤者。"其论述十分精辟。至于蓄瘀致热的机制,李氏在案中认为因怒后蓄血,瘀血经年不去,乃为蒸热。对于这一问题,如能结合其他医家的要论,则理解更能深刻,如《医方考》说:"血已离其位,但留于经脉关要之区,阻塞气血流行之道也。气,阳也,阻而塞之,则积阳为热,故令蒸蒸骨热。"这一病机分析,实与刘河间"玄府闭塞,怫热郁结"之说,以及丹溪郁久化火的理论是一脉相承的。它清楚地说明了董妾的蒸热既不是实火蕴结,亦异于阴虚内热,而乃是瘀血之为患。当然,这种内伤引起的蓄血发热,与外感热病的瘀热相结也有区别。

然而，咳嗽吐血与蓄瘀又有什么关系呢？宋人杨士瀛说："感风伤冷、挟热受湿、瘀血停水，与夫肺实肺虚，皆能壅痰而发嗽也。"（《仁斋直指方》）李梴的《医学入门》进一步说明，瘀血咳嗽喉间常有腥臭，或见血紫黑色，当"利去心肺间瘀血即止"，董妾的咳嗽吐血，正属于瘀血作祟。

望闻问切原多理，选药投匕旨亦微。且观李氏处方，结构精湛，虽一味之择，必有深意存焉。病人系膏粱之体，体虚邪留，其治疗既不得不攻，又不堪峻猛，故虽当以逐瘀为原则，但不能忘于扶正。李氏所用之剂，为四物汤加郁金、桃仁、穿山甲，并加大黄少许。初虽投药中病，然而瘀血未除，因又加重大黄之量达三钱，使其攻下瘀积甚多，腹痛方止。其用药之审慎，于此可见。《证治准绳》论治蓄血法曾说："虚人不禁下法者，以四物汤加穿山甲煎服妙。"足知名家用药之意不谋而合。

再说四物汤虽系常方，却堪究味。地、芍、归、芎有益阴、养血、行滞之功；芎、归味辛，但润而不燥，正与叶天士"辛润通络"之意相符；穿山甲通经脉、搜络瘀，尤为局中妙着，王肯堂谓："以润剂治干，以蠕动噉血之物行死血。"至于大黄、桃仁、郁金三者的配合，也是耐人寻味的。《医学入门》论治瘀血咳嗽，主张用桃仁、大黄、姜汁泛丸，与此同法。缪希雍又称郁金为"治吐血圣药"，盖取其凉血行瘀之功。尤其是大黄一味，治蓄瘀积热吐血，能收"釜底抽薪"之效，岂但下瘀，且能止血。当日孙思邈用大黄末一方寸匕，搅入生地汁半升，温服，疗吐血，"百治不差，疗十十差"。目前临床，以单味大黄治疗血证，获效良多，但若依《千金》此法，则其疗效的提高是可以预期的。古人还有一种用药经验，即认为用大黄取瘀血必须醋制，其效方佳。又认为须以桃仁之属引之，而后瘀血可行。李氏处方正是以此二味共剂以获佳效的。虽则案中未言大黄的炮制，但想亦"常事不书"的缘故吧！

通过上述治疗，董妾腹痛消失，"三日而热减六七"，收到了滞血一通、热不复作的效果。这时，患者突出的症状是"虚倦异常"。这是病根已拔，正气大亏的现象，若再予攻伐，必然正不能支。因此，根据"常毒治病，十去其七"的原则，当机立断，一变前方，而以独参汤峻补元气。继而又以十全大补汤培益气血，终复安康。《古今医案按》中，俞震对这种善后法十分赞赏，云："大下而病根去，去后峻补，不用养阴，更妙。"前贤曾谓，阴虚火旺者勿用人参。为何士材用之？他在《病机沙篆》中认为："惟无积之人，脉按举无力，方可补之。"故知董姜在瘀血尽后，脉变无力，当无疑义。程门雪先生曾指出读医案的诀窍，认为"以药推证"，亦可得其六七。今从十全大补汤测证，则必然气血两亏。因而，李氏不用养阴，原非悖谬。这也说明，在发热嗽血之后，若概用养阴是不合理的。

在李氏医案中，瘀血发热与失血证同见者，除董姜案外，还有张鸣之案（《续名医类案·吐血》）。病人"吐血两年，面色萎黄，潮热嗽咳，膈有微痛，脉数而沉，且搏痛不可按，而甚于夜分"，李氏断为"坚血积蓄，非大下不可"，但以久病，未敢峻利，遂用郁金、降香、归、地、山甲、蓬术、人参。药后下血如漆，数次而病减。然而月后复病，李悟知病重而药轻，乃以大黄、干姜、蓬术、郁金、山甲、肉桂、桃仁、䗪虫为丸。朝服参芪之剂，午后服丸钱许。如是十日，血积大下，数次而安。此案同样以扶正祛瘀同用，而方法有别，当与前案互观之。

在临床上，瘀血发热是并不罕见的。对瘀血证有专门研究的王清任见发热证往往考虑到瘀血为患。如妇人干劳经闭咳喘，食少无力，午后发热，至晚尤甚；男子劳病，消瘦无力，食少面黄，咳嗽烦躁，午后潮热，天亮汗多；小儿疳症，午后潮热，至晚尤甚，或有病人每晚内热，兼皮肤热一时，认为"皆血瘀凝结而成"。他指出，此类病人"本不弱而生病，因病久致身弱。自当去病，病去而元气自复"。据其经验，常用血府逐瘀汤等，其效颇佳。如果气弱，每日煎黄芪八钱，徐徐服之，也是攻补兼施的一法。

瘀血发热的证治，但若行诸实践，又实非易易。据载，缪仲淳忽病发热不止，自投清热凉药，更加沉困，势将不支。其友王肯堂独辨为瘀血，亟投破瘀之剂，次日下黑粪半升许，方得热退病瘳。可见连名医诊疗己病，有时也会失误。

诚如褚澄所云：博涉知病，多诊识脉，屡用达药。本文细玩士材医案，实意本于此。

# 李士材、蒋示吉下法验案赏析及学术思想传承衍变

苏州市中西医结合医院　　王　鑫　尹　浩　唐晓龙　周轶群
　　　　　　　　　　　　　费晓军　汤海林　金庆江　金庆霄
苏州市吴中区木渎镇卫生院　　董文彦

　　李士材（1588—1655）明末清初医家，著述丰富，弟子众多，从而形成了颇具影响力的吴门医派士材学派。蒋示吉（1624—1713），师从李士材，为吴门医派士材学派第二代医家，著有《医宗说约》《望色启微》《医意商》《伤寒翼》《医宗小补》《针灸会元》《通医外治》及《山居述》等著作。李氏、蒋氏均有颇多灵活应用下法的医案留史，笔者就李、蒋师徒的数则下法验案进行剖析，窥探下法学术思想在两师徒间的传承与衍变过程。

## 一、李士材与蒋示吉下法验案探析

### 1. 泻下以通因通用

　　李士材医案："王肯堂精医术，年八旬患脾泄，群医咸以年高体虚，辄投滋补，疾愈甚。惟李中梓先生视之曰：公体肥多痰，愈补则愈滞，当用迅利药荡涤之，能弗疑乎？王曰：当世知医者惟我与尔，君定方，我服药，又何疑？遂用巴豆霜去油净服，即下痰涎数升，疾顿愈。"

　　该案王肯堂高龄患脾泄，脾阳亏虚，失于运化，加之体肥多痰，投滋补药物则愈补愈滞，泄泻加重。李氏力排众议，以大辛大热的巴豆霜泻下，治病求本，通因通用。

　　蒋示吉医案："山塘吴氏母，年六十余，患腹痛，日泻四五行，已三四年矣，遍治不愈，予诊之，二尺沉紧。予曰：内有沉积也。用熟大黄三钱入本病药中，煎服一剂，而病如失。"

　　该案中患者慢性腹泻三四年，老年体虚，然蒋氏诊得尺脉沉紧，认为内有沉积当下，病机属虚中夹实，蒋氏用熟大黄加入本病药中，通因通用。

　　学术传承：李氏案与蒋氏案中的"泄泻"患者均为高龄，前医用常法滋补

或止泻不得效，可见均未切中病机。李氏以望诊抓住核心病机"体肥多痰"，蒋氏以切得"二尺沉紧"确定"内有沉积"，切中各自病机，有形之邪需有出路，方可得安，故师徒二人均采用下法通因通用。

**2. 泻下以祛瘀生新**

李士材医案："大宗伯董玄宰少外家，吐血喘嗽，蒸热烦心。先与清火，继进补中，药饵杂投，竟无少效，而后乞治于余。余曰：两尺沉且坚，小腹按之即痛，此有下焦瘀血，法当以峻剂行之。若与平和之剂行血，则坚血不得行也。以四物汤加郁金、穿山甲、蟅虫、大黄，武火煎服。一剂而黑血下二碗，而痛犹未去，更与一服，又下三四碗而痛方止。"

该案中患者吐血喘嗽、蒸热烦心等一派阴虚火旺的证候。李氏凭脉辨证，以尺脉沉且坚断定下焦有瘀血，予以养血中加用下法，祛瘀生新。

蒋示吉医案："官于谏夫人，小产后恶露不止，屡发昏晕，面色㿠白，恶心不食，自汗，六脉微细而数，治以四物汤加参、术、姜灰服数剂，虚症稍退而血亦止，但大便秘结，腹痛不食如故，而咽酸发热尤甚，诸医束手。予于前方加酒蒸大黄二钱，大便始润，而发热咽酸渐愈。"

该案以小产恶露不止为主症，予养血益气之剂，出现大便秘结、腹痛纳差、咽酸等新症。四物汤滋腻碍胃，胃气上逆则咽酸，胃气不降则肠腑不通便结。蒋氏以酒蒸大黄，泻下之力存，活血作用增，颇合恶露不止之病机，益气养血中加用下法，祛瘀生新。

学术传承：上述两则医案均为血证，李氏案为吐血喘嗽，蒋氏案为小产恶露不止，不同在于前者蒸热烦心指向阴虚火热妄行，后者面白自汗，气虚不摄。然而两者医案均存在虚实夹杂。前案两尺沉坚，小腹按痛，为小焦瘀血之象，后案大便秘结，腹痛不能食，亦为肠腑血热瘀结，所以李蒋二氏均以补虚四物汤合大黄加减，祛瘀生新。

**3. 泻下邪尽后扶正**

李士材医案："练川钱远之，以鼓盆之戚太过，胸痛不能饭，数日粥不下咽，随食随吐，涎如卵白，溲便坚涩。余曰：脉有根本，其蓄血可下也，用酒蒸大黄加桃仁、归尾、郁金、延胡索、降真香、山甲，蜜丸酒送四钱，再剂而黑皆下，补养数月，病苦减去。"

该案中李氏以"溲便坚涩""脉有根本"为依据，判断为正虚邪恋，以酒蒸大黄、桃仁、当归尾等品泻下祛邪，两剂后解黑便邪尽，改予调补扶正而愈。

蒋示吉医案："崇明肖氏，寄居吴门之西山，有妇二十余岁，素虚弱，患热病将一月，医者满堂弗愈，一夕忽死，其父扣门求救。予曰：已死矣，又何救焉？彼曰：死其分也，若得一决，尤所甘心。不得已而往，至其家，帐已揭，帛已焚，恸哭之声彻于中外。予就视之，脉虽无，重按尚存，心口微温。予曰：似有生机。即用竹沥、灯芯、生姜汤灌之，咽下一口，少顷微动，细察之，腹痛甚，问其大便，云二十日不食，亦不行矣。予以大黄一两、芒硝五钱，桃仁、当归各三钱与之。众骇曰：素有弱证，且病久何能堪此？予曰：更有法在。强与之，遂去黑物半桶，即用人参五钱煎汤补之。盖因其素弱，急下后不得不峻补也。调理月余而愈，今连生三子。"

该案妇人患温热病近 1 个月，气津亏虚，加之腹痛不进食，正气极为亏虚。蒋氏认为邪伏于内则便结，果断予大黄、芒硝、桃仁及当归通下尽邪，峻下之后急予人参煎汤扶正，中病即止，防下后伤正。

学术传承：李、蒋师徒上述两案的共同点是正虚邪实，从"脉有根本"与"脉虽无，重按尚存"可以看出两案正虚较甚，仍有生机，师徒二人在使用泻下法尽邪后，急予扶正，防止泻下正愈虚，治法灵活。

**4. 间用泻下，间用补**

李士材医案："郡守于鉴如，每酒后腹痛，渐至坚硬，得食辄痛。李氏诊之曰：脉浮大而长，脾有大积矣。然两尺按之软，不可峻攻，令服四君子汤七日，投以自拟攻积丸三钱。但微下，更以四钱服之，下积十余次，皆黑而韧者。察其形不倦，又进四钱，于是腹大痛，所下甚多。仍服四君子汤十日，又进丸药四钱，去积三次。又进二钱，下积至六七碗。脉大而虚，按至关部豁如矣，乃以补中益气调补一月，全愈。"

此案为积聚病，邪伏即深，而正气亦虚，不能以峻攻峻补收功。李氏在治疗过程以含巴豆霜、槟榔、枳实、厚朴等泻下行气之品的攻积丸与四君子、补中益气等方间断使用，正气稍复则再攻，间用泻下，间用补益。

蒋示吉医案："淮安陈氏，外感病起二百余日，粒米不食，食即胀满，诸药不愈，日以人参三钱，煎汤接命而已。载至吴中，予视之，骨瘦如柴，六脉微细，投之参术，正相宜也，何无寸效？因揭心下按之，硬块已满，手按则痛。予曰：凭脉证则难用下药，不下亦无生理。遂用当归、玄明粉各三钱，酒蒸大黄二钱,杏仁、麻仁、苏子、桃仁俱炒为末各一钱,白芍、川芎、桔梗各七分,水煎服之,后即去黑块二三十。中脘硬处下行寸许。然人已虚极,明日去大黄、玄明粉,加人参三钱,服一剂后,日服用大黄、玄明粉,而去人参,又去黑一二十。如此,人参、大黄间服半月,黑块始尽而愈。"

此案为蒋氏典型的间下法案。心下满,泻下之后,中脘硬结下行寸许,邪未尽,下症仍然存在。但外感病日久,正气虚弱不能久下,去大黄、玄明粉加人参调补1日后,再用硝黄,间用泻下间用补益,半个月后邪去病愈。

学术传承:上述的李、蒋的两则医案都体现了间用攻补法,李氏先以四君子扶正,而后峻剂攻下,察形不倦后再下,而后再四君子扶正,再攻后予以补中益气,攻补法切换灵活。蒋氏则继承李士材的攻补间用思想,采用隔日使用下法补法,下1日,补1日,圆机活法。

## 二、蒋示吉下法总结与应用拓展

李氏著述丰富,所著医书20余种,但未对下法进行专篇论述和总结。蒋氏在继承李氏学术思想的基础上,进行了下法的专篇论述与拓展应用。

**1. 系统总结下法的大纲及辨治要点** 蒋氏在《医意商·商下法之秘》篇中明析下法的大纲。蒋氏认为大便有秘、结、鞭、燥、黑之分,指出气不化、血不荣则秘,有热则结,结久则鞭,鞭久则燥,血瘀则黑。辨证首辨虚实,实证为阳经实热,虚证为血虚、气虚、阳虚,除"阳气虚便秘宜用金匮丸壮其少火"外,其他均应采用下法。蒋氏还明列了下法应用的辨治要点6条,附方7首。其中大便黑而兼热者,用桃仁承气汤;黑而兼寒者,活血汤加熟大黄;血虚者,当归润燥汤、麻仁丸主之;病热而结,服大柴胡汤;结久而硬小承气,结久而燥大承气等。针对下法的兼症,蒋氏强调下法根据临证需要选用不同的佐助药。如:加生蜜取其润泽,加铁锈水取其重坠,加槟榔汁取其推下,加猪油同煎取其润燥。

**2. 拓展应用下法治疗温病** 蒋氏所著《伤寒翼》书名寓意"羽翼伤寒",实为温病学专著,该书中论及下法相关的章节有7篇之多,其中首倡"治瘟疫专责阳明",并以专篇论述。蒋氏认为疫毒首伏阳明之外,继入阳明之里,邪气与水谷胶合,水谷不行,邪气炽旺,提出治疗温病当注重疏利,以使从口鼻而入的疫毒从胃肠水谷之道而出，将下法作为治疗温病的重要治法之一。

针对温病应用下法时，蒋氏强调"议下者，需察大便"，通过诊察大便来确立是否为下法的适应证，总结了温病应用下法的三大纲症。当温病患者出现"大便闭结，六七日不行，转屎气极臭""大便时流臭水，而无结粪，脐下硬痛"，"大便日行数次，如黏胶、如败酱，每去少许而极臭"等情况时，即可应用下法。

除却三纲之外，蒋氏还明言温病应用下法兼症有 36 条，但据王咪咪点校《伤寒翼》书中记载仅有 7 条，恐有脱佚。单仅从兼症 36 条的数字而言，可以窥见蒋氏对温病下法应用的经验极其丰富。

**3. 灵活选择泻下药的用药方式** 蒋氏善用下法，但遇年老气衰、妇人新产或久病患者，不耐汤药荡涤，灵活运用导法。在《医宗说约》卷三单述"导法"，所记载的导法包括"蜜导法"和"猪胆汁导法"。这些导法的具体操作蒋氏在其《医宗说约》卷二"大便不通"篇中有详细记载，用"'芦管'置入谷道，令病人提气，如忍大便状"，这与现代灌肠操作注意事项一致。

此外，蒋氏还在《医意商》一书中记录了"熏法"通便，以皂矾四两和开水一同导入木桶，患者坐于木桶上熏蒸，使药熏蒸肛门局部，助于化开结粪。

## 三、讨 论

蒋氏师从李氏，李、蒋二氏作为吴门医派士材学派第一、第二代医家，均擅长应用下法，蒋氏之于李，继承之上总结创新，使得流派的学术思想不断丰富，探析师徒二人的思想传承衍变过程，可为中医流派研究带来一些启示。

**1. 蒋士吉对李士材应用下法的传承** 下法为中医八法之一，在李、蒋师徒两人均擅用下法治疗临床诸病。王肯堂一案中，李氏通过对治疗过程及望诊来判断王氏所患泄泻为脾虚痰盛，取下法通因通用得愈；蒋氏辨山塘吴氏母久泻为"下有沉积"，并以下法通因通用取效。蒋氏判定应用下法是以"两尺沉紧"为依据，这与李氏另外 3 则医案依据"两尺沉且坚""脉有根本""两尺按之软"一样，凭脉辨证是李氏颇具特色学术思想之一。无独有偶，蒋氏辨治产后恶露不止与李氏辨治吐血喘嗽均采用泻下逐瘀法，配合益气养血，治法同出一辙；李氏治钱远之噎膈案与蒋氏治肖氏热病均用下法祛邪，邪尽立予补益，下后即补，治法类似；下补兼施法是李氏善用的治法之一，蒋氏在淮安陈氏案中也体现得淋漓尽致。

蒋氏从学于李氏,在下法应用适应证的判定、下法与其他治法合用、间断使用下法等很多方面受到老师的影响,蒋氏很好地继承了李士材擅用下法的圆机活法。中医流派核心学术思想传承是其生命力,也伴随着学术特色的自然形成。

**2. 蒋示吉下法学术思想的衍变**　蒋氏善于总结,明确下法的纲症、兼症及辨治要点等,并将辨治要点与常用方药——对应,易于掌握;蒋氏还将大便不通的病因病机、治法方药等以歌诀形式展示,便于记诵。

蒋氏临证对下法应用十分广泛,涉猎了内、外、妇、儿各科病种。从文中医案可知,腹痛、温病、产后恶露不尽等病合并下症时均可使用下法;此外,在蒋氏的著述中还将下法应用于小儿腮肿、小儿急惊及外科病症等。在此基础上,蒋氏还进行下法理论的创新,他提出"瘟疫专责阳明",并将温病的下法适应证分为可下、应下、急下、连下与间下,发前人之未备,颇具新意。

学术流派传承过程中,弟子要善于总结老师的学术经验,总结过程即学术思想凝练过程,如同马元仪之于沈朗仲,尤在泾之于马元仪。

**3. 吴有性对蒋示吉下法学术思想衍变的影响**　蒋氏下法的学术创新主要体现在温病诊疗方面,创立"治瘟疫专责阳明"学说。有学者认为蒋氏受吴有性的影响。蒋氏与吴有性为同乡,所居穹窿山与吴有性所居东山同属毗邻,蒋氏还协助吴氏校订《瘟疫论》一书,从地域与医家交流来说,蒋氏受吴有性影响不可否认。

《瘟疫论》主张"疫者疠气为患,治必驱邪为主""下不厌早",以达原饮加大黄取效。而蒋氏倡导"始终宜于疏利,通解表里",处方用药更为广泛,以三承气汤、麻仁丸、六一顺气散、润燥汤等泻下剂收功。蒋氏也更为偏好下法,《伤寒翼》一书多个篇章阐述下法在温病中的应用。此外,在蒋氏关于急下法应用时,强调病情最急剧时,芒硝、大黄要多用同时,临服加铁锈水重坠急速,这无疑效仿了陶节庵的杀车槌法。

在蒋氏创新过程中,借鉴了流派外医家的思想,这无疑丰富发展了蒋氏所代表的士材学派下法学术思想。可以明鉴,中医流派学术思想创新发展需要借鉴他山之石,诚如中医肾病的鼻祖邹云翔所言:"医家不应囿于流派而束缚思想,善学者应汲取诸家之长,取其精华,熔于一炉。"

　　学术思想传承衍变规律是中医流派研究的重点之一，笔者以流派师徒间的医案进行探析，希望能为今后的流派研究提供一些思路。但笔者仅选取了两个医家的典型治法为研究对象，尚不够深入，希望能在今后进一步拓展为完璧之作。

（《中医药导报》，2021 年第 27 卷第 8 期）

# 方 药 应 用

 ## 《医宗必读》法象药理探讨

河南中医药大学　　李成文　王　刚

　　法象药理是历代医药学家依据传统象思维,结合已有的医药知识和实践经验,将中药外形、质地、颜色、气味、习性、生成环境等各种物态之象及属性特征,与天地自然和人相通应的象及属性规律特点相关联,以解释说明该药具有某类相应性能和功效的本草理论。从《神农本草经》中载药 365 味以合周天之数,以及灵芝、石脂各有青、赤、黄、白、黑五种;到金元医家张元素、李东垣等人系统地阐发"气味阴阳厚薄、升降浮沉""药类法象"等理论;乃至明清法象药理尤为盛行,各家著作众多,如李时珍《本草纲目》、李中梓《医宗必读》、张志聪《本草崇原》、黄元御《长沙药解》、徐灵胎《神农本草经百种录》等。尤其是明末著名医家李中梓《医宗必读》中第三、第四卷《本草微要》(载药400 余种),对法象药理论述较多,令人颇多思考和启悟。

## 一、药性分阴阳

　　李中梓认为中药法象药理,包括中药的寒热属性、气味厚薄以及升降浮沉等皆可用阴阳来概括。

　　**1. 药性寒热与阴阳**　　中药的寒热属性是根据其作用于机体的寒热变化和效应得出的,虽然按程度的不同可分为大热、热、温、微温、寒、微寒、平以及凉、大寒等,但实质可归为寒热两种,与阴阳的基本概念及属性相应。故李氏认为人参"得阳和之气,能回元气于垂亡";硫黄"禀纯阳之精,能补君火,可救颠危;乌须黑发,真可引年";"附子退阴益阳,除寒湿之要药也";龙胆"禀纯阴之气,但以荡涤肝胆之热为职";黄连"禀天地清寒之气,直泻丙丁";苦参"味苦性寒,纯阴之品,故理湿热有功。疮毒肠澼,皆湿蒸热瘀之愆,宜其咸

疾病诊治应用

主"等。

**2. 气味厚薄及升降浮沉**　早在《内经》就有关于药性气味厚薄的概况论述，如"阴味出下窍，阳气出上窍"，"味厚者为阴，薄为阴之阳；气厚者为阳，薄为阳之阴"和"辛甘发散为阳，酸苦涌泄为阴；咸味涌泄为阴，淡味渗泄为阳"等。金元张元素等医家进一步总结和阐发了气味厚薄和升降浮沉规律，对后世产生了重大影响。李氏受其影响，认为冬葵子"气味俱薄，淡滑为阳，故能利窍"；女贞子"气薄味厚，阴中之阴，降也"；细辛"味辛性温，禀升阳之气而为风剂，辛香开窍"；地榆"味苦而厚，沉而降，善主下焦血证兼去湿热"；水萍"轻浮，入肺经，发汗"；沉香"温而下沉，与命门相契"等。

**3. 质地润枯轻重及作用动静缓急**　中药质地偏润的药一般属阴，多有益阴或滋润作用，如当归、肉苁蓉虽性温，但质润，使用不当就会有滑肠之弊等。轻清之品走上，重浊之品趋下也有一定的规律性。如升麻"禀极清之气，升于九天，得阳气之全者也"；桔梗"为舟楫之剂，引诸药上至高之分以成功"；槟榔"坠诸气至于下极"；牛膝"引诸药下行甚捷。主用多在肾肝下部"。另外，药性偏动或走散的，多具有阳的特性；偏静守不动的则多属阴。李氏认为"干姜本辛，炮之则苦，守而不移，非若附子行而不止也"；延胡索"行血中气滞，气中血滞。走而不守，惟有瘀滞者宜之"；山药"性缓，非多用不效"；皂荚"性极尖利，无关不开，无坚不破"等。

## 二、五行与归经

按照五行及藏象学说，五味、五色乃至时令、方位等都与五行及人体脏腑结构和功能相属应，这些也是法象药理极其重要的说理依据之一。另外，在此基础上金元医家进一步提出归经理论，对后世临床用药产生重要影响。

**1. 五行与法象药理**　《内经》中包含大量有关法象药理的内容，如五气、五化、五脏、五体、五味、五臭、五色、五果、五畜、五果、五菜、五虫和对应的时令、方位等，这在其书中也多有体现如"枣为脾果，脾病宜食之""鸡为阳禽，属木为风"等。以中药五味为例，五味最先是指药物经口尝得出的自然滋味，各具不同的功效，并且同种滋味功效相近或有一定的规律性。如带有酸味的药物，大多能收涩和调理筋脉，甜味的药物多能充饥补益，咸味使人涌泄等。发现五味与五行、五脏多相配属,并根据药物五味的形成与五行之气相通的理论进一步解释药物相应性能功效。如李氏认为木瓜"得东方之酸,故入厥阴治筋";谷芽"味甘气和,具生化之性,故为消食健脾、开胃和中之要药";贝母"辛宜归肺,苦宜归心,大抵心清气降,肺赖以宁,且润而化痰,故多功于西方也";醋"入肝经",食盐"咸走肾"等。

**2. 五色及形态、时令**　善于观察,注重从颜色、形态、时令、环境等与五行相属应的内容来论药也是法象药理的重要特征。如五行学说认为,五色与五行、五脏都有对应关系。这样一来,药物的颜色就和五行、五脏挂上了钩。于是按照法象药理,朱砂色赤,属火,可以益心养神;磁石色黑属水,可以补肾。而药物的形态、时令、方位等也可以如此类推。如李氏书中丹参"色合丙丁,独入心家,专主血证";白及"性收色白,合乎秋金,宜入相傅之经,以疗诸热之证";玄参"色黑味苦,肾家要药。凡益精明目,退热除蒸,皆壮水之效也";赤小豆"心之谷也。其性下行,入阴分,通小肠,治有形之病";扁豆"色黄味甘得乎中和,脾之谷也,能化清降浊,故有消暑之用";麦冬"禀秋令之微寒,得西方之正色,故清肺多功"等。

**3. 法象药物归经**　应用药物的形色气味等物态之性及属性,结合五行、藏象理论说明其作用的趋向性及规律。《内经》就有"五味所入""五脏所喜"等。后世医家在此基础上,根据对药物各种物态之象的观察,结合五行之气特别是脏腑功能及药效反应,不断推衍和发展完善,形成了相对成熟的药物归经理论。如李氏认为海浮石"乃水沫结成,体质轻飘,肺之象也";"蝎属木,色青,独入厥阴,为风家要药";栀子"清太阴肺,轻飘而上达;泻三焦火,屈曲而下行";沉香"芬芳之气,与脾胃相投;温而下沉,与命门相契";紫菀"苦能下达,辛可益金,故吐血保肺,收为上品。虽入至高,善于下趋,使气化及于州都,小便自利"等。

## 三、类推和联想药效

**1. 其他属性、环境类推**　中药及其作用是复杂多样的。法象药理认为中药性能功效除了与阴阳五行等属性关系相应外,还与其他自然属性、形态特征以及生成环境等存在一定的联系。如李氏认为蜂蜜"采百花之英,合雨露之气酿成，其气清和，其味甘美，虚实寒热之证，无不相宜也"；人溺"服小便入胃，仍循旧路而出，故降火甚速"；琥珀"有下注之象，故利小便而行血"；茯神"抱根而生，有依守之义，故魂不守舍者，用以安神"；款冬花"雪积冰坚，款花偏艳，想见其纯阳之禀，故其主用皆辛温开豁也"等。

**2. 特殊性能现象观察**　根据中药习性、功能以及某些特有现象类推和联想药物功效，可为临床用药提供一定思路。如李氏认为雄蚕蛾"健于媾精，敏于生育，祈嗣者宜之"；虻虫"专唼牛马之血，仲景用以逐血，因其性而取用也"；大蒜"外涂皮肤，发泡作疼，则其入肠胃而搜刮，概可见矣"；"血见花蕊石即化为水"，山楂"煮老鸡肉硬，入山楂数粒即烂，则其消肉积之功可推矣"；三棱"昔有患癖死者，遗言开腹取视，得病块坚如石，文理五色，人谓异物，窃作刀柄，后以刀刈三棱，柄消成水，故治癖多用焉"等。

## 四、取譬以论药

根据天人相应观点，天地自然与人类社会具有一定的关联性。因此，法象药理认为，作为自然界的药物虽然与社会现象看似无必然联系，但其中的部分道理或规律是相通的。如李氏就常用各种恰当的比喻来描述药物性能及其用药思想。如把葳蕤"譬诸盛德之人"，山药"比之金玉君子"，草果"气猛而浊，如仲由未见孔子时气象"；说青皮"性颇猛锐，不宜多用，人年少壮，未免躁暴。及长大而为橘皮，如人至老年，烈性渐减。经久而为陈皮，则多历寒暑而躁气全消也"；商陆"行水有排山倒岳之势，胃弱者痛禁"；枳实"破积有雷厉风行之势，泻痰有冲墙倒壁之威"，"气弱者忌之"；龙胆"大苦大寒，譬之严冬，黯淡惨肃，冰凌盈谷，万卉凋残，人身之中，讵可令此气常行乎"等。这样形象说理，让人易于理解和记忆深刻。

## 五、用于鉴别与择药

法象药理不仅用于药物各种生效原因及机制的探析和解释，而且还为药物的区别比较和临床用药规律等提供一定意义的启发和思考。如李氏认为砂糖"红、白二种，皆蔗汁煎成。功用相仿，和血乃红者独长"；黄芩"轻飘者上行,坚重者下降,不可不别也";"龟鹿皆永年,龟首藏向腹,能通任脉,取下甲以补肾补血,皆阴也;鹿鼻反向尾,能通督脉,取上角以补火补气,皆阳也";"鳖色青,主治皆肝证;龟色黑,主治皆肾证,同归补阴,实有区别";"肉桂在下,主治下焦;桂心在中,主治中焦;桂枝在上,主治上焦。此本乎天者亲上,本乎地者亲下之道也";"松叶有功于皮毛,松节有功于肢节,各从其类也"等。

综上,李中梓《医宗必读》所述法象药理,揭示了中药性能及作用规律,对临床用药具有重要的指导价值,但个别药物论述难免带有历史局限和主观偏见,望慧眼取舍。

(《中华中医药杂志》,2016 年第 31 卷第 11 期)

# 从《医宗必读》看明代的中药炮制状况

中国中医科学院　　成　莉

《医宗必读》共 10 卷,分为医论、脉学、诊法、本草、内科杂病等几大部分,其内容通俗易懂,切合实用,是广为流传的一本综合性医学著作。一直以来,学者们对它的研究多放在医论和治疗等方面,较少关注到该书所附带的中药炮制内容。笔者经研究整理后发现,书中收录了 400 多种本草(其中 167 种带有炮制方法),600 余首方剂(药名脚注中带有炮制方法的方剂有 414 首),这些本草和方剂中记载了大量的中药炮制方法和炮制理论,其内容之丰富,令人惊叹。由于《医宗必读》是一本通俗的医学入门读物,其收录的本草、方剂必然是当时普遍通用的,因此它所附带的药物炮制方法应该具有较强的时代代表性。通过对该书炮制内容的研究,我们可以从中大略了解到明代的中药炮制发展状况。

在中药炮制发展史上,"宋代是中药炮制技术的形成时期",发展至明代(李中梓成书时已是明朝末期),"在中药炮制技术方面有较大的进步,在炮制理论上也有显著的建树"。这两点,能从《医宗必读》一书得到充分的证明。

# 一、明代炮制技术已然更加丰富成熟

**1. 净制方法**　有去毛(贯众)、去皮(肉桂)、去壳(石莲子)、去心(麦冬)、去须(黄连)、去苗(防风)、去芦(当归)、去梗(款冬花)、去节(牛膝)、去沙(五灵脂)等 20 多种。净制方法的发展，说明当时对中药药用部位的选择已提出了更加严格的要求。

**2. 切制方法**　有切(大黄)、镑(犀角)、剉(草乌)、磨(木香)、研(麝香)、杵(五味子)、打碎(白果)、水飞(赤石脂)等方法。饮片切制技术，是少数形成较晚的中药炮制技术。《医宗必读》全书只有 3 味药的炮制方法提到了"切片"，分别是白术、厚朴、牙皂。说明这项技术的应用确实较晚。

**3. 炮炙方法**　有炒(红豆)、煨(草豆蔻)、煅(牡蛎)、焙(鸡内金)、烘(枸杞子)、炮(附子)、炙(穿山甲)、煮(川楝子)、蒸(百合)等。各种方法又有加工程度的不同，如炒法中有炒黄(麦芽)、炒焦(白术)、炒黑(干姜)、炒透(栀子)、炒出汗(川椒)、炒烟尽(干漆)、炒去丝(杜仲)等。可以说在《中国药典》的《药材炮制通则》中提到的炮制方法，该书基本都有记载。由此可见，明代的炮炙技术已经达到了比较成熟的程度。

**4. 辅料品种丰富**　经整理发现，书中药物炮制中添加的辅料非常多，从醋、酒、蜜、姜汁等液体类辅料，到盐、麸、米、豆等固体类辅料，有 20 多种(表6)。这些辅料的广泛应用，极大地增加了中药炮制的效果，提高了中药炮制的工艺水平。辅料种类的丰富，从侧面反映出中药炮制理论的不断发展。

表6　辅料

| 辅　料 | 制　法　举　例 |
| --- | --- |
| 盐 | 盐汤泡(吴茱萸)、盐炒(水蛭)、盐水炒(益智仁)、盐水煮(石决明) |
| 酒 | 酒飞(五灵脂)、酒洗(大黄)、酒浸(当归)、酒润(北大黄)、酒喷(红花)、酒浇(南星)、酒煮(熟地)、酒蒸(雷丸)、酒拌(车前子)、酒炒(补骨脂)、酒炙(龟甲)、酒淬(阳起石) |
| 醋 | 酒焙(胡芦巴)、酒煨(大黄)、酒熬膏(安息香)、醋淘(五灵脂)、醋浸(荜茇)、醋拌(赤石脂)、醋煮(半夏)、醋炒(香附)、醋炙(虎胫骨)、醋淬(磁石) |

| 辅　料 | 制　法　举　例 |
|---|---|
| 蜜 | 蜜水拌蒸(葳蕤)、蜜蒸(骨碎补)、蜜水炒(款冬花)、蜜炙(黄芪)、蜜水炙(桑根白皮)、蜜水涂炙(枇杷叶) |
| 姜汁 | 姜汁浸(山药)、姜汁淹(远志)、姜汁炒(厚朴) |
| 童便 | 童便浸(青蒿)、童便淬(牡蛎) |
| 甘草汤/水 | 甘草汤泡(白前)、甘草水煮(远志) |
| 米泔水 | 米泔水浸(白术)、米泔水洗(人胞) |
| 酥 | 酥炙(鹿茸)、酥焙(鹿茸)、酥拌蒸(石斛) |
| 羊油 | 羊油拌炒(淫羊藿) |
| 乳 | 乳拌(茯苓) |
| 巴豆 | 巴豆拌炒(川楝子) |
| 蛤粉 | 蛤粉炒(阿胶) |
| 麸 | 麸炒(枳实) |
| 糠 | 糠炒(苍术) |
| 黑豆 | 黑豆拌蒸(何首乌) |
| 土 | 土炒(白术)、土蒸(白术) |
| 面 | 面煨、面裹煨(肉豆蔻) |
| 糯米 | 糯米拌炒(贝母) |
| 豆腐 | 入豆腐煮(真珠) |
| 紫背浮萍 | 紫背浮萍同煮(硫黄) |
| 缩砂仁 | 缩砂仁粗末拌蒸(熟地) |

## 二、明代炮制理论的发展

在中药炮制发展史中,宋以前只有零散的药物炮制作用记载。炮制理论的不断发展和提高是从金元时期开始的,经明代进一步系统整理。《医宗必读》一书对炮制理论的阐述有 30 多条,大约一半出自李时珍《本草纲目》的内容(《医宗必读》卷三、卷四名《本草徵要》,系从《本草纲目》中精简并加作者己见而成),另有三分之一在早于《医宗必读》的《本草发挥》《本草蒙荃》《医学入门》《仁术便览》《炮制大法》和《本草正》中已有记载。虽然作者李中梓自己的发挥较少,但是这些理论已涉及炮制理论的方方面面,足以反映出明代炮制理论的发展概况。

**1. 选择药用部位** 药物的不同部位具有不同的功效，炮制时应根据需要保留药用部位，去除无效部位。如：生姜"要热去皮，要冷留皮"，绿豆"但功在绿皮，若去壳即壅气矣"等。

**2. 调整药性**

（1）生熟异治：药物生用和炮制加工后产生的治疗功效完全不同，这正是炮制的目的所在。如：五灵脂"生用于行血，炒熟止血"，五味子"嗽药生用，补药微焙"，生姜"生能发表，熟可温中"等。

（2）辅料调整：药物经过不同辅料的炮制，改变了药性，起到针对性治疗某种疾病的作用。例如：枇杷叶"治胃病，姜汁涂炙；治肺病，蜜水涂炙"，当归"入吐血剂中，须醋炒之"，淡豆豉"豆经蒸窨，能辛能散，得葱则发汗，得盐则止吐，得酒则治风，得薤则治痢，得蒜则治血，炒熟又能止汗"等。

（3）解毒减毒：对于毒副作用较大的药物，通过不同的炮制方法可以降低其毒副作用，以达到安全用药的目的。如：芫花"好醋煮过，晒干则毒减"，仙茅"糯米泔浸一宿，去赤汁则毒去"，常山"好酒久炒令透，不尔使人吐也"等。

（4）纠正偏性：通过炮制来改变或缓和药物偏盛的性味，以达到改变药物作用的目的。例如：南星"得牛胆则燥气减，得火炮则烈性缓"，香附"惧燥，蜜水炒；惧散，醋炒之"等。

## 三、《医宗必读》对明代中药炮制技术的贡献

笔者参考《中药炮制品古今演变评述》和《历代中药炮制法汇典》中的资料，并对比了明代的本草学巨作《本草纲目》和炮制学专著《炮炙大法》这两部在炮制学史上具有代表性和影响力的著作，发现《医宗必读》对35种药物的炮制方法有所发展创新，其中5味药的炮制方法为《医宗必读》首先提出，30味药是《医宗必读》在前人的炮制方法上有所改进和变化。这些新的药物炮制方法的出现，充分说明明代的中药炮制技术水平在不断的进步。由此不难看出《医宗必读》对于研究明代中药炮制史的价值所在。

**1.《医宗必读》中首创的药物炮制方法** 苍术"糠炒"、甘草"姜汁炒"及"酒炒"、樗白皮"醋炙"、款冬花"蜜水炒"、石灰"筛过"。其中款冬花"蜜水炒"

的炮制方法被《中国药典》收录,至今还在沿用。

**2.《医宗必读》中有所改进和变化的药物炮制方法** 见表7。

表7 《医宗必读》中有所改进和变化的药物炮制方法

| 药 名 | 前人炮制方法 | 《医宗必读》炮制方法 |
|---|---|---|
| 白芍药 | 酒炒(《扁鹊心书》) | 煨熟,酒焙 |
| 白附子 | 去皮(《博济方》) | 去皮脐 |
| 白术 | 炒黄(《博济方》) | 炒焦 |
| 远志 | 去心(《刘涓子鬼遗方》) | 去木 |
| 芫花 | 挼碎用(《本草品汇精要》) | 为末 |
| 白豆蔻 | 去皮(《太平圣惠方》) | 去衣 |
| 补骨脂 | 去毛(《证治准绳》) | 去衣 |
| 草豆蔻 | 炒紫色(《苏沈良方》) | 微炒 |
| 草乌 | 去皮尖(《圣济总录》) | 去芦 |
| 常山 | 酒炒(《万氏女科》) | 酒炒透 |
| 陈黄米 | 炒香(《世医得效方》) | 炒焦黑 |
| 地龙 | 去土,以布裹捶(《普济方》) | 生研 |
| 防风 | 去芦并叉枝(《仙授理伤续断秘方》) | 去皮 |
| 茯苓 | 乳拌(《扁鹊心书》) | 乳拌饭上蒸 |
| 附子 | 炮,切片,童便浸,再加姜汁炒干(《扁鹊心书》) | 童便浸一日,去皮切作四片,童便及浓甘草同煮,汁尽为度,烘干 |
| 甘草 | 使一斤用酥七两涂上,炙酥尽为度(《雷公炮炙论》) | 涂麻油炙干 |
| 红花 | 酒煮(《金匮要略》) | 酒喷焙干 |
| 厚朴 | 酒浸一宿,煮干焙(《普济方》) | 酒浸炒 |
| 黄芩 | 酒浸,炒黄(《校注妇人良方》) | 酒浸,蒸熟,曝 |
| 麻黄根 | 慢火炙,拭去汗(《证治准绳》) | 微炙 |
| 牛蒡子 | 酒拌蒸一伏时,取出焙干(《太平惠民和剂局方》) | 酒炒 |
| 肉苁蓉 | 酒蒸(《济生方》) | 酒蒸焙 |
| 桑螵蛸 | 蒸之,当火炙(《千金翼方》) | 蒸透再焙 |

续　表

| 药　名 | 前人炮制方法 | 《医宗必读》炮制方法 |
| --- | --- | --- |
| 石灰 | 用醋浸一宿，漉出，待干。下火煅令腥秽气出，用瓶盛，着密盖，放冷，拭上灰令净，细研用（《雷公炮炙论》） | 好醋熬成膏 |
| 水蛭 | 盐炒烟尽（《瑞竹堂经验方》） | 盐炒精黄 |
| 五灵脂 | 醋煮去砂（《先醒斋医学广笔记》） | 醋淘去砂 |
| 栀子 | 炒香（《圣济总录》） | 炒透 |
| 紫河车 | 米泔洗净，然后用麝香汤洗，上下新瓦焙干入药（《医宗粹言》） | 童便浸揉，色白为度，入铅瓶中封固，重汤煮三时，待冷方开 |
| 紫菀 | 用蜜浸一宿，至明，于火上焙干（《雷公炮炙论》） | 蜜水炒 |
| 棕榈 | 炒焦存性（《普济方》） | 火炒烟尽存性 |

# 四、结　语

综上所述，《医宗必读》作为一本综合性的医著，研究的价值不仅限于医论、诊法、治疗方面，其在中药炮制方面的研究价值也是十分巨大的。因为它不但保留了大量明代的中药炮制方法和炮制理论，并且对 20 多味药物的炮制方法都有发展创新。这对于了解明代的中药炮制状况非常有意义，是明代中药炮制技术走向成熟的明证。

由此可以看出，对中药炮制的研究，文献资料的收集不应该仅仅局限于炮制专书和本草类古籍，综合性医著中也有很多可供发掘的闪光点。我们通过对中医古籍文献资料的深入挖掘整理，就一定能够在继承的基础上不断推进中药炮制研究的进程。

（《中医药传统知识保护国际学术大会论文集》，2014 年）

# 李中梓《医宗必读》药对应用规律

山东中医药大学　　宋立家

药对是历代医药学家长期医疗实践的经验总结,经过临床应用并被证明行之有效、有一定理论依据和一定组合法度的两味相对固定药物的配对,组成简单却具备中药配伍的基本特征,是许多方剂隐含的规律性特征与辨证施治内涵体现。研究药对的配伍特点和应用规律,对于解析方剂的组成结构,掌握遣药组方规律,提高临床治疗水平,发展中医药配伍理论和创制现代中药都具有十分重要的理论意义与实践价值。

本课题运用中医传承辅助平台 V2.0 挖掘《医宗必读》内科病证用方 450 首方剂中频次 15 次以上的药对总计 100 组。其配伍形式多样,包括七情和合配对、以性味为主配对、以功效为主配对三种配对形式。以下具体讨论这些药对使用特点。

## 一、研究内容

**1. 数据库建立**　建立《医宗必读》内科病证用方 450 首方剂数据库。

**2. 研究方法**　借助 Excel 2003 和中医传承辅助平台(V2.0)的关联规则分析的统计学方法,统计《医宗必读》内科病证用方 450 首方剂中的高频药对。挖掘《医宗必读》内科病证的中药药对配伍规律,建立中医病证—药对—方剂及其之间的关联模式,可望揭示方证规律。

**3. 方药和病证规范**

(1)中药规范及分类:参照《中国药典》(2015 版)、《中药大辞典》和《中药学》,对方剂中不同名字而实为同一种中药的名称进行规范化处理,统一名称。如:生脑子标准化为冰片,干葛统一录入为葛根等。共计 350 味中药。参照《中药学》,按功效分类的中药分类标准为参照,将《医宗必读》中内科病证相关方剂中所用中药进行分类。350 味中药分属于解表药、理气药、化湿药、温里药等 21 大类。

(2)方剂规范:依据《方剂学》《中医方剂大辞典》为底本,对《医宗必读》

内科病证相关方剂中的重复方、异名方等进行规范化处理,统一名称。剔除其中的重复、异名方剂,组成药物不同的同名方剂按不同方剂处理,如四生丸1、四生丸2是两首同名为四生丸而组成不同的方剂。

本次选方以《医宗必读》为依据,从卷六到卷十,选取所有治疗内科病证相关方剂。最后统计出《医宗必读》内科病证相关方剂450首。

方剂纳入及排除标准:纳入标准:① 治疗内科病证的相关方剂。② 服用方法为内服的方剂。③ 有明确药物记载的方剂。④ 非单味药组成的方剂。⑤ 使用频次≥2 的方剂,录入时只按一首方剂录入。⑥ 有标准方名的方剂。

排除标准:① 非内服的方剂。② 重复使用的方剂。③ 由单味药组成的方剂。④ 无明确药物记载的方剂。⑤ 无标准方名的方剂。

**4. 数据挖掘与分析**　通过中医传承辅助平台(V2.0)"数据分析系统"中"方剂分析"模块功能,按处方人"李中梓"提取出录入该系统的 450 首方剂,对所有 450 首方剂,点击"组方规律分析"功能按钮进行数据分析。挖掘李中梓《医宗必读》内科病证高频次使用药对和内科病证的核心基础用方,揭示其用方的配伍规律和临证思路。

## 二、结　果

**1. 常用药对**　在中医传承辅助平台(V2.0)的分析界面上,设定"支持度"为 15,"置信度"设为 0.9,点击"用药模式",得到常用药对及药物组合 135个,包含 34 味中药,其中出现频度最高的药对人参——茯苓,出现频度 67,占总处方的 14.8%。将 100 个常用药对按照出现频次由高到低整理,点击"网络展示",对关联情况进行网络化展示。以下列举排序前 20 位的药对(表 8):

表 8　排序前 20 位的药对

| 序号 | 药　对 | 频次 | 序号 | 药　　对 | 频次 |
|---|---|---|---|---|---|
| 1 | 人参,茯苓 | 67 | 3 | 人参,白术 | 54 |
| 2 | 白术,茯苓 | 63 | 4 | 陈皮,茯苓 | 50 |

| 序号 | 药　　对 | 频次 | 序号 | 药　　对 | 频次 |
|------|----------|------|------|----------|------|
| 5 | 人参,炙甘草 | 47 | 13 | 炙甘草,白术 | 36 |
| 6 | 白术,陈皮 | 45 | 14 | 甘草,陈皮 | 34 |
| 7 | 甘草,茯苓 | 45 | 15 | 人参,黄芪 | 34 |
| 8 | 炙甘草,陈皮 | 42 | 16 | 人参,当归 | 33 |
| 9 | 炙甘草,茯苓 | 41 | 17 | 肉桂,茯苓 | 33 |
| 10 | 人参,陈皮 | 40 | 18 | 半夏,茯苓 | 32 |
| 11 | 人参,甘草 | 39 | 19 | 半夏,陈皮 | 31 |
| 12 | 甘草,白术 | 37 | 20 | 炙甘草,当归 | 30 |

**2. 药对分析**　药对又称"对药",是指临床上常用且相对固定的中药配伍形式,是方剂最小的组方单位。"药对"之名在《神农本草经》中虽未直接提出,但已有"药有阴阳配合,子母兄弟"等配伍理论的记载。而药对的概念则首见于《雷公药对》。药对是联系中药和方剂的桥梁。药对是方剂的核心,是组成方剂的基本单位。药对与方剂一脉相承,密不可分,多数方剂都有药对配伍,药对可以说是方剂的精华所在,它像一条红线把不同病机、不同主治、不同功用的方剂联系在一起,使中医的辨证论治、异病同治、药物归经理论更具特色。"药有个性之特长,方有合群之妙用",方剂临床疗效的发挥,很大程度上取决于中药的配伍。而方剂配伍中的常用药对,是经过上千年近万医家临床验证过的,临床时熟悉常用药对可掌握用药规律,缩短探索时间,提高临床疗效。以药对为切入点,按照方剂配伍规律,将一首方剂分为若干个药对,进行整方拆方的逐层分析,有助于更明晰地阐述方剂的配伍规律。从药对入手来研究方剂的组方规律,是方剂配伍研究中一个新的切入点。总结李中梓《医宗必读》药对的应用规律,体现在以七情和合配对、以性味为主配对、以功效为主配对三种配对形式中。

（1）七情和合配对

1）相须配对：相须配对就是两种功效类似的药物配合在一起使用,取其相互协同作用,以提高疗效的配伍方法。例如,人参—茯苓,人参—白术组成的药对。人参—茯苓在《医宗必读》内科病症用方中,其应用频率最高,内科

35种病症均有应用，两药相须为用，可增强益气健脾之功效，且借茯苓利湿之功，可防人参壅滞之弊，具有补而不壅、补中寓利、相得益彰之妙。古人有"脾胃气弱，参苓必进"之论。而性味大致相同的人参—白术，人参甘温，大补元气，尤善于补脾肺之气；白术味苦甘而性温，健脾燥湿。人参偏补元气，白术重在补脾胃中气。两药合用，相须相配，不仅使补气健脾之功增强，而且可使元气、中气相互滋生。对于内伤诸病的病因学，李东垣《脾胃论》有"脾胃之气伤，元气不能充，诸病所由生"的论断，而李中梓认为："饷道一绝，万众立散；胃气一败，百药难施。一有此身，必资谷气，谷气入胃，洒陈于六腑而气至，和调于五脏而血生，而人资之以为生者也。故曰后天之本在脾。"其基本思想与李东垣认识相一致。

2）相使配对：将两种功效不同的药物，以一药为主，另药为辅组成的药对，两者相互配伍，以增强疗效，如黄芪—茯苓，干姜—茯苓的配对。黄芪—茯苓，以黄芪为主，茯苓为辅组成，茯苓可增强黄芪补气利水之功。赤白浊一证，李氏认为"大抵由精败而腐者，十之六七；由湿热流注与虚者，十之二三"。李氏所用方剂香苓散中便用到该药对，以求补虚、利水去湿浊之效。茯苓—干姜，则以茯苓为主，干姜为辅组成，干姜可温阳以增强茯苓祛湿之用。如李氏在治疗腰痛中所用肾着汤便用到这组药对，而现代《中医内科学》将其列为治疗寒湿腰痛的经典方剂。

3）相畏配对：一种中药可抑制另一种中药的毒性或烈性的药物配对。例如半夏—生姜，生姜不仅可以解除半夏的毒性，而且可增强半夏止呕的功效。

（2）以性味为主配对

1）寒凉配对：寒凉配对，是指同样具有寒凉之性的药物配对，以增强清热之功。李氏用药"多事温补，痛戒寒凉"，在这100组常用药对中仅见黄芩—黄连一组药对。黄芩—黄连，这组药对能增强清热泻火之功。李氏治疗痢疾时，根据大便情况，认为"焦黑者，热极反兼胜己之化，芍药汤"，芍药汤中便用此药对，以其清热泻火。

2）温热配对：温热配对，是指同样具有温热之性的药物配对，以增强祛寒之功。如附子—肉桂、干姜—肉桂，它们皆为辛热之品，同用可温阳散寒。李氏对于小便不禁之证认为"老人下元不足，多有此证"，"在老人夹寒者，十居七八……宜大菟丝子丸"。药对附子—肉桂即出自菟丝子丸。而积聚，李氏认为"积之成，正气不足，而后邪气踞之。"李氏治疗该病证创制阴阳攻积丸，处方中用到干姜—肉桂这个药对，可温阳散寒，辅助正气。积聚之证多见于现代恶性肿瘤疾病中，临床处方中配伍温阳药治疗肿瘤多获良效。

3）寒热配对：寒热配对，是指两味药性截然相反的中药组合。多用于寒热错杂之证。如人参—黄连，人参甘温，温补元气；而黄连苦寒，清热燥湿而解火毒。两药一寒一温，一攻一补。该药对出现在李氏治疗积聚的新制阴阳攻积丸、肥气丸、息贲丸、伏梁丸、痞气丸等5首方剂中，由此看出李氏治疗积聚倡攻补兼施，堪称治疗积聚总则。

4）辛甘配对：辛甘配对是指一辛味药与一甘味药的药物组合，起着辛甘扶阳或辛甘发散的作用，即所谓"辛甘化阳"。如生姜—大枣，生姜—甘草，李氏多用这些药对治疗咳嗽之证。李氏认为"自表而人者，病在阳，宜辛温以散邪，则肺清而咳愈"。如金沸草散、加减麻黄汤、射干麻黄汤等方剂中均用这种配伍方法，以辛甘发散表邪。

5）辛苦配对：辛苦配对是指一辛味药与一苦味药的药物组合。这类药对起着辛开苦降，舒畅气机，调和肝脾及脾胃的功能。如半夏—厚朴，半夏辛开以散结化痰，厚朴苦降下气宽中，消积导滞。霍乱李氏用方二香散、七气汤；大便不通李氏用方厚朴汤、苏子降气汤；反胃噎塞李氏用方香砂宽中汤、丁沉透膈汤等方剂中该药对均有应用。

6）酸甘配对：酸甘配对即一种酸味药与另一种甘味药的配伍组合，具有益阴敛阳，补虚生津的作用，即所谓"酸甘化阴"。如白芍—甘草，人参—五味子，这两组药对典型应用均出现在李氏创制的治疗阴虚内热型虚痨的新定拯阴理痨汤中。

7）甘淡配对：即同为甘淡的两味药或一种甘味药与淡味药的联用。李氏用得比较多的是同属甘淡药物组成的药对，如猪苓—泽泻，茯苓—泽泻。它们配伍有增强利水渗湿的功效。

（3）以功效为主配对

1）补益配对：两种同样具有补益作用的药物组合，以增强补益作用，或配伍后具有补益作用的药对。前者配对方式又分为同类补益药物的配对和不同类补益药物的配对。后者又分为气阳配对、气阴配对和阴阳配对。同类补益药物的配对，如同为补气的人参—黄芪、人参—白术等药对配伍可大补元气，用于气虚之证；同为补血的熟地—当归、白芍—当归等配伍可增强补血之功，用于血虚之证。不同类补益药物的配对，如人参—当归、白术—当归、人参—白芍、黄芪—当归等均为气血相伍的药对，可补气生血，养血和血；人参—肉桂、人参—干姜、黄芪—肉桂的配伍，为补气药与温阳药联用，可益气扶阳，具有气阳双补之功；人参—麦冬、人参—五味子的配伍一气一阴，具有气阴双补之功；熟地—肉桂的配伍一阴一阳，熟地黄可滋补肾阴，肉桂可温补命门之火以补肾阳，一水一火，阴阳并补，用治肾阴阳两虚之证。

2）宣散配对：宣散配对即以宣透发散为主要功效的两味中药的配伍，如羌活—防风的配伍。羌活与防风，同为太阳经风药，功用相仿，且均有较佳的止痛作用。防风以治风为长，羌活偏于胜湿，两药配伍可宣发透散风、寒、湿三邪。李氏多用此药对治疗头痛一证，见于清空膏、安神丸、透顶散等方剂中。李氏认为高巅之上，唯风可到，且风寒湿三邪常常是导致头痛的外因，由此可以理解李氏治疗头痛多用羌活与防风两味风药的诊疗思路。

3）补泻配对：补泻配对是由一种扶正的药物与另一种祛邪为主的药物配伍组成，起着攻补兼施，扶正祛邪的作用，适用于虚实夹杂的一类病证，如人参—黄连、白术—泽泻。人参—黄连见于上文寒热药对，此不赘述。重点讨论白术—泽泻，白术与泽泻相配伍，最早见于《金匮要略》泽泻汤，为治心下有支饮，其人苦冒眩者所设。白术甘温健脾以升清阳，泽泻甘寒，利水湿以降浊，同时可清热。两者配伍，攻中寓补，补中寓攻，升清降浊，利水除湿。李氏多用该药对于水肿胀满、黄疸等病证。李氏治水肿胀满，其有不大实亦不大虚者，先以清利见功，继以补中调摄。李氏治疗该病所用方剂如胃苓汤、导水茯苓汤、疏凿饮子等均含有此药对。另外，李氏对于黄疸的认识："黄疸多属太阴脾经，脾不能胜湿，复加火热，则郁而生黄……统言疸证，清热导湿为之主方，茯苓渗湿汤。"此方中即用到此药对。

4）理气配对：理气配对即由两种调理气机的药物配伍组成，以增强理气的功能，如木香—陈皮、陈皮—青皮。李氏治疗反胃噎塞运用的香砂宽中汤、丁沉透膈汤均含有这两个药对，可见这两个药对都有很好的调理脾胃的功能。陈皮苦辛芳香，乃理气健脾、燥湿化痰常用之品；木香辛苦温，行气止痛效佳，多用于气机不畅所致的脘腹胀满或腹痛泄痢等。而陈皮与青皮同为橘的果实之皮，幼果果皮为青皮，成熟果皮为陈皮。陈皮辛散升浮，长于理气健脾，而青皮苦辛酸烈，沉降下行，偏于疏泄肝胆气分，又能消积化滞。两者配伍既可以调和肝脾，又可调和脾胃。李中梓治疗黄疸应用的方剂茯苓茵陈栀子汤即含有此药对。现代胃脘胀痛、急慢性肝炎、胆系疾患表现为胸胁胀痛等病症中常用到此药对。

5) 理血配对：理血配对是由两种能治疗血分病变的中药配伍组成，如当归—川芎。当归、川芎均始载于《神农本草经》，药用历史悠久。当归性温味甘、辛、苦，入心、肝、脾经，甘润温通，能补血活血。川芎性辛、温，归肝、胆、心包经，辛温香窜，行气活血，祛风止痛，在《本草纲目·芎䓖》中被称为"血中气药"，临床上亦为活血通络常用之品。当归偏养血和血，川芎偏行血散血，二药每相使配对同用，互制其短而展其长，气血兼顾，可增强活血祛瘀、养血和血之功。李氏在治疗内科杂病中凡遇血虚兼瘀证时，多用到此类药对。

6) 气血配对：一味气分药和一味血分药的配伍应用就是气血配伍。因为气血之间关系密切，经常是气血同病，而且病情多复杂，所以这种形式的药物配伍临证时经常使用。此类药对，李中梓多在真中风病的用方中多有应用。而李东垣对中风以气虚立论，在中风治疗中，李东垣首创益气活血方"清阳汤"以治疗风中经络，口眼㖞斜、筋脉紧急之证，临证卓有成效。方中益气与活血化瘀药同用，如黄芪—当归药对。东垣为中风益气活血疗法提供了路径。李中梓亦尊此法辨治真中风病，用方中多含人参—当归，黄芪—当归等益气活血的药对。另外，骆彤等研究认为，明清医家治疗中风则多从气虚血瘀论，气、血贯穿中风病始终。李中梓为明末医家对中风病的认识亦是如此。

7) 安神配对：安神配对是两种具有安神或调节神志的药物配伍组成，如人参—茯神、人参—远志、远志—茯苓、远志—茯神。其中，前两组药对可补气安神，后两组药对可化痰安神。人参最早记载于《神农本草经》上品，谓"主补五脏，安精神，定魂魄，止惊悸……开心益智，久服轻身延年"。味甘、微苦，性平,归肺、脾、心经,具有大补元气、补脾益肺、生津、安神益智之功,《本草汇言》谓"补气生血,助精养神之药也"。人参—茯神、人参—远志药对可补气健脾,化痰湿以安定神志。远志最早记载于《神农本草经》上品,谓"利九窍,益智慧,耳目聪明,不忘,强志,倍力"。《药品化义》谓"凡痰涎伏心,壅塞心窍……为睡卧不宁,为恍惚惊怖……暂以此豁痰利窍,使心气开通,则神魂自宁"。远志辛苦性温,性善宣泄通达,可利心窍、逐痰涎,既能开心气而宁心安神,又能通肾气而强志不忘,为交通心肾、安神益智的佳品。常配茯神或茯苓,可化痰湿健脾,交通心肾,以安神志。李中梓在治疗惊、悸、恐、健忘等内科病症时,其用方中多见此类药对。

8)除湿配对:除湿配对是由具有祛湿利水功效的药物在方中配伍使用,如李中梓内科病用方中,茯苓—泽泻、猪苓—泽泻、肉桂—茯苓、川芎—茯苓、黄连—茯苓等都属于除湿配对。茯苓—泽泻、猪苓—泽泻两组药对上文甘淡配对已经论及,此不赘述。另外,肉桂—茯苓药对可温阳利水除湿,川芎—茯苓药对可活血利水除湿。黄连—茯苓药对可清热利水除湿。本课题组研究发现,李氏多用此类药对根据辨证运用于水肿胀满、黄疸、泄泻、赤白浊等跟水湿有关的内科病症中,值得后世借鉴应用。

# 三、结　语

药对是历代医药学家长期医疗实践的经验总结,经过临床应用并被证明行之有效、有一定理论依据和一定组合法度的两味相对固定药物的配对,组成简单却具备中药配伍的基本特征,是许多方剂隐含的规律性特征与辨证施治内涵体现。通过一定的配伍,药物的疗效得到增强,作用范围更广,而且能减少药物的毒性,降低部分药物的不良反应。《医宗必读》内科病症所用方中大量应用药对,不但数量大,而且配伍形式多样,善于利用药对配伍提高方剂疗效。研究药对的配伍特点和应用规律,对于解析方剂的组成结构,掌握遣药组方规律,提高临床治疗水平,发展中医药配伍理论和创制现代中药都具有十分重要的理论意义与实践价值。

[引自硕士学位论文《〈医宗必读〉内科病症的方药应用特点研究》,2016年]

# 基于《里中医案》探究李中梓遣方用药特点

北京中医药大学　　王　雨　张钰欣　姜　婧　张雨菲
　　　　　　　　　沈翊康　刘钟阳　张保春

　　李中梓,字士材,号念莪,江苏云间(今上海松江)人,明代著名医家,主要著作有《医宗必读》《内经知要》《里中医案》等。李中梓学宗《内经》,博采众家,行医40余年,善将成方拾掇,化为己用,每多验效。《中医各家学说讲稿》中提到李中梓私淑易水诸家,而将他归于易水学派。目前对李中梓的研究主要围绕《医宗必读》与《内经知要》,对《里中医案》研究较少,且大多从理论探讨角度进行学术思想研究,鲜有人从数据分析的角度对李中梓用药规律进行探究。基于此,本文以《里中医案》为研究对象,运用统计学方法对其中所涉及方剂及药物进行分析,以探究李中梓遣方用药的特点。

## 一、资料和方法

　　**1. 资料来源**　以中国中医药出版社2015年出版发行的《李中梓医学全书·里中医案》为处方来源,进行方剂和药物的频数频率分析。

　　**2. 处方纳入及排除标准**

　　(1)纳入标准:① 记载有处方、中药的医案。② 处方均为内服汤剂。③ 复诊处方若针对主症进行分阶段治疗,则按新方录入。

　　(2)排除标准:① 同一医案所记载的处方、中药存在两种版本。② 处方的药物组成不明确或不完整。③ 处方为他医误治者。④ 初诊处方因疾病存在假象等原因造成辨证失误,治疗不效者。⑤ 复诊处方只针对次要兼症进行加减变化。

　　**3. 数据规范**　按照人民卫生出版社第2版《方剂学》对医案中所涉方剂名称进行规范。如将"六味丸"规范为"六味地黄丸","八味丸"规范为"肾气丸","十全大补丸"规范为"十全大补汤"等。按照2015年版《中国药典》对医案中所涉药物名称进行规范。如将"肉果"规范为"肉豆蔻"，"黑丑"规范为"牵牛子"，"舶茴香"规范为"八角茴香"等。炮制方法、产地、用药部位有不同，但功效相似的药物，统计时将药物名称进行合并，如"生附子"与"熟附子"合并为"附子"。

**4. 数据录入与分析** 采用双人双机的形式分别将纳入医案的方剂及药物依次录入 Microsoft Excel 2019，建立相应数据库，并对方剂及药物进行频数分析，以表格及柱形图形式显示频数分析结果。

## 二、结 果

**1. 方剂分析** 最终纳入医案 134 个，其中涉及方剂 53 种，中药 203 味。53 种方剂共计出现 138 次，其中出现频数≥5 的方剂见表 9。方剂使用频率为该方剂的使用频数除以所有方剂使用的总频数（即 138 次），累计频率为各方剂使用频率之和。

134 个医案中，两方合用共出现 27 次，其中两方均为补益剂共 14 组（补中益气与肾气丸合用、六君子汤与肾气丸合用、生脉散和六味地黄丸合用各出现 2 次），补益剂与泻实剂同用共 9 组，两方均为泻实剂的共 1 组，其出现频数及所涉方剂见表 10。在 14 组补益剂的合用中，补脾、益肾方剂合用共 8 组，其方剂名称及所治病症见表 11。

表 9 出现频数≥5 的方剂

| 方剂名称 | 频 数 | 频率（％） | 累计频率（％） |
| --- | --- | --- | --- |
| 补中益气汤 | 23 | 16.67 | 16.67 |
| 六君子汤 | 14 | 10.14 | 26.81 |
| 肾气丸 | 9 | 6.52 | 33.33 |
| 十全大补汤 | 8 | 5.80 | 39.13 |
| 理中汤 | 7 | 5.07 | 44.20 |
| 六味地黄丸 | 7 | 5.07 | 49.27 |
| 归脾汤 | 6 | 4.35 | 53.62 |
| 参附汤 | 5 | 3.62 | 57.24 |

表 10 两方合用情况

| 方剂 1 | 方剂 2 | 频 数 | 具 体 方 剂 |
|---|---|---|---|
| 补益剂 | 补益剂 | 17 | 补中益气汤-肾气丸、补中益气汤-六味地黄丸、补中益气汤-十全大补汤、补中益气汤-参附汤、补中益气汤-六君子汤、六君子汤-肾气丸、六君子汤-七味地黄丸、十全大补汤-肾气丸、理中汤-肾气丸、归脾汤-妙香散、连理汤-七味地黄丸、人参固本膏-六味地黄丸、人参汤-六味地黄丸、生脉散-六味地黄丸 |
| 补益剂 | 泻实剂 | 9 | 补中益气汤-瓜蒂散、补中益气汤-肥气丸、四君子汤-攻积丸、人参汤-滚痰丸、宁志膏-小胃丹、还少丹-清胃汤、参术膏-二陈汤、交泰丸-萆薢分清饮、六味地黄丸-二妙丸 |
| 泻实剂 | 泻实剂 | 1 | 舟车丸-三物香薷饮 |

表 11 补脾、益肾并用的方剂

| 补脾方剂名称 | 益肾方剂名称 | 所治疗疾病、症状 |
|---|---|---|
| 补中益气汤 | 肾气丸 | 昏倦不食、吐痰泄泻 |
| 补中益气汤 | 六味地黄丸 | 滑精 |
| 六君子汤 | 肾气丸 | 痰饮、胸膈闷满、畏食如仇 |
| 六君子汤 | 七味地黄丸 | 吐血蒸热、遗精自汗 |
| 十全大补汤 | 肾气丸 | 手脚麻痹、大便燥结 |
| 理中汤 | 肾气丸 | 小便不禁 |
| 连理汤 | 七味地黄丸 | 嘈杂 |
| 人参汤 | 六味地黄丸 | 眩晕恶寒 |

**2. 药物分析** 203 味中药累计出现 1 504 次,其中出现频数≥29 的中药名称及出现情况见图 1。因统计中发现,将不同炮制方法的姜合并后,使用频数位居第三,故中药频数表中先将生姜、干姜、煨姜等均归为"姜"进行统计,而后再进行具体分类分析。

图 1 中所列"姜"包含生姜、干姜、姜汁、炮姜、煨姜及生姜皮 6 种不同炮制品,对其进行详细分类,其功效及频数见表 12。

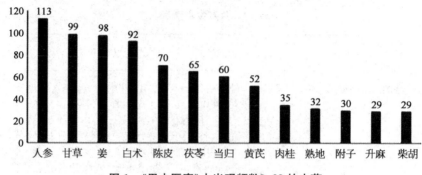

图1 《里中医案》中出现频数≥29 的中药

表12 应用姜的类型、功效及频数

| 类 型 | 功 效 | 频 数 |
| --- | --- | --- |
| 生姜 | 解表散寒、温中止呕 | 49 |
| 干姜 | 温中散寒、回阳通脉 | 24 |
| 姜汁 | 开痰止呕 | 16 |
| 炮姜 | 温经止血、温中止泻 | 7 |
| 煨姜 | 和中止呕 | 1 |
| 生姜皮 | 行水消肿 | 1 |

## 三、讨 论

**1. 脾肾双补，偏重补脾** 从方剂而言，使用频数≥5 的前 8 位方剂占到全部方剂总频数的 57.24%，其中以补脾为主的方剂共 5 个，以补肾为主的方剂共 2 个，脾肾同补的方剂共 1 个。由此可见，李中梓治病遣方以补脾、益肾之剂为主，而两者相较，补脾明显多于补肾，故其在脾肾同治的基础上更偏重补脾。李中梓重视脾肾的思想，于《医宗必读》中充分体现，其中"肾为先天本脾为后天本论"一篇，认为"先天之本在肾，肾应北方之水，水为天一之源。后天之本在脾，脾为中宫之土，土为万物之母"，并以胎儿形成过程及兵家饷道作比喻说明无肾则人无以成，无脾则人无以活，阐述了脾肾的重要性。而补脾重于补肾的思想在《医宗必读》中也可见端倪，《医宗必读·虚痨》篇论述补肾理脾之法当兼行，又云："两者并衡而较重脾者，以脾土上交于心，下交于肾故也。"说明脾肾同治时宜偏重于脾。

前 8 位方剂中,补脾为主的 5 个方剂按频数由高到低排序依次是:补中益气汤、六君子汤、十全大补汤、理中汤及归脾汤,其中补中益气汤使用次数高达 23 次,为六君子汤的 1.64 倍。补中益气汤为李东垣所创,这体现了李中梓对李东垣补土思想的继承与推崇,正如《删补颐生微论》中所赞:"李东垣发明内伤极类外感,实有分别;以土为万物之母,多注意于扶脾,确然元本,旷古未发之旨也。"以上 5 个方剂虽均为补脾所设,但在实际运用中有所不同。补中益气汤偏于升举脾阳,治疗中气下陷所致的泄泻、滑精等病症,其主张"救脾者必本于阳气,气主煦之,气为阳,主上升,虚则下陷,当升而举,补中益气汤是也"。六君子汤偏于燥湿化痰,治疗脾虚痰盛所致的呕吐、眩晕等病症,也常以此方为基础,加姜、桂,温肾以益脾阳,治疗土虚火衰之腹痛、腹满等病症。十全大补汤偏于气血双补,作为大剂攻下之后元气日削,以及元气本亏病人的收功之剂,愈后常服。理中汤偏于温中散寒,治疗中寒所致的噎、蛔等病症。归脾汤偏于补益心脾,治疗劳神太过而伤心,或中气虚弱而神气失守所致的不寐、虚烦等病症。此外,李中梓在《医宗必读·痢疾》中云:"凡四君、归脾、十全、补中皆补脾虚,未尝不善,若病在火衰,土位无母,设非桂、附大补命门,以复肾中之阳,以救脾家之母,则饮食何由而进,门户何由而固,真元何由而复耶?"即脾虚兼有火衰之时,需在补脾之剂的基础上加温肾之品,体现出李中梓脾肾双补的思想。

前 8 位方剂中,补肾为主的两个方剂分别为肾气丸和六味地黄丸。李中梓以肾气丸益相火以生阳气,以六味地黄丸滋肾阴以降虚火,继承了薛己、张景岳等医家的思想,认为治先天之本有水火之分,云:"水不足者,用六味丸壮水之主,以制阳光;火不足者,用八味丸益火之源,以消阴翳。"并对六味地黄丸提出自己的见解,认为"救肾者必本于阴血,血主濡之,血属阴,主下降,虚则上升,当敛而抑,六味丸是也"。在实际运用中,李中梓较少单独使用六味地黄丸和肾气丸,而多与他方合用,如常以肾气丸合六君子汤、理中汤治疗脾肾两虚、火衰不能生土之证,以六味地黄丸合生脉散治疗心肾不交之白浊。

在两方合用均为补益剂的 14 组方剂中,补脾、益肾方剂并用的总数占据 58.82%,这体现出李中梓脾肾同补的思想,这一遣方之法深受薛己的影响。《内科摘要》中,补中益气汤与六味地黄丸、肾气丸、七味地黄丸、济生肾气丸并用共 41 次,六君子汤与六味地黄丸、七味地黄丸、肾气丸并用共 3 次,十全大补汤与六味地黄丸、七味地黄丸、肾气丸并用共 4 次。由此可见,李中梓继承薛己补脾、益肾方剂同用之法,通过益火温肾治疗脾肾虚寒及脾肾不足的病证。

从用药而言,使用频数≥29 的前 13 味中药,其频数占药物总频数的 50.20%,其中前 6 味均与补脾相关。人参、甘草补脾益气,姜温补脾阳,白术、陈皮、茯苓燥湿、理气、利水以健脾;当归、黄芪补益气血,肉桂、附子补命门之火、助脏腑之阳,熟地滋肾阴、益精髓,三者均与益肾相关;升麻、柴胡升举脾胃清阳。这体现了李中梓用药偏于补益,注重补脾健脾、温中升阳、益气补血以及温肾滋肾的思想。

**2. 两方合用,偏于补益** 两方合用是李中梓遣方特点之一,大量补益剂的使用,体现出其对于虚证的重视。如《医宗必读·古今元气不同论》中提出:"当天地初开,气化浓密,则受气常强;及其久也,气化渐薄,则受气常弱……今去朱李之世又五百年,元气转薄,乃必然之理。所以抵当、承气,日就减削;补中、归脾,日就增多。"即李中梓认为其所处时代元气偏薄而致人体元气多虚,因此"临证施治,多事调养,专防克伐;多事温补,痛戒寒凉。此今时治法之变通也"。而补益剂与泻实剂并用,不仅体现出李中梓遣方不拘泥补益,也体现出李中梓治疗虚实夹杂的病证,祛邪之中不忘扶正、扶正之时兼顾祛邪的思想。

**3. 用药灵活,细致精准** 基于补益脾肾的思想,李中梓用药以人参、姜、白术等补脾温中,当归、黄芪补益气血,肉桂、熟地温肾滋肾,升麻、柴胡升举脾阳之品为主。而对姜不同炮制品的灵活运用,是李中梓用药特色之一。李中梓对姜不同炮制品的运用有 6 种方式,按频数由高到低依次为生姜、干姜、姜汁、炮姜、煨姜、生姜皮。其中对于生姜的运用共有 3 种,或以其辛散解表,疗风克太阴之疹;或以其温中止呕,疗太阴积寒之疟;或于煎煮方剂时加入以温散止呕。对于干姜的运用亦有 3 种,或以其与肉桂同用,温补脾肾之阳,治疗脾气虚衰之泄泻、腹痛等病症;或以其与附子同用,补火助阳、温中散寒,治疗肾阳不足或脾肾虚寒之证;或以其与人参、白术、甘草等药同用,构成理中汤及其类方,治疗脾阳虚寒之证。对于生姜汁的运用共有两种,或以其开痰之效,佐竹沥、皂荚、冰片等豁痰、开窍之品,治疗中风神昏之疾;或在处方煎成后加入，温胃化痰。对于炮姜的运用，李中梓多以其温中止泻、温经止血，治疗脾胃虚寒、升降失常所致的呕吐、泄泻及脾胃虚寒、脾不统血所致的下血、吐血等病症。由此可见，李中梓不仅辨证细致、准确，其用药也十分灵活精准。

综上所述，通过对《里中医案》中方药进行统计发现，李中梓遣方用药具有脾肾双补、偏重补脾，两方合用、偏于补益及用药灵活、细致精准 3 个特点，其用药经验值得深入研究，以为临床治疗提供借鉴。

（《浙江中医药大学学报》，2020 年第 44 卷第 6 期）

# 李中梓用药心得探讨

云南中医学院　　王蓓蓓

李中梓论药的内容主要见于 4 部著作，每部各有侧重。一为《删补颐生微论》（1642），卷三载药物 140 种，悉以李时珍《本草纲目》为主，剪繁去复，独存精要，采集名论，窃附管窥，详加注释。二为《雷公炮制药性解》（1622），本书收药 323 味，分金石、果、谷、木、菜、人、禽兽、虫、鱼 9 部，各药简述性味、归经、功治，又附作者之"按"，注解药性及提示用药特点，简洁明了，后由明代钱允治在药性之下增入《雷公炮制论》135 条条文于相应条文之后，增为六卷，使该书成为一部较为详备的药性、炮制方面的专著。三为《医宗必读》（1637），卷三、卷四为《本草徵要》，论述常用药物 350 余种，分草、木、果、谷等十类。每药论述了其性味、归经、功用、主治、配伍及禁忌等。各药以歌赋体裁写成，便于初学者诵读。四为《本草通玄》（1667），载药 346 种，每药论述了其性味、归经、功用、主治、配伍、产地、炮制、煎服方法、注意事项、禁忌及辨别药物真伪等。李中梓论药精当明晰，切于实用，强调"凡用药者，能随其虚实而变通之，虽寻常品味，必获神功；苟执而逆之，虽有良剂，莫展其长，故学者以格致为亟者"。现将李中梓用药心得总结于下。

# 一、主张药性合四时,择时用药

李中梓在《医宗必读·药性合四时论》指出:"药性之温者,于时为春,所以生万物者也;药性之热者,于时为夏,所以长万物者也;药性之凉者,于时为秋,所以肃万物者也;药性之寒者,于时为冬,所以杀万物者也。"所以元气不足者,须以甘温之剂补之,如阳春一至,生机勃勃也。元气不足而至于过极者,所谓大虚必夹寒,须以辛热之剂补之,如时际炎蒸,生气畅遂也。热气有余者,须以甘凉之剂清之,如秋凉一至,溽燠如失也。邪气盛满而至于过极者,所谓高者抑之,须以苦寒之剂泻之,如时值隆冬,阳气潜藏也。故"凡温热之剂,均以补虚;凉寒之剂,均以泻实"。但李中梓对于"温热、凉寒之剂"的看法过于绝对,这是李中梓的不足所在。

根据药性合四时的理论,李中梓提出了"气药有生血之功,血药无益气之理"的观点。他解释道:气药甘温,法天地春生之令而发育万物,而且阳气充则脾土受培转输健运,食入于胃,变化精微,不特洒陈于六腑而气至,抑且和调五脏而血生;血药凉润,法天地秋肃之令,而凋落万物,又且黏滞滋润之性,所以在上则泥膈而减食,在下则肠滑而易泄。所以在临证时如遇到久病积虚,虽阴血衰涸,但亦应以人参、黄芪、白术、甘草为主。

李中梓还提出要随着四季的变化规律而择时用药,他说:"春宜辛温,薄荷、荆芥之类,以顺春升之气;夏宜辛热,生姜、香薷之类,以顺夏浮之气;长夏宜甘苦辛温,人参、白术、苍术、黄柏之类,以顺化成之气;秋宜酸凉,芍药、乌梅之类,以顺秋降之气;冬宜苦寒,黄芩、知母之类,以顺冬沉之气。所谓顺时气养天和也。春宜省酸增甘以养脾气,夏宜省苦增辛以养肺气,长夏宜省甘增咸以养肾气,此防其太过也。"

# 二、服药重方法

李中梓注重服药的方法,认为药物在煎服之时的用法正确与否对疗效有重大影响。其云:"服药有徐疾,根梢有升降,气味有缓急,药剂有汤丸膏散,各须其法,无越其度也。"认为如果服药方法恰当,可以更好地发挥药效,对病人的病情有积极影响。假如不能掌握正确的药物煎服法，即便是诊断正确，处方用药也正确，但服用方法不当也不会收到预期的治疗效果。故根据不同情况采取相应的措施：首先，参考病位，病在上焦者，先食而后药；病在下焦者，先药而后食；病在上者，不厌频而少；病在下者，不厌顿而多。少服则滋荣于上，多服则峻补于下。其次，参考药物剂型，服膏子药，噙在口，俟其自化而下，切忌调汤顿服。再者，参考药物寒温性质，温热之剂宜冷服，寒凉之剂宜热服。服药方法是影响中药治病效果的重要因素。李中梓对此论述对于当今临床诊疗中药物的使用仍有很高的参考价值，应在临床上加以提倡。

典型验案：浙江太学俞望之，郁热呕吐，余授以方，曰四剂可止。用竹茹、栀子各三钱，陈皮、茯苓各二钱，甘草一钱，煎成加姜汁五匙，和匀热服。望之曰："昨得一方，与此相类，服而不效，何也？"余曰："热甚而呕，口有冷气，此火极似水之象，需凉药热饮，方得《素问》之旨。前所服必不甚热耳，第热饮之，必当速愈。"已而果验（《删补颐生微论》）。

## 三、注重药物的剂型及炮制方法

对于药物的剂型，李中梓认为汤剂能荡涤邪峰，散剂能散其结壅，丸剂能缓养正气。不同的剂型各自有不同的特点，究竟选用何种剂型，临证时应根据病情与方剂特点酌以选用。对于药物的炮制，李中梓认为：在辅料方面，酒制升提，咸制润下，醋取收敛，姜取温散，便制减其温，蜜制润其燥，壁土取其归中，麦麸资其谷气；在力度方面，煅则通红，炮则烟起，炒则黄而勿焦，烘与焙同，燥而不黄为恰到好处。此外，还有去穰中宽中，抽心者除烦；补药须封固，文火细煎，利药须露顶，武火速煎。无论是药物的剂型还是炮制，均须得法，才能使药效得到充分发挥。

典型验案：抚台周洱如，伤于怫郁，胀满喘嗽，多药愈肿，卧床不起，粥饮一杯。余曰："左寸大而滑，右关弱而沉，法当人参、附子。"门人柳子青曰："曾服参喘急，服附烦焦矣。"余以秋石制人参，黄连制附子，白蔻制白术，薄荷制橘红，沉香末佐之，另以通草、茯苓各一两，煎液两碗。投药煎成，加姜汁半酒杯，和匀热服，更以红铅、煅鼠粪，乌头、附子、冰片、麝香，蒸其脐，小便如泉涌。治五日而肿胀减十之七，进饭一碗。又十日而肉食，精神焕发矣。会部院索钱谷舟楫,乃昼夜草文,忧劳靡宁,三日而前疴复作。脉数大无伦,按之则了不可见,是根本败坏,虚阳上亢之象也,且春杪如得夏脉,因辞不治,果于午月殁(《里中医案》)。

## 四、对具体药物的用法心得

李中梓临床经验丰富,其在具体药物的应用方面很有心得,如:豨莶草有祛风通络,化湿活血之功。此药古有补益之说,李中梓在《(镌补)雷公炮制药性解》卷四中亦认为"久服大能补益"。后来士材通过自身实践,证明此说是错误的。"按豨莶苦寒之品,且有毒,令人吐,以为生寒熟温,理或有之。以为生泻熟补,未敢尽信,岂有苦寒搜风之剂,一经蒸煮,便有补益之功耶? 世俗以慎微《本草》誉之太过。遂误认为风家至宝。余少时亦信之,及恪诚修事,久用无功,始知方书未可尽凭也。"(《本草通玄》)

再如半夏,半夏辛温有毒,能燥湿和中,消痰止嗽,开胃健脾,止呕定吐,消痈堕胎。但世俗皆以半夏有毒,常用贝母代之。但贝母寒润,乃治肺家燥痰之药。而半夏温燥,乃治脾胃湿痰之药。两者差别甚大,不可以贝母代之。并针对世俗之人普遍认为的半夏为燥性,提出了自己的观点:"俗以半夏为燥,误矣。湿去则土燥,则痰涎不生,非其性燥也。惟阴虚劳损,非湿热之邪而用之,是重竭其津液,医之咎也,岂药之罪哉? 半夏主治颇多,总是去湿健脾之力,苟无湿症,与半夏不相蒙也。古人半夏有三禁:谓汗家、渴家、血家,以其行湿利窍耳。"(《本草通玄》)

李中梓在其著作中还记载了不少内病外治的方法,如商陆根贴脐,能利小便,消除水肿。大蒜捣涂脐,消下焦水,利二便。贴足心,引火下行,止吐衄。疟疾,生半夏塞鼻,男左女右,立止。口眼歪斜,可烧皂角刺熏之,以逐外邪,次烧乳香熏之,以顺血脉,再酒煎桂枝,取汁一碗,软布浸收,左歪贴右,右歪左贴。老人腰痛、女人带下,可用生姜汁化开摩腰膏,火上烘热后摩腰中。牡蛎、干姜取末水调后敷痛处,可治狐疝等。

# 谈李中梓的用药特点

福建省中医药研究所　　俞宜年

《医宗必读》是明代李中梓的代表作，其中卷三、卷四即《本草徵要》（以下简称《徵要》），是理论贯穿临床的精粹部分，集中反映了李氏的用药特点。《徵要》收录常用药物352种，对药物的性味、功能、疗效、用法等条分缕析。李氏论药与他研究医学理论一样，善于博采众说，参以己意，而立论平正不颇，文字简明扼要。兹分述如下。

## 一、遵循医理，揭示药物性能

中药性能理论是在长期的医疗实践中逐渐形成、发展起来的，而且是以中医的阴阳、脏腑、经络、治疗法则等作为理论基础的。所以，无论学习或运用中药，都必须紧密结合基础理论。倘若脱离中医药基础理论而侈谈药物之性能，那就无异于缘木求鱼、隔靴搔痒。李氏深明于此，善于将医理、药理有机地结合起来，遵循医理揭示药物性能，而有切中肯綮、丝丝入扣之妙。如《徵要》贝母条指出："痰在脾经，误用贝母之润，投以所恶，翘首待毙。"因中医认为脾本属土，喜燥恶湿是其属性，"痰在脾经"显系脾运失常湿邪不化，大忌濡润之品，若再投以"贝母之润"，则无异于双斧伐孤树，因而"翘首待毙"之说，绝非危言耸听。他分析栀子、紫菀有利尿的功能，指出这是由于栀子能清肺气，"肺气清而化，则小便从气化而出"；紫菀"虽入至高，善于下趋，使气化及于州都，小便自利"，其说源于"肺主肃降""水出高原"，因二者能清肃肺气，清肃有权，则膀胱气化自如，小便自利。《徵要》半夏条指出："半夏辛温能散亦能润，故行湿而通大便，利窍而滑小便……所谓辛以润之。"半夏通大小便，一般本草所不载。但据理分析，因湿邪阻滞气机失畅所致二便不通者，当以祛湿为本，半夏善于燥湿，湿邪去则气化自行，二便自通。又如人参、黄芪补气，众所周知，但人参又能"破坚积"，黄芪又为"风癞急需"，似不易理解。李氏解释说"破积消食者，脾得乾健之运耳"，因为"气壮而胃自开，气和而食自化"，"能理风癞者，'邪之所凑，其气必虚'，气充于外，邪无所容也"，由于说理透彻，读者的疑虑自然也就涣然冰释了。

## 二、知药利弊，扬长避短

语云"水可载舟，亦可覆舟"，药物之理亦然。凡药物有利亦有弊，所谓"大凡辟邪安正者，均可称为毒药，故曰毒药攻邪也"（张景岳语）。医者倘只知其利，不知其弊，则临证昏昏然，易犯"虚虚实实"之过；倘只知其害，不知其利，则临证惕惕然，前怕虎后怕狼。李氏有感于"世之录其长者，遂忘其短；摘其瑕者，并弃其瑜，或当用而后时，或非宜而妄设，不蒙其利，只见其害，遂使良药见疑于世，粗工互腾其口，良可憾也"，所以，他分析药物，每能揭示功用，复指陈害处，使读者知药利弊，心中了然。如《徵要》指出："仙茅专于补火，惟精寒者宜之，火炽者有暴绝之戒。""附子退阴益阳、祛寒湿之要药也，若非阴寒寒湿、阳气虚弱之病而误用于阴虚内热，祸不旋踵。""大枣虽补中，然味过于甘，中满者忌之。""莪术诚为磨积之药，但虚人得之，积不去而重可虞也。""（砂仁）开脾胃要药、和中气正品……安胎喜疏利，故主之……胎妇食之太多，消气必致产难。"等等。正由于李氏知药利弊，扬长避短，所以能运用自如，得心应手。

## 三、通常达变，见解独到

李氏既精于理论，复勤于临证，善于将理论贯穿于临床，所以对药物性能每能体察入微，融会贯通，颇多经验之谈。如言柴胡："病在太阳者，服之太早，则引贼入门。"因柴胡主入少阳经，假如病邪尚在太阳，应以发汗解表为法，若误用柴胡和解少阳，则易致邪气内陷（少阳）。李氏的这种观点，为后世许多医家所认可。又言金银花："今人但入疮科，忘其治痢与胀，何金银花之塞于遇乎？"金银花入疮科，已毋庸置疑。用以治痢，近人也屡有报道。而用于治胀，却知者寥寥，唯《本草通玄》有道"主胀满……余于诸症中用之，屡屡见效"，可与李氏之说相互发明。又言茵陈"去湿热，独宜于五疸，然亦须五苓之内佐助成功"，茵陈虽有利水之功，但力较弱，如配合五苓散则可增强渗湿利水,使邪有出路,可望早愈。故李氏此说可信。俞长荣教授平素比较赞赏《医宗必读》,他常用茵陈五苓散(改汤)治疗湿热黄疸,也多少受到李氏此说的启发。又言泽兰"其主水肿者,乃血化水之水,非脾虚之湿之水也",泽兰以和血消瘀为长,而无健脾益气之功。笔者临床上常用家传千金不易方(方中有泽兰)治疗血瘀肿胀,脾虚肿胀则极少用之,证实李氏所说不谬。此外,如:"(香附)气病之总司,女科之主帅。""(桔梗)诚为舟楫之剂,引诸药上至高之分。""(牛膝)引诸药下行甚捷。""(五味子)'敛肺保肾'四字足以尽之。""(钩藤)久煎便无力,俟他药煎就一二沸即起,颇得力也。"等等,一般临床家均无异词,笔者临床验证,也未尝有异。从上述分析可以看出,李氏既能遵循一般用药原则,但临证又善于发挥其独立见解。

# 四、偏重温补,慎用寒凉

李氏既重视脾肾,为先后天之本,复阐发阴阳,而以阳气为主,治法方面则主张"补气在补血之先,养阳在滋阴之上"。在这种思想指导下,他对温补药物就未免有所偏爱,而对寒泻药物则未免有些微词。如他解释药性时说:"药性之温者,于时为春,所以生万物者也;药性之热者,于时为夏,所以长万物者也;药性之凉者,于时为秋,所以肃万物者也;药性之寒者,于时为冬,所以杀万物者也。""凡温热之剂均为补虚,凉寒之剂均为泻实。""药之寒者,行杀伐之气,违生长之机。""行隆冬肃杀之令,第可荡邪涤热,焉能济弱扶贫。"显然,温热药有助于阳气生发,寒凉药则易戕伤阳气。因此,李氏反复告诫后学,应用寒凉药知节知慎。如"(山慈菇)寒凉之品不得过服","(龙胆草)苦寒伐标,宜暂不宜久"等等。但他也绝不斥而不用寒凉苦泄药物,如他对时医的"硝、黄入口畏攻,神即飘扬"的劣习便很不以为然。在他的不少医案中也有用硝、黄、栀、连、柏、知母、石膏等,最典型的当推鲁藩某案,一次石膏用至1斤之多,连服3斤。说明他对此类药物也能操纵自如,只是强调应该小心翼翼,中病则已。《微要》中有道:"凡用药者,能随其虚实而变通之,虽寻常品味,必获神功;苟执而泥之,虽有良剂,莫展其长。""能随其虚实而变通之",正是李氏善于运用药物的独到之处。

上面提到,李氏学说的最大特点是"大体平正不颇"(谢利垣《中国医学源流论》)，这种特点也体现于对药物的认识方面。李氏虽崇尚温补，但他对于桂、附、仙茅等温热药物也是小心谨慎、反复斟酌而用。他比较倾心的是一些性质平和的药物，如他认为：玉竹"滋益阴精，与地黄同功；增长阳气，与人参同力。润而不滑，和而不偏，譬诸盛德之人，无往不利"；山药气味甘平，"比之金玉君子"；首乌"补阴而不滞不寒，强阳而不燥不热，禀中和之性而得天地之纯气者"；苁蓉"温而不热，补而不骤，为滋肾补精之首药"；续断"补而不滞，行而不泄"，均为良药。笔者体会，李氏阐述不可谓不精当，且已经为临床所证实。但玉竹、首乌、山药、苁蓉、续断诸药性和缓，可用为劳损之辅佐，而难倚为虚脱之柱石，且一般用量较大（常用量为 15～30 g），否则不易收功。

总之，李氏用药颇有独到之处，可资临床参考。

（《黑龙江中医药杂志》，1989 年第 6 期）

# 浅析李中梓对巴豆霜的临床运用

江苏省苏州市中西医结合医院
唐晓龙　金庆江　金庆雷　王　鑫　周轶群　尹　浩　仲川岳

巴豆是一味古老的中草药，是一种大戟科植物的种子，属木部下品，药性峻猛，其性辛热、有大毒，因此现代中医医家多敬而远之，临床应用也较少。但古代医家却未因巴豆的毒性而有所避讳，并记载了大量的临床应用资料，其最早记载可见于《神农本草经》。

## 一、基本认识

明末清初著名医家李中梓，博览群书，一生著述颇多，对前人的用药经验进行了总结与创新，在其多部著作中均提及巴豆的用法，甚至在其著作《医宗必读》与《雷公炮制药性解》中有巴豆的专篇记载。《医宗必读》中云："巴豆，味辛，热，有大毒。入肺、脾、胃、大肠、小肠五经。芫花为使，畏大黄、黄连、芦笋、菰笋、酱豆、冷水，恶蘘草，反牵牛。去心及膜，火焙研细，去油用。"《雷公炮制药性解》中记载："巴豆，味辛，性生温熟寒，有大毒，入脾、胃、大肠三经。去皮心膜油，水煮五度用。芫花为使，恶蘘草，畏大黄、黄连、芦笋、酱豉、冷水。"两书对巴豆的记载略有差异：① 前者认为巴豆性热，后者认为巴豆生温熟寒。② 前者将巴豆归于肺、脾、胃、大肠、小肠五经，后者将巴豆归于脾、胃、大肠三经。

其实历代本草著作对巴豆性味的认识便已有此殊，《神农本草经》最早记载巴豆："巴豆，味辛，性温，有大毒。"而《名医别录》中记载："生温熟寒，有大毒。"在《本草经疏》中有言："巴豆生于盛夏六阳之令，而成于秋金之月，故味辛气温，得火烈刚猛之气，故其性有大毒。"《名医别录》言："生温熟寒，恐熟亦不甚寒。"笔者认为，所谓熟寒，是指相对生用而言，其略有寒意矣。李中梓在《雷公炮制药性解》中提出，使用巴豆时应注意："巴豆专主宣通，则脾胃大肠宜其入已。炒令紫黑，可以通肠，亦可止泻，盖通因通用之意也。仲景、东垣每每用之。今世俗畏其辛热之毒、荡涤之患，则云劫剂，废阁不用。不知巴豆为斩关夺门之将，其性猛烈，投之不当为害非轻，用之得宜奏功甚捷。譬如张飞一虎将也，人用之何如耳？可概弃哉！倘气虚羸弱，脾气久伤者，诚所大忌。"即医者必先正视巴豆毒性，其主宣通、通下之力强大；其次使用巴豆者均为寒实之邪所致之病，且正气尚充足，使用时多令其炒黑，除油成霜后用。将巴豆拟作张飞，便是知药虽有毒，但医者使用恰当便可获得良效。

现代研究显示，巴豆中含有诸多有效成分：棕榈酸、油酸、巴豆油酸等油脂类，佛波醇等酯类，巴豆苷、异鸟嘌呤、木兰花碱等生物碱类，巴豆植物蛋白类。巴豆的现代临床研究发现，该药可致泻、抗肿瘤、致癌、致炎、抗炎等，可见该药实乃双刃剑，在发挥作用的同时，需尽量减少其毒副作用。

笔者纵观李中梓著作，现将巴豆特点阐述如下。

## 二、巴豆霜的应用

**1. 通因通用，治寒积泄泻**　早在《神农本草经》中就已有巴豆通因通用之法的记载，即巴豆霜辛热大毒，有破陈除旧、通腑泻积之效，李中梓将巴豆用于痢疾的治疗。《医学达变》中记载："王肯堂精医术，年八旬患脾泄，群医咸以年高体虚，辄投滋补，疾愈甚。惟李中梓先生视之曰：公体肥多痰，愈补则愈滞，当用迅利药荡涤之，能弗疑乎？王曰：当世知医者惟我与尔，君定方，我服药，又何疑。遂用巴豆霜去油净服，即下痰涎数升，疾顿愈，使拘年高体虚及下多伤阴之说，疾何能瘳。《经》云：通因通用，信然。"李中梓作为晚辈，面对中医大家王肯堂，其能不惧权威，抽丝剥茧，去表存本，应用巴豆峻下之剂，使病得安，可知其临床用药注重辨证施治，不拘泥于表象，并取得确切效果。巴豆霜性热，主宣通，可搜肠刮胃，用于寒凝气滞所致泄泻，是为通因通用之法。现代研究也显示，巴豆霜确有止泻作用，如王新等研究发现，小量巴豆霜及大剂量巴豆霜并用大黄，可以通过调节脾运化功能实现止泻，而尤以并用大黄后作用最佳。王晓红通过巴豆和大黄治疗溃疡性结肠炎的研究发现，大黄、巴豆霜可缓解肠道局部炎症，维持外周细胞因子网络平衡，抑制细胞凋亡，达到止泻、保护肠黏膜和治疗溃疡性结肠炎的目的。

**2. 三分病期，治癥积瘕聚**　巴豆用于癥瘕积聚的治疗最早可追溯至《神农本草经》，其后《本草拾遗》《日华子本草》等均提及巴豆可治疗积聚病。李中梓认为，巴豆生于盛夏之令，成于秋金之月，故味辛气温，得刚猛火烈之用，可荡涤一切有形之物。癥瘕积聚为病，有形谓之癥积，无形谓之瘕聚，故巴豆当为治疗癥瘕积聚之要药。李中梓认为积聚所成，原因有三：① 情志不畅。《灵枢·百病始生》曰："喜怒不节则伤脏，脏伤则病起于阴也。"② 外感寒邪。"积之始生，得寒乃生，厥乃成积也。"③ 饮食不节。"卒然多食饮则肠满，起居不节，用力过度，则络脉伤。阳络伤则血外溢，血外溢则衄血；阴络伤则血内溢，血内溢则后血。肠胃之络伤，则血溢于肠外，肠外有寒，汁沫与血相抟，则并合凝聚不得散，而积成矣。食伤肠胃，汁溢膜外，与血相搏，乃成食积。又或用力伤阴阳之络，以动其血，血得寒沫，相聚肠外，乃成血积。贪口腹，妄作劳者多有之。"李中梓根据积聚病程长短及病人一般情况，将治疗积聚分为三期。初者，病邪初起，正气尚强，邪气尚浅，则任受攻；中者，受病渐久，邪气较深，正气较弱，任受且攻且补；末者，病魔经久，邪气侵凌，正气消残，则任受补。此乃积聚治疗的创新之举，其亲制阴阳攻击丸，多用峻猛之品，用之有度，用法独特，不拘于纯补纯攻，而是补中数日后攻伐，不问积去多少，再予补中,待其神壮则复攻之,如此攻补交替,不至于攻邪太过,或补益过多而致闭门留寇。且现代研究显示,巴豆霜治疗肿瘤时也有一定作用,如赵小迎等通过巴豆生物碱对卵巢细胞 HO-8910 的体外研究发现,巴豆生物碱可以通过时间和剂量依赖性的方式促使细胞 G2/M 期阻滞和抑制细胞有丝分裂,从而诱导人卵巢癌细胞 HO-8910 的凋亡。

**3. 分辨左右,治寒凝疝气** 疝之病名最早在《汉书·艺文志》中就有记载,关于疝气,历代医家论述较多,分类杂乱,有"五疝""七疝"等。有学者通过分析《内经》以及其他医家对于疝气的认识,对该病的病因病机进行了总结,并提出"疝之为病,皆属肝肾二经,气乱而内结则为疝,寒邪凝滞而为疝"的观点。这与李中梓的看法相似,李中梓认为寒邪是疝气的主要病因,"火郁之久,湿气便盛,浊液凝集,并入血队,流于厥阴,肝性急速,为寒所束,宜其痛甚,此亦补前人未备之一端,不可守为揆度也。"并提出了治疗疝气应根据疝在左或在右而分开治疗的观点,"是故诸寒收引,则血泣而归肝,下注于左丸;诸气膹郁,则湿聚而归肺,下注于右丸。且睾丸所络之经,非尽由厥阴,而太阴、阳明之筋亦入络也。故患左丸者,痛多肿少;患右丸者,痛少肿多,此确然者耳。左疝多责之于血,右疝多责之于气,治疗当辨左右。"膀胱气是疝气的一种,主要证候为小腹肿痛,不得小便,其治疗应先用五苓散,再用硇砂丸。

**4. 大实便秘,急攻通便** 李中梓将大便不通分为胃实、胃虚、热秘、冷秘、风秘、气秘 6 种。胃实者,善饮食,小便赤,麻仁丸、七宣丸主之;胃虚者,不能饮食,小便清利,厚朴汤主之;热秘者,面赤身热,六脉数实,肠胃胀闷,时欲得冷,或口舌生疮,四顺清凉饮、润肠丸、木香槟榔丸主之,实者承气汤主之;冷秘者,面白或黑,六脉沉迟,小便清白,喜热恶冷,可用藿香正气散加官桂、枳壳,吞半硫丸治疗;气秘者,气不升降,谷气不行,其人多噫,苏子降气汤加枳壳,吞养正丹主之,若未效,可佐以木香槟榔丸;风秘者,风搏肺脏,传于大肠,小续命汤去附子,倍芍药,加竹沥,吞润肠丸,或活血润肠丸可治。除此常见便秘类型之外,尚有大实大满、心胸高起的重型便秘,李氏则用穿结药,攻邪通下,处方:蟾酥、轻粉、麝香各一钱,巴豆五分,研极细末,用孩儿茶、乳汁和丸,如黍米大,每服三丸,姜汤送下。

**5. 内外结合,治寒凝结胸** 张仲景在《伤寒论》中,将结胸证分为热实结胸与寒实结胸,两者均为实证,仲景所言实者,多为有形病理产物,"病在阳,应以汗解之，反以冷水潠之，若灌之，其热被劫不得去，弥更益烦，肉上粟起，意欲饮水，反不渴者，与文蛤散；若不瘥者，与五苓散；寒实结胸，无热证者，与三物小白散"。小白散由桔梗、贝母、巴豆三者组成，李中梓认为此方为寒结胸而设，为病甚者，不得已而用之；若病轻者，《活人》但以枳实理中丸与之，应手取效，由此可见其应用巴豆也是慎之又慎。对于结胸证，李中梓还有他法，如用黄连、巴豆二味药物和匀，捏作饼，装脐中，以艾炷如龙眼核大小灸之。轻者一炷，重者不过二三炷，热气透入，腹中作声，泄下恶物，立愈。

**6. 去菀陈莝，治疗水肿** 李中梓治水肿，承前人之学，并有所发展。其认为水肿病根源有九：① 清水，根源在肝，肿常先从两胁起，大戟主之。② 赤水，根源在心，肿常由舌根起，葶苈主之。③ 黄水，根源在脾，肿从腰腹起，甘遂主之。④ 白水，根源在肺，肿从足起，桑皮主之。⑤ 黑水，根源在肾，肿从外肾起，连翘主之。⑥ 绿水，根源在外肾，肿从面颊起，芫花主之。⑦ 风水，根源在膀胱，肿从四肢起，藁本主之。⑧ 高水，根源在小肠，肿从少腹起，巴霜主之。⑨ 气水，根源在三焦，或盛或衰，赤豆主之。其治水肿，用以上九味药各等分，根据某经为主，倍用其药，为末蜜丸，赤茯苓汤送下，每日三次。

其治水肿，治法有四：① 开鬼门，用麻黄、羌活、防风、柴胡、牛蒡子等煎汤浴洗。② 洁净府，用木通、泽泻、香薷、甘草、灯心草、海藻、昆布、茯苓、赤豆等药，俱用秋石代盐煮食，加用田螺2个滚酒内煮食。③ 去菀陈莝，商陆加赤粳米煮饭，日常食之，甚效。又用甘遂、芫花、续随子、牵牛子同大麦面作面。老丝瓜、巴豆拌炒，又同冬术炒，去豆食。郁李仁酒食49粒，或为末和丸作饼吃。④ 宣布五阳，附子、肉桂、干姜、吴茱萸、黄白雄鸡，并同赤豆煮食，其外成肉亦可食。

**7. 温阳散寒，治腹胁痛** 寒主凝滞，凝则不通，其致病特点多伴有疼痛。李中梓治疗脐腹脊痛，痛甚者用正阳散，药用附子、干姜、皂角、甘草、麝香，或者用仲景芍药甘草汤等温阳缓用；若痛势不甚，绵绵而痛，喜热喜按，香砂理中汤主之；寒痛为甚，得温药不解，用神保丸，木香、胡椒、巴豆、全蝎，蒸饼丸椒目大，朱砂为衣。胁属肝，胁痛多属肝经所病，对寒邪凝滞所致胁痛，痛势较甚者，用煮黄丸，巴豆五钱，雄黄一两，同研如泥，入白面，二丸，水丸麻子大，每用十二丸，汤煮，入冷浆，汤沉冷一昼夜，尽十二丸冷浆下，微利为度，不必尽剂。

# 三、小  结

李中梓选方用药精简有效,辨证不拘泥于表面,善寻根源,故常获奇效。笔者有幸跟随金庆江、金庆雷两位高师学习中医理论及临床知识,对李中梓及其学派有所了解,通过略读其著作,发现其对病机分析精炼准确,对每味有毒药物,不惧使用,有证施药。巴豆乃性烈有大毒之药,医家常避而远之,用之较少,而笔者发现李中梓对于巴豆的应用,慎用却不惧用,其用于多种疾病的治疗,并获得较好疗效,望今后中医学者多加深对巴豆在疑难杂症方面的研究,让该药能更好地发挥其临床作用。

(《湖南中医杂志》,2019 年第 35 卷第 10 期)

后 记

　　医学流派是伴随着众多的名医群体和创新的医学思想而形成的。吴中多名医，吴医多著述，吴门医派作为吴地文化中的一枝奇葩，中医药文化优势明显，历史遗存丰富，文化积淀厚实，在中国医学史上有着重要的地位。据不完全统计，吴门医派有史料记载的医家近 2 000 位，滕伯祥、薛辛、王珪、葛乾孙、倪维德、王履、薛己、缪希雍、吴有性、张璐、喻昌、李中梓、叶桂、薛雪、周扬俊、徐大椿、尤怡、王洪绪、曹存心、李学川、陆九芝、曹沧洲等是其中杰出的代表，这些医家群体给我们留下了 1 900 多部古医籍。

　　当代许多学者聚焦于吴门医派研究，阐述吴门医家的医学思想内核，钩沉其辨证理论与特点，归纳其疾病诊治规律与用药经验，用以指导临床实践，出版了大量相关研究文献。我们意识到汇编"吴门医派代表医家研究文集"，既是吴门医派传承发展的需要，也是服务于建设健康中国的一个举措。于是我们首先选择了薛己、吴有性、张璐、喻昌、叶桂 5 位吴门医派代表性医家，编撰出版"吴门医派代表医家研究文集"上集，以飨读者。此集出版后引得多方关注，诚有功于吴中医学之传承、创新与发展。本集为"吴门医派代表医家研究文集"下集，选择了柯琴、李中梓、缪希雍、徐大椿、薛雪、尤怡六位吴门医派代表医家，汇集当代学者对他们的研究成果，结集出版。

　　本书辑录了当代学者公开出版的关于吴门医派代表医家李中梓的研究文献，内容包括生平著述辑要、医学思想研究、临床证治探讨、疾病诊治应用四个章节，共 71 篇研究文献。"生平著述辑要"部分主要概述李中梓的生平轨迹、行医经历及评述其代表性著作；"医学思想研究"部分主要阐述李中梓注重先后天、水火阴阳论等医学思想；"临床证治探讨"部分主要论述李中梓临床辨证论治的证治特点；"疾病诊治应用"则主要收录李中梓对临床具体疾病的诊治经验和当代学者的发挥，以及探析李氏方药的应用规律等，以冀全面反映当代学者对李中梓学术思想的研究面貌。

　　书中所录文献时间跨度既长，包罗范围又广，原作者学术水平各异，做出判断的角度不同，所参考图书的版本不一，故书中的某些史实及观点不尽相同,甚至互有矛盾之处。我们在编辑时,除对个别明显有误之处作了更正外,一般仍保持文献的原貌,未予一一注明修正,仅在每篇文末注明所载录出版物,亦删去了原文献所列参考文献。对于中医常用词汇如病证、病症等,也仅在同一篇文献中加以统一,而未在全书中加以统一,敬请原作者见谅和读者注意鉴识。尤其需要加以说明的是,文献作者众多,引用时尽量列举了作者单位,有些文献作者单位难以查证(特别是早期的文献),只能缺如。所引用文献得到了大多数原作者的同意,有些联系不上的作者可在图书出版后与我们联系,以便我们表达对您的谢意。

在本书的编辑过程中,我们得到了苏州市中医药管理局领导的大力支持与帮助,姜叶婧、潘雯、陈颖、吕昭君等研究生同学也参与了本书的收集、文字转换、校稿等工作,谨此表示谢意。本书的出版得到了苏州市吴门医派传承与发展专项和上海中医药大学附属龙华医院国医大师刘嘉湘团队引进项目经费的资助,深表谢意。

编撰本书的过程也是我们一次很好的学习过程,限于编者的学识与水平,收录文献定有遗珠之憾,书中错误亦在所难免,敬请读者批评指正。

编　者

2022 年 6 月